RENATE HARTWIG

Der verkaufte Patient

Renate Hartwig

Der verkaufte Patient

Wie Ärzte und Patienten von der
Gesundheitspolitik betrogen werden

PATTLOCH

Bibliografische Information: Deutsche Nationalbibliothek
Die Deutsche Nationalbibliothek verzeichnet diese Publikation in der
Deutschen Nationalbibliografie; detaillierte bibliografische Daten
sind im Internet über http://dnb.d-nb.de abrufbar.

© 2008 Pattloch Verlag GmbH & Co. KG, München
Umschlaggestaltung: ZERO Werbeagentur, München
Satz und Herstellung: Hartmut Czauderna
Druck und Bindung: CPI – Ebner & Spiegel, Ulm
Printed in Germany
ISBN 978-3-629-02204-2

Bitte besuchen Sie uns im Internet:
www.pattloch.de

2   4   5   3   1

Inhaltsverzeichnis

Einleitung

Wie viel Geld geben Sie für Gesundheit aus, Sie persönlich? Zählen Sie einmal zusammen, angefangen vom Krankenkassenbeitrag über Zuzahlungen in der Apotheke bis hin zu Vitamintabletten und der Rückenschule im Fitnessstudio. Sie werden schnell merken, was auch allgemeine Zahlen belegen: Das Gesundheitswesen beansprucht einen ordentlichen Brocken in Ihrem Budget. Gesamtwirtschaftlich betrachtet ist es ein beeindruckender Wirtschaftszweig, dessen Prognosen in einer alternden Gesellschaft prachtvoll sind. Für das Gesundheitswesen werden in den kommenden Jahren ordentliche Wachstumsraten erwartet – bis zu 3 Prozent pro Jahr. Im Jahr 2030 werden etwa 4,7 Millionen Menschen im Gesundheitsbereich tätig sein. In zwanzig Jahren, so wollen es die Hochrechnungen derer, die »Gesundheit« schon privatisiert sehen, werden wir pro Jahr nicht 240 Milliarden Euro in diesem Bereich ausgeben, sondern ca. 500 Milliarden Euro. Eine bemerkenswerte Zahl, die nachdenklich macht. Denn sie besagt: *Gesundheit wird dann doppelt so teuer sein wie heute.* Man könnte auch sagen: Nachdem wir unsere Ausgaben für Krankenkasse, Rezeptzuzahlungen, Vitamintabletten und Rückengymnastik zusammengezählt haben, bleibt nicht mehr viel für den Rest des Lebens.

Das Gesundheitswesen war lange Zeit eine Domäne des Staates. Inzwischen bindet der Staat aber immer mehr privatwirtschaftliche Unternehmen in diese Aufgabe ein. Von *Privatisierung* ist die Rede. Privatisierung ist das Herzstück immer neuer Gesundheitsreformen. Privatisierung soll Wettbewerb entfachen und die Kosten dämpfen, die Qualität steigern und die Versorgung der Patienten verbessern. Ich bekenne: Das Wort »Reform«, wenn es aus einem Politikermund kommt, kann ich nicht mehr hören. Jeder halbwegs wache Bürger weiß doch: Wenn ein Politiker »Reform« sagt, geschehen innerhalb kürzester Zeit zwei Dinge: 1. Es funktioniert gar nichts mehr. 2. Die Kosten laufen uns erst recht davon. Bahn, Post, Energie, Rente – wo gibt es ein einziges Beispiel für Spar- und Effizienzeffekte durch Privatisierung? Deshalb lautet meine ganz persönlich Formel für »Reform«: Alles wird doppelt so teuer, aber halb so effizient.

Meine These: *Gesundheitsreform* ist nur der Deckname für einen undemokratischen und unsozialen Umbau in unserer Gesellschaft, der alle Bürger mit höheren Kosten bestraft und ihnen geringere Leistungen beschert. Aber ist es nicht wahr, dass unser Gesundheitssystem nicht mehr finanzierbar ist? Wir alle wissen doch: Die Kosten laufen uns davon. Es gibt nachhaltige demographische Veränderungen. Wir haben einen Zuwachs an Zivilisationskrankheiten. Sinkende Wachstumsraten in der Wirtschaft und eine dauerhaft hohe Arbeitslosigkeit führen zu weniger Beitragszahlern. Wir müssen die Folgekosten der deutschen Einheit tragen. Und schließlich fordert der Fortschritt in der modernen Medizin seinen Tribut.

Ich halte dagegen (und werde darin von vielen Fachleuten unterstützt): Es ist mehr als genug Geld da für eine ordentliche gesundheitliche Grundversorgung. Es wird nur für die falschen Dinge ausgegeben. Nehmen wir ein kleines Beispiel: Im Speckgürtel der Stadt München gibt es mehr Computertomographen (CT) als in ganz Italien (!). Italien hatte am 31. 12. 2006 genau 59 131 287 Einwohner. München hatte am 31. 3. 2007, also drei Monate später, genau 1 332 650 Einwohner. Wahrscheinlich ist es das Olivenöl, oder die Münchner leiden an einer besonderen Form von Knochenerweichung, so dass sie derart viele Computertomographen brauchen. Ein einziges dieser Geräte kostet rund 2,5 Millionen Euro – und die müssen sich amortisieren. Also wird am Fließband und rund um die Uhr untersucht. Leerlauf darf es nicht geben. Notfalls wird das halbe Altersheim aus der Nachbarschaft durchleuchtet!

Fazit: Es ist offenkundig jede Menge Geld vorhanden für Geräte, die einen Rattenschwanz an Folgekosten hinter sich herziehen. Bezahlt wird das alles von Ihren Beiträgen!

*

Doch sehen wir uns zunächst die Ausgangslage an: Das deutsche Gesundheitssystem wird fast ausschließlich über Versichertenbeiträge finanziert. Gut 90 % der Bevölkerung sind über eine gesetzliche Krankenversicherung (GKV) versichert, bis zu einer gewissen Einkommenshöhe sogar pflichtversichert. 9 % der Bevölkerung sind privat krankenversichert. Nur etwa 0,1–0,3 % der Bevölkerung sind ganz ohne Krankenversicherungsschutz. Immer mehr Gesundheitsleistungen werden in Deutschland allerdings nicht mehr über die gesetzliche Krankenversicherung abgedeckt, sondern aus Mitteln der Eigenbeteiligung erbracht (Zuzahlung). Neben dem System staatlicher Leistungen hat sich in den letzten Jahren ein regelrechter »Gesundheitsmarkt« etabliert, der von Wellness-Angeboten über Anti-Aging-Therapien und Fitnessprogrammen bis hin zu Schönheitsoperationen reicht, ein Markt, an dem auch Ärzte und Klinikeinrichtungen teilhaben. Die Rede ist von so genannten »IGeL-Leistungen«, sprich: individuellen Gesundheitsleistungen.

Mit 10,7 % Anteil am Bruttoinlandsprodukt (BIP) besitzt Deutschland das viertteuerste Gesundheitssystem der Welt. Auf 1000 Einwohner kommen 3,4 niedergelassene Ärzte und 9,7 Krankenpfleger/Krankenschwestern. 2004 arbeiteten 4,2 Millionen Menschen in der Gesundheitswirtschaft, das waren 10,6 % aller Beschäftigten. Die sogenannten Krankheitskosten beliefen sich im Jahr 2006 auf insgesamt 234 Milliarden Euro; pro Mann waren das 2240 Euro, pro Frau 3160 Euro. Die Ausgaben der gesetzlichen Krankenversicherung im Jahr 2006 verteilten sich wie folgt: 34,0 % Krankenhausbehandlung, 17,5 % Arzneimittel, 15,1 % ärztliche Behandlung,

5,5 % Verwaltungskosten, 5,2 % zahnärztliche Behandlung, 3,9 % Krankengeld, 3,1 % Hilfsmittel, 2,5 % Heilmittel, 2,0 % Fahrtkosten, 1,6 % Vorsorge und Reha-Maßnahmen, 1,4 % häusliche Krankenpflege; der Rest, immerhin 8,2 %, wurde für Sonstiges ausgegeben.

*

Warum sind mächtige Gruppen so heftig am Umbau unseres Gesundheitssystems interessiert, der unter dem Decknamen »Gesundheitsreform« vorangetrieben wird. Mehr noch: Warum möchten sie diesen Umbau steuern? Die Antwort ist eindeutig: Es ist die Aussicht auf hohe Gewinne, die private Investoren anlockt. Und dass im Gesundheitswesen künftig ordentlich verdient werden kann, dafür sprechen handfeste Gründe:

1. »Gesundheit« ist ein Produkt, das – greift man auf die Kategorien *nice to have* und *must have* zurück – eindeutig ein *must have* ist. Kaugummi muss niemand haben, er ist *nice to have* – aber Gesundheit braucht jeder, sie ist ein *must have*. Gesundheit ist nicht alles, heißt es, aber ohne Gesundheit ist alles nichts. In den Augen der meisten Menschen ist Gesundheit deshalb das höchste Gut. Manch einer opfert sein Vermögen, rennt von Arzt zu Arzt, testet jede nur denkbare und Hoffnung vermittelnde Therapie, um von seinen Leiden erlöst zu werden. Bei der Gesundheit geht es buchstäblich um Kopf und Kragen. Das wissen die Anbieter von Gesundheitsprodukten und Gesundheitsdienstleistungen, und sie spielen geschickt auf dieser Klaviatur. Sie wissen, dass viele Menschen für die Wiedererlangung ihrer Gesundheit jeden Preis bezahlen würden. Und weil es die natürliche Logik jedes Wirtschaftsunternehmens ist, werden die Anbieter von Gesundheitsdienstleistungen alles daransetzen, dass erstens auch jeder Preis gezahlt wird und zweitens sie

an genau der Stelle sitzen, an der das *must-have*-Produkt, die *must-have*-Dienstleistung, nachgefragt wird. Marketing orientiert sich bei der Preisgestaltung übrigens keineswegs primär an den Gestehungskosten eines Produkts; es versucht den Preis zu bekommen, der beim Kunden gerade noch durchsetzbar ist.

2. Wir leben in einer Gesellschaft, in der unglaublich viel Geld gehortet wird. Menschen werden alt und haben bedeutende Vermögen angespart. Diese Reserven haben die Anbieter von Gesundheitsdienstleistungen im Blick. Der Zugriff erfolgt nicht mit vorgehaltener Maschinenpistole. Die Leute geben ihr Geld ja freiwillig her, weil Gesundheit in unserer wohlhabenden Gesellschaft einen extrem hohen Stellenwert hat. Je wohlhabender eine Gesellschaft ist, desto mehr lässt sie sich ihre Gesundheit kosten. Die Businesspläne der Gesundheitskonzerne von morgen rechnen heute schon mit der bekannten Einsicht des Philosophen Voltaire: *»In der ersten Hälfte unseres Lebens opfern wir unsere Gesundheit, um Geld zu verdienen. In der zweiten Hälfte unseres Lebens opfern wir das Geld, um unsere Gesundheit wiederzuerlangen.«*

Sollte je eine Gesundheitsindustrie ohne jegliche staatliche Kontrolle bei uns Wirklichkeit werden (und vieles spricht dafür), so dürfen wir eine Orwellsche Welt erwarten: Das »System« wird radikal alles in die Hand bekommen, was nur entfernt nach Gesundheit riecht; es wird alle Einrichtungen besitzen, alle Personen kontrollieren, alle Pflegekräfte, alle Ärzte. Freie Ärzte wird es nicht mehr geben. Man wird sie auf Linie bringen und zu Funktionären eines renditeorientierten Systems umschulen. Noch operieren die Investoren im Hintergrund, agieren als Partner von Krankenkassen und Kassenärztlichen Vereinigungen. Aber diese Verhältnisse sind in den USA längst an der Tagesordnung, und sie nahen mit atemberaubender Geschwindigkeit. Wann werden bei uns die

Markennamen der Pharmariesen und Gesundheitsunternehmen auf den Kitteln der Ärzte und Pfleger prangen?

*

Ein kleiner Hinweis noch, bevor es losgeht: Für dieses Buch sollten Sie einen *grünen* und einen *roten* Stift bereitlegen. Bei allem, was Sie in Zukunft noch haben wollen, machen Sie einen grünen Punkt an den Rand, bei allem, was Sie ablehnen, einen roten.

Finden Sie es beispielsweise eine tolle Idee, dass Sie in Zukunft über ein Callcenter Ihrer Krankenkasse betreut werden statt von Ihrem Hausarzt, machen Sie einen grünen Punkt an die Seite. Wenn Sie das allerdings für Schwachsinn[3] (sprich: Schwachsinn hoch drei) halten, dann setzen Sie einen roten Punkt. Sie führen damit ein einfaches und überschaubares *Punktesystem* ein, um das Sie jeder Kassenarzt beneidet. Denn bei allem, was Ärzte an Patienten diagnostisch und therapeutisch tun, müssen sie »Punkte« notieren; das ist die Grundlage des Abrechnungsverfahrens mit den Krankenkassen. Mit Recht halten die Ärzte das für Schwachsinn[3]; sie zahlen bei diesem System, zu dem sie durch die Kassenärztlichen Vereinigungen gezwungen werden, Punkt für Punkt drauf.

Ihr Punktesystem allerdings lohnt sich. Denn aus der Addition der Dos and Don'ts ergeben sich klare politische Forderungen, an denen Sie Politiker und Parteien messen können. Dass ein Callcenter besser als ein Hausarzt ist – davon ist derzeit nämlich die Politik überzeugt, auch wenn 99 % der Bevölkerung dies wahrscheinlich für Schwachsinn[3] halten. Trotzdem wird es durchgesetzt – ohne jede Rücksicht auf Ihre Wünsche und Bedürfnisse. Ein Querdenker im Politikgeschäft, Friedrich Merz, hat von den »sog. Gesundheitsreformen« gesprochen, weshalb er auch wohl auch raus ist aus diesem Geschäft. Ich stimme ihm zu, zumindest in diesem Punkt. Warum, das werden Sie sehen, wenn Sie dieses Buch lesen.

KAPITEL 1

Warum wir wissen sollten, was ein »Patient« und was ein »Arzt« ist

Wenn das eintritt, was sich gerade am Horizont abzeichnet, wird es in zehn Jahren in Deutschland keine freien, niedergelassenen Ärzte und keine Patienten im herkömmlichen Sinn mehr geben. In zehn Jahren werden »Ärzte« ferngesteuerte Gesundheitstechniker im Dienst börsennotierter Kapitalgesellschaften sein, und Patienten werden die »Kunden« dieser Firmen sein. Was hat das für Konsequenzen? Vielleicht sagen Sie: Na, die Leute werden immer krank sein, ob man sie nun »Patienten« oder wie auch immer nennt. Und was kann es denn schaden, wenn ein bisschen mehr Service in deutsche Praxen und Kliniken einzieht? Welcher Patient hat nicht schon einmal erlebt, dass ihn ein Arzt arrogant abfertigte? Könnten sich nicht manche Halbgötter in Weiß einmal eine Scheibe abschneiden bei der Achtung und Wertschätzung, die Dienstleister ihren Kunden entgegenbringen? Und was soll schlimm daran sein, wenn Ärzte nicht mehr auf eigene Rechnung kurieren, sondern Angestellte eines Unternehmens sind? Ändert das etwas an den Heileffekten, ob der Therapeut nun ein freier Arzt ist oder einer mit einem Käppi, auf dem »Kaiser Permanente« oder »Pfizer« steht.

Wenn Sie so denken, muss ich Ihnen entschieden widersprechen: Es ist ein Unterschied wie Tag und Nacht. Um das zu verstehen, muss man einen klaren Begriff davon haben, was das ist – ein »Patient«, ein »Arzt« …

Ein denkwürdiger Arztbesuch

Es ist noch nicht lange her, dass ich über diese Frage nachdenke. Es begann an einem Abend im Januar 2007, an dem ich aufgrund einiger Beschwerden meinen Hausarzt aufsuchte. Heute sind wir gute Freunde. Damals war ich die »Patientin«, er der »Arzt«. Normalerweise bin ich für meine Fähigkeit bekannt, die Dinge auf den Punkt zu bringen. Aber das war dieses Mal nicht so einfach. Es ging um meine angegriffenen Stimmbänder nach einer Angina und diverse andere Beschwerden. Nach meinem laienhaften Verstand konnten die regelmäßig auftretenden Phänomene eigentlich nichts mit der Angina zu tun haben. Aber man soll einem Arzt ja *alles* sagen, damit er sich ein Bild machen kann. Vielleicht ist ja gerade ein bestimmtes Detail für den Arzt der Schlüssel zur Diagnose. Wozu gehe ich denn zu ihm hin? Wenn ich selbst wüsste, was mir fehlt, bräuchte ich ihn nicht.

Während meiner Schilderungen merkte ich nach und nach, dass der Mann zeitlich unter Druck stand. Klar, dachte ich, im Wartezimmer warten noch viele Patienten, daran wird es liegen. Dann rief ihn seine Sprechstundenhilfe auch noch wegen einer unaufschiebbaren Angelegenheit zu sich. Ich saß allein im Sprechzimmer und genoss erst einmal die zwangsweise verordnete Ruhe – Ruhe, von der ich viel zu wenig habe! Aber da war dieses Geräusch!

Ich schaute auf den PC, der sich offenkundig selbständig machte. Ein Laufband ließ mich wissen: »Die veranschlagte Zeit für diesen Patienten ist abgelaufen!« Na super, am liebsten hätte ich mich an die Tastatur gesetzt und dazu geantwortet: »Denkste!« Schließlich kam der Arzt zurück. Ich zeigte wortlos auf das Laufband, sollte ja meine Stimme schonen. »Oh«, meinte der Arzt, peinlich berührt, »das hat nichts mit Ihnen zu tun, das ist nur ein Hinweis, damit ich nur ja in der Zeit bleibe, die uns für jede Behandlung vorgegeben ist.« – »So«, konterte ich, »jetzt geht es schon beim Arzt zu wie am Fließband bei der Autoindustrie, Akkord nennt man es da!«

Mein Hausarzt begann sich sichtlich unwohl in seinem Kittel zu fühlen: »Sie sind mir absolut wichtig, aber leider läuft durch die Gesundheitsreform alles anders ... Behandlungszeit ist ein Kostenfaktor.« Mir kochte die Galle über: »Ich will Ihnen mal was sagen: Meine Behandlungszeit ist nicht dann zu Ende, wenn Ihre Kiste piept, sondern wenn wir beide mein Gesundheitsproblem kapiert und auf eine Weise gelöst haben, dass ich weiß, was ich machen kann und soll.« Irgendwie verstand es Stephan (wir sind längst per Du und wie gesagt heute gute Freunde), mich von der Decke zu holen: »Schauen Sie, wir alle, meine Kollegen genauso, müssen uns an die Richtlinien halten, die uns vorgegeben sind. Wir haben ein enges Budget, jede Behandlung wird zeitlich berechnet, wir werden über ein Punktesystem bezahlt. Ist die Zeit für ein Patientengespräch abgelaufen, zahlt die Kasse nichts mehr. Alles, was Sie über dieses Zeitbudget hinaus in Anspruch nehmen, geht auf meine Rechnung.« Ich bekam den Mund nicht mehr zu. Jetzt war es an Stephan, sich in Rage zu reden: »Wissen Sie, was ich dafür bekomme, dass Sie hier sitzen?« Er nannte mir eine Summe, und ich verglich sie mit dem Honorar einer Putzhilfe. 1 : 0 für die Putzhilfe!

Jetzt flunkert er aber, schoss es mir durch den Kopf. Aber Stephan ließ sich nicht bremsen: »Wir alle sind keine ›Ärzte‹ mehr, sondern Sklaven eines perfiden Systems, das uns zu Dingen zwingt, die mit dem ärztlichen Ethos eigentlich völlig unvereinbar sind. Wissen Sie, was ich tun soll, damit ich meine Familie ernähren kann?« Ich hatte keine Ahnung. »Haben Sie schon mal was von IGeL-Leistungen gehört? Ich soll Ihnen zusätzlich Dienstleistungen und Produkte verkaufen. Irgendwelchen Gesundheitsklimbim, womit ich mein schmales Salär aufbessern kann.« Ich schaute skeptisch. Stephan ließ sich nicht bremsen: »Was wollen Sie? Ich habe eine ganze Menge davon! Hier ein Euro, da ein Euro. Wer will noch mal, wer hat noch nicht? Zusätzliche Stuhlprobe gefällig? Die von der Kasse ist natürlich Mist. Schnell doch noch mal wissen wollen, wie es mit den Pilzen im Körper steht? Könnte ja megagefährlich sein, wenn das nicht entdeckt wird! Ist ja auch gar nicht teuer. Ein bisschen mehr müssen Sie schon berappen für gewisse Impfungen – aber wollen Sie wirklich Ihr Leben riskieren?« Ich hatte genug. »Bleiben Sie mir mit Ihrem Bauchladen von der Pelle!«

Ich wusste in diesem Moment nicht, was mich an seinen Ausführungen so spontan und heftig empörte. Kein Mensch ist schließlich gezwungen, bestimmte ärztliche Dienstleistungen oder Produkte zu kaufen. Man kann nein dazu sagen. Dennoch hatte ich das unbestimmte Gefühl, hier sei eine Art Rubikon überschritten, hier tut ein Arzt – gezwungen oder freiwillig – etwas, das ihm in keiner Weise zukommt, wenn er denn den Namen »Arzt« verdient. Das Gespräch mit Stephan endete daher mit einer ungewöhnlichen Maßnahme. Ich lud meinen Hausarzt zu uns nach Hause ein. Ich wollte es genau wissen. An einem Abend derselben Woche noch kam Stephan tatsächlich. Wir diskutierten bis nach Mitternacht. Was ich an Details über den deutschen Gesundheitsdschungel erfuhr, entfachte in mir nur noch heftigeren Zorn.

Wir sind alle keine Ärzte mehr

Eine Woche nach diesem Erlebnis saßen bereits fünf Hausärzte aus der Umgebung in unserem Esszimmer. Sie ließen gehörig Dampf ab. »Es geht uns an den Kragen«, sagte der eine, »die Politik treibt uns gezielt in die Pleite.« – »Die Patienten werden beschissen und betrogen und ausgenommen wie eine Weihnachtsgans!«, meinte der andere. »Längst geht es nicht mehr um die Gesundheit des Patienten; es geht nur noch um die Rendite von Fondsgesellschaften!« Wieder ein anderer meinte: »Meine ganze Alterssicherung steckt in meiner Praxis. Keiner will so einen unrentablen Laden kaufen. Was soll ich tun? Hartz IV beantragen?« Und wieder ein anderer meinte: »Kaum noch einer studiert Allgemeinmedizin. Zu Tausenden fliehen unsere jungen Ärzte ins Ausland. Dieses System will uns Hausärzte nicht.« Ich schaute in die Runde: »Das ist doch unglaublich. Wo bleibt die Politik?« Die Ärzte jaulten auf. Das nun hätte ich nicht sagen dürfen! Was folgte, hätte man am besten auf Video aufgenommen und in die Parteizentralen aller deutschen Parteien geschickt. Es hagelte nur so an wütenden, sarkastischen Bemerkungen.

Es war dieser Abend, an dem mein zunächst unbestimmter Zorn vom ersten Abend in kühle Entschlossenheit überging. Ich überriss die Situation: Wenn auch nur ein Bruchteil der Berichte und Beobachtungen stimmte, standen wir am Kraterrand des vielleicht heimtückischsten und folgenreichsten Politikskandals der deutschen Nachkriegsgeschichte: der *zur Ausplünderung freigegebenen Auslieferung des Patienten an den freien Markt*. Für Leben und Gesundheit seiner Bürger Sorge zu tragen ist eine der fundamentalen Pflichten des Staates. Was tut die Politik? Sie schlägt sich in die Büsche. Und nicht nur das. Sie mischt nach Kräften mit, so dass wir in wenigen Jahren mit einer Krebserkrankung nicht mehr zum Arzt, sondern zur nächsten Dependance der Chemiefabrik gehen.

Eine Woche später war ich bereits auf einer Protestveranstaltung von Ärzten (von der ich später erzähle), wieder eine Woche später hatte ich mich entschieden, eine Initiative zu starten. Meine Webmasterin kennt meine Entschlussfreudigkeit und legte sofort los. Innerhalb von Tagen stand die Homepage www.patient-informiert-sich.de. Ich war in einer Stimmung wie vor einer großen Schlacht.

Meine Entschlossenheit blieb von da an bis heute bestehen. Meine Recherchen bestätigten nicht nur die Aussagen der Ärzte, sie verschärften sogar deren Erlebnisse, ließen den gewaltigen Hintergrund einer einzigartigen Politikintrige erahnen. Nach und nach kamen immer neue Informationen auf meinen Schreibtisch, die sich fast wie von selbst zu einem Puzzle politischer Infamie zusammensetzten.

Während ich Recherche betrieb, quälten mich bohrende Fragen. Ich ließ sie zu, ließ mich verunsichern: Warum nur soll all das so schlimm sein? Sind wir alle nur ein wenig traditionell in unserem Denken? Festgefahren in alten Gewohnheiten? Fordert eine neue Zeit nicht eine neue Art von Medizin? Ließ ich mich vor den falschen Karren spannen? Wurden da vielleicht nur alte Erbhöfe verteidigt? Was soll schon so schlimm daran sein, wenn sich unsere Strukturen ein bisschen verändern, wenn wir Patienten uns ein bisschen umstellen müssen, wenn mal etwas an den ärztlichen Pfründen gekratzt wird, ein bisschen privatwirtschaftliche Power in das marode System kommt? Die Fakten, die auf meinem Schreibtisch landeten, redeten eine andere Sprache. Nein, ich redete mir nichts ein. Es ging nicht um einen Modernitätsschub oder um eine strukturelle Anpassung, der ich mich aus restaurativen Gründen verweigern wollte – es ging um die gezielte Zerstörung von etwas sehr Grundsätzlichem. Mir blieb Stephans Wort im Ohr: »Wir sind alle keine ›Ärzte‹ mehr ...«

Der Patient – die wichtigste Person

So beschaffte ich mir Literatur und fragte meine neuen Freunde aus der Ärzteschaft: Was ist denn das eigentlich im Idealfall – ein »Arzt«, ein »Patient«? Ein süddeutscher Hausarzt schickte mir gleich eine ganze Tafel, die er in seinem Wartezimmer aufgehängt hatte: »Liebe Frau Hartwig, was ein Arzt letztlich ist, darüber denke ich nach dreißig Berufsjahren noch immer ergebnislos nach – aber was ein Patient ist, das weiß ich. Hier schicke ich Ihnen den Text, den ich vor Jahren irgendwo aufgeschnappt habe. Ich habe nicht herausgefunden, wer ihn eigentlich verfasst hat. Aber er ist in meiner

Praxis die Arbeitsgrundlage für alle Mitarbeiter. Wenn ich jemand einstelle, muss er diesen Text lernen. Ich frage danach – und ich werde sauer, wenn jemand gegen diesen Codex verstößt.« Mir hat der Text gefallen. Ich denke, Sie haben auch Freude daran:

- *Ein Patient ist die wichtigste Person in unserer Praxis, gleichgültig, ob er persönlich da ist oder telefoniert.*
- *Ein Patient hängt nicht von uns ab, sondern wir von ihm.*
- *Ein Patient ist keine Unterbrechung unserer Arbeit, sondern ihr Sinn und Zweck.*
- *Ein Patient ist jemand, der uns seine Wünsche bringt. Unsere Aufgabe ist es, diese Wünsche in erster Linie gewinnbringend für ihn, aber auch gewinnbringend für uns zu erfüllen.*
- *Ein Patient ist keine kalte Statistik, sondern ein Mensch aus Fleisch und Blut, mit Vorurteilen und Irrtümern behaftet.*
- *Ein Patient ist kein Außenstehender, sondern ein lebendiger Teil unserer Praxis. Wir tun ihm keinen Gefallen, indem wir ihn bedienen, sondern er tut uns einen Gefallen, wenn er uns Gelegenheit gibt, es zu tun.*
- *Ein Patient ist jemand mit eigenem Geschmack. Wir können nicht erwarten, dass er den gleichen Geschmack hat wie wir, sondern müssen versuchen, uns in ihn zu versetzen und ihn zu verstehen.*

Mir gefiel der Text. In einer solchen Praxis, dachte ich mir, fühlst du dich wohl. Da bist du nicht die Nummer XY-88-Z oder die »Niere von Zimmer 7«. Da begegnen dir Menschen mit Liebe und Achtung, weil sie verstehen, dass du in einer besonderen Situation bist. Man geht schließlich nicht aus Jux und Tollerei zum Arzt, sondern aus Not – weil man von etwas gequält ist, weil einem der Kopf platzt vor Schmerzen, weil man kolikartige Schmerzen hat, weil das Herz nicht mehr in einem natürlichen Rhythmus schlägt – letztlich, weil man »Patient« ist.

Das Wort »Patient« stammt aus dem Lateinischen; es kommt von *patiens,* und es bedeutet: *etwas erduldend.* Ich glaube, es gehört zur normalen Kultur unter anständigen Menschen, dass man sensibel ist für Menschen, die *etwas erdulden,* sei es eine Krankheit, vielleicht sogar eine lebensbedrohliche, sei es ein körperliches oder seelisches Handicap, sei es ein Unfall, der einen Menschen von jetzt auf gleich aus der Bahn wirft und zu einem Angewiesenen, Abhängigen, Hilfsbedürftigen macht. Der mittelalterliche Gründer der Malteserritter verlangte von seinen Leuten, dass sie die Kranken, die in das Jerusalemer Hospital aufgenommen wurden, als die »Herren Kranken« ansehen und entsprechend behandeln sollten. Aber schon unser Herz sagt uns, dass wir ihnen mit größerer Liebe und Nachsicht begegnen müssen als den anderen, den Gesunden, Jungen, Unbelasteten. Oder haben wir es in unser nachchristlichen Gesellschaft nur noch irgendwie in den Genen, dass wir *mitleidig* sein sollen? Es gibt einen Satz von Heinrich Böll, der mich nachdenklich machte: »Selbst die allerschlechteste christliche Welt würde ich der besten heidnischen vorziehen, weil es in einer christlichen Welt Raum gibt für die, denen keine heidnische Welt je Raum gab: für Krüppel und Kranke, Alte und Schwache, und mehr noch als Raum gab für sie: Liebe für die, die der heidnischen wie der gottlosen Welt nutzlos erschienen und erscheinen.«

Ich bin mir ziemlich sicher, dass heute viele ganz anders denken. Sie halten Mitleid für Luxus. Sie schaffen die Alten aus den Augen, kasernieren sie in Gettos, genannt Altenheime. Sie verklagen Urlaubsveranstalter wegen der »störenden Behinderten« am Pool. Sie gehen gnadenlos mit anderen um – und sie gehen gnadenlos mit sich selbst um. Sie glauben von sich und ihrem Körper, sie seien eine Art Maschine, und wenn da etwas nicht funktioniert, geht man zum Klempner, sprich zum Arzt. Der richtet das dann. Mitleid stört beim Wechsel von Ersatzteilen. Ich verlange aber von einem Arzt, dass er sich nicht in die Maschine RH eindenkt, sondern in den Menschen Renate Hartwig einfühlt. Wenn ich *patiens* bin, also etwas erdulde, das ich nicht aktiv beheben kann, wenn ich streckenweise die Kontrolle über mich verliere, denn das heißt ja krank sein, wenn ich vielleicht sogar um mein Leben fürchte, dann soll jemand da sein, der mich *versteht*, der mich unterstützt, um eventuell Wege zu finden, die mir helfen, mich zu heilen.

Der Arzt meines Vertrauens

Darum ist das erste Wort, das mir einfällt, wenn ich an »Arzt« denke, das Wort *Vertrauen*. In einen Architekten sollte man ein gewisses Vertrauen haben, mehr noch in einen Steuerberater und noch mehr in einen Busfahrer im Oberengadin. Aber ich kenne keinen Beruf, in dem Vertrauen eine solch fundamentale Rolle spielt wie bei einem Arzt. Das hat einen einfachen Grund. Ich gebe dem Arzt ja nicht mein Haus, meinen Hund oder mein Vermögen in die Hand, sondern mein Leben. *Ich kann mir ja selbst nicht helfen* – das ist die fundamentale Situation. Was für eine Ungeheuerlichkeit: Ich komme zum Arzt und sage: »Ich gebe dir jetzt das Recht, mit mir etwas zu machen, das mich gesund macht. Du kannst mir ein Gift geben, das mich töten könnte, wenn du dich verrechnest. Ich gebe dir das Recht, dass du mir den Bauch, das Herz, den Kopf aufschneidest, wenn du meinst, es sei nötig.«

Wenn man es genau nimmt, gibt der Patient dem Arzt das Recht zur Körperverletzung. Analog gibt er einem Psychotherapeuten das Recht zur Seelenverletzung. Er tut das im sicheren Glauben, dass die Wunde, die der Arzt oder Psychotherapeut schlägt, letztlich zu seinem Besten ist. Der Patient ist der Ohnmächtige, der Arzt der Mächtige – ein unglaubliches, für die Heilung aber notwendiges Gefälle. Der Arzt braucht nämlich diese Rechte, er braucht diese Übertragung von Macht, damit er überhaupt etwas ausrichten kann. Warum übergibt sie ihm der Patient? Weil er zwei Dinge hat: erstens Angst und zweitens Vertrauen.

Die Angst besteht darin, dass er seine Gesundheit, ja sogar sein Leben verlieren könnte, wenn er allein an sich »herumdoktert«. Das Vertrauen besteht darin, dass der Patient einen echten »Arzt« findet, einen Menschen nämlich, dem er sich anvertrauen, dem er sich blind in die Hände geben kann. Der Arzt ist für den Patienten gewissermaßen *letzte Instanz*, und er verdient dieses Vertrauen. Generationen von Patienten haben in der Geschichte Vertrauen in den Stand der Ärzte gelernt. Bald muss man sagen: »Es gab« eine beeindruckende Kultur des Arztseins, in welcher Ärzte ihre Macht frei, dienend und verantwortungsvoll ausübten.

Der freie, nur seinem Gewissen verpflichtete Arzt, der nach bestem Wissen und Gewissen das Notwendige vornimmt oder verordnet, das ist das notwendige Gegenstück zum Patienten, der ein fast grenzenloses Vertrauen in seinen Arzt setzt. So war »Arztsein« immer mehr eine Berufung denn ein Beruf. Menschen mit einem hohen persönlichen Ethos fühlten sich davon angezogen. Wer Arzt wurde, musste nicht nur Menschenkenntnis und Einfühlungsvermögen besitzen sowie ein exzellenter Naturwissenschaftler sein – er musste sich durch eine hochentwickelte Kultur des Gewissens, durch die Fähigkeit zur Verantwortung und durch Rückgrat auszeichnen. »Ärztliche Verordnungen werde ich zum Nutzen der Kranken anwenden; vor Schaden und Unrecht werde ich sie bewahren«, schworen die jungen Ärzte einmal, als es noch angebracht schien, den Eid des Hippokrates von ihnen zu verlangen.

In einen Arzt Vertrauen setzen, das heißt sicher sein, dass der Arzt mein Bestes will. Er soll ganz und gar der Anwalt meiner Sache, meines Lebens sein; er soll so unbedingt zu meinem Besten handeln, als ginge es bei mir – diesem fremden Menschen – um sein eigenes Fleisch und Blut. Letztlich hat das ideale Verhältnis von Arzt und Patient sogar ein Moment von Liebe. Ein guter Arzt ist »liebevoll«: Er ist voll guter

Wahrnehmung. Er ist total mit dem Herzen bei der Sache. Bei aller Distanz, die ein Arzt auch haben muss, weiß er um die Leiden seines Patienten. Der Patient muss das Gefühl haben: Der Arzt ist auf meiner Seite.

Das Kapital der heilenden Beziehung

So entsteht im Idealfall zwischen Arzt und Patient eine einzigartige Form der Intimität, die es in ähnlicher Intensität allenfalls zwischen einem Seelsorger und einem Gläubigen gibt. Der gute Arzt genießt in allen Kulturen das höchste Ansehen. Dubiose Ärzte hingegen, die »Beutelschneider« und »Quacksalber«, hasst man wie die Pest. Sie zerstören nämlich gerade das Kapital der heilenden Beziehung: *das Vertrauen*. Ein Arzt, der das Vertrauen seines Patienten ausnutzt, beispielsweise um ihn hinzuhalten, an ihm geldbringende Scheinheilungen vorzunehmen, ihn gar pekuniär auszunehmen oder ihn als Versuchskaninchen zu benutzen – ein solcher Arzt wird überall auf der Welt als verachtenswerter Lump betrachtet.

Nun wollen wir den Arztberuf nicht allzu sehr verklären. Natürlich wurde und wird immer auch Geld damit verdient, und manchmal gar nicht schlecht. Bleibt es im Rahmen, ist nichts dagegen einzuwenden. Dem dreschenden Ochsen, heißt es schon in der Bibel, soll man das Maul nicht verbinden. Sieht man einmal von gewissen Chefarztgehältern ab, die in meinen Augen ein ebensolches Ärgernis sind wie überzogene Managergehälter, so verdienen heute die meisten Ärzte mehr schlecht als recht. Junge Klinikärzte werden derzeit so schlecht honoriert, dass man damit kaum eine Familie gründen kann. Gegängelt von der Gesundheitsbürokratie, um die gerechte Honorierung ihrer Arbeit betrogen, haben viele Ärzte kaum mehr genug Erträge, um ihren laufenden Verpflichtungen nachzukommen. Hausärzte, deren einzige Alterssicherung oft in der Praxis steckt, stehen vielfach vor dem Nichts, weil kein junger Arzt ihnen ihre Praxis abkaufen will. Dazu der Arzt Wolfgang Bosch: »Der Arzt soll ... nur für sein Helfersyndrom leben; er soll das Gesundheitswesen einschließlich der Bürokratie am Laufen halten und die Verwaltung der Krankenkassen unterstützen.«

Im deutschen Gesundheitswesen, einem der teuersten der Welt, ist ausgerechnet für die beiden Urfaktoren der heilenden Beziehung, für Patienten und Ärzte (nehmen wir Schwestern, Pfleger und Therapeuten gleich hinzu), kein Geld mehr da. In einem raffinierten System wird dem zahlenden Bürger, der sich als Patient im Wartezimmer wiederfindet, eine Eigenleistung nach der anderen aufgebrummt. Ärzte, Schwestern, Pfleger und Therapeuten sollen die Seiten wechseln. Nicht mehr auf Seiten des Patienten sollen sie stehen und als seine Helfer, Anwälte und Vertrauensleute agieren. Die medizinische Zukunft sieht sie als Agenten renditeorientierter Unternehmen vor; in ihrem Dienst sollen sie dem »Kunden« das Geld aus der Tasche ziehen.

Im Rahmen der heilenden Urbeziehung Arzt–Patient gab es schon immer eine Fülle nachgeordneter Instanzen und Institutionen, die für die Gesundheit da waren und von der Gesundheit lebten. Mittlerweile ist der Abstand zwischen Arzt und Patient größer geworden. In dieser Lücke hat sich im Laufe der Jahre ein gigantischer Kosmos an Dienstleistern, Vermittlern, Helfern und Produzenten breitgemacht, wofür wir die Namen »Gesundheitswesen« oder »Gesundheitssystem« erfunden haben: Megabürokratien von Kassen und Kassenärztlichen Vereinigungen, eine Fülle von Pflege-, Service- und Rehabilitationseinrichtungen, Labors und Instituten, Kliniken jeder Größe und Spezialisierung, Zulieferer und vor allem eine gewaltige Pharmaindustrie – ein Kosmos aus lauter hilfreichen und notwendigen Einrichtungen.

Letztlich lebt das alles vom Kapital der Patienten-Arzt-Beziehung, dem Vertrauen. Ganz am Ende soll der Patient sagen: »Ich habe das Vertrauen, dass es alle diese Dinge nur zu dem Zweck gibt, damit ich gesund werde. *Ich bezahle das schließlich!«* Ob 220 Krankenkassen mit 220 Krankenkassengeschäftsführern und 220 Apparate mit gewiss mehr als 220 Angestellten, die sich mit 220 teuren Werbestrategien gegenseitig auch noch die letzten 220 »Kunden« abspenstig machen, »gesund« sind, steht dahin. Aber es kostet genau das Geld, das wir für die Erhaltung unserer Gesundheit brauchen.

Der Fehler im System

Leider hat das Gesundheitssystem der Zukunft, das der zunehmenden Auslieferung des staatlichen Gesundheitsauftrags an den Markt, einen Systemfehler: Weil der Markt der Markt und nicht die Caritas ist, kann es dort nicht um Gesundheit als letztes Ziel gehen. Wirtschaftsunternehmen wollen »mit Gesundheit« Geld verdienen. Sie haben kein Mitleid und keinen sozialen Auftrag. Sie investieren in das System, um daran zu verdienen. Wenn anstelle der ärztlichen Hinwendung zum leidenden Menschen die Logik einer Kaufbeziehung zwischen einem Gesundheitsanbieter und einem Kunden tritt, wenn der Arzt nur noch der operative Agent eines Unternehmens ist, das verkaufen will, dann ist das ganze Kapital der heilenden Beziehung, das Vertrauen nämlich, zerstört. Schon lange sind Patienten misstrauisch gegenüber dem allgegenwärtigen »Maschinenpark« in den Praxen – da kommt man nämlich nicht mehr heraus, ohne seinen ganz persönlichen, zeitraubenden Beitrag zur Rundumauslastung des Maschinenparks geleistet zu haben. Wenn das nun Schule macht, wenn sich jeder beim Arztbesuch fragen muss: »Ist das nun wirklich indiziert, oder muss er nur die Steigerungsraten seines Unternehmens mit der Verordnung einiger zusätzlicher Medizinalspielchen erfüllen?« – dann stirbt das Vertrauen.

So begann mein intensives Nachdenken über die Logik der

neuen »Gesundmacher«. Geht es ihnen um den kranken Menschen, oder geht es um die maximale Plünderung zahlungsfähiger Kranker, ja genau genommen sogar um die Plünderung zahlungsfähiger *Gesunder.* Bin ich vielleicht gar nicht krank? Redet der mich nur krank, weil ich Geld habe und beschwatzbar erscheine. Gesunde haben Geld. Wirkliche Kranke sind eher alt als jung, eher arm als reich – eine vernachlässigbare Größe.

Kranke stören im Gesundheitssystem. Weg damit. Fertigt sie ab! Aus Sicht der Maschine, die maximale Rendite für sich will und nicht maximale Gesundheit für wirklich Kranke, muss man an die Gesunden heran. Das schafft man, indem man ihnen auf jede nur denkbare Weise Angst macht, damit sie an den Tropf der Maschine kommen, Geld abliefern und mit immer neuen Tricks in der Abhängigkeit bleiben. Das dürfte nicht schwerfallen. Krebs lauert überall. Seuchen sind im Anmarsch, geheime Killer nagen in unserem Körper, wühlen schon in den Organen! Die Welt und das Leben im Besonderen ist voller Risiken. Man kann daran sterben, wenn man nicht aufpasst.

So tritt an die Stelle, an der in der herkömmlichen Patienten-Arzt-Beziehung das *Vertrauen* stand, das *Misstrauen*, die Angst vor Erpressung.

Die Maschine ist in Gang gesetzt. Der Staat will sich nicht mehr um die Gesundheit kümmern. Mit einer Skrupellosigkeit ohnegleichen wird die staatliche Aufgabe einer gerechten und sozialen Organisation von *Gesundheit für alle* dem freien Spiel der wirtschaftlichen Kräfte überlassen. Gesundheit wird mit Gewalt auf Markt getrimmt, ein Markt, bei dem es vorerst um 240 Milliarden, nach dem Willen der Konzerne bald aber um die doppelte Summe geht. Amerikanische, italienische, französische und russische Investoren stehen wie die Hyänen um den großen Kuchen. Sie kaufen auf, was nicht niet- und nagelfest ist. Alles, was nach Gesundheit riecht und staatlich gesponsert wird, ist *for sale:* Kliniken, Praxen, Geräte, Personal, zuletzt die Patienten. Längst sind der leidende Mensch und der helfende Arzt zu Randgrößen einer Irrsinnsmaschinerie geworden. Die Maschine interessiert sich nur für die Rendite.

Qualifiziertes Pflegepersonal zählt zu den Kostentreibern. Ärzte sind für die Maschine nur insofern interessant, als sie sich in billig bezahlte Agenten dieser Ausplünderungsaktion transformieren lassen. Ein Arzt, der frei und nur seinem Gewissen verpflichtet ist, ist Sand im Getriebe der industriell betriebenen Krankenplünderung. Er muss weg – er, der einzige Anwalt des Patienten, der Hüter seiner Daten. Der Kranke soll niemand an der Seite haben, der ihn vor unnützen Therapien bewahrt, seine Daten schützt und ehrlich an seiner Gesundheit interessiert ist. Der Patient soll allein sein, manipulierbar, zahlungsbereit. Wundert sich noch jemand, warum für den Berufsstand Hausarzt das Totenglöcklein läuten soll? Wer hätte gedacht, dass sich Gesundheitspolitiker einmal als Helfershelfer solcher Machenschaften hergeben würden!

KAPITEL 2

Ärzte dürfen nicht mehr heilen –
oder: Das Elend der Sklaven in Weiß

Ärzte fahren Mercedes. Ärzte wohnen in schicken Villen. Ärzte können nicht mehr laufen vor Geld. So denken immer noch viele Menschen, wenn sie an Mediziner denken. Vielleicht war das einmal so, dass Ärzte ein sehr gutes Einkommen hatten, und vielleicht gibt es auch heute noch ein paar Spezialisten und Medizinalunternehmer mit Doktortitel, die wissen, wie man den Geldhahn ordentlich aufdreht. Die Realität des normalen deutschen (Haus-)Arztes sieht anders aus. Er hat eine 60-Stunden-Woche. Er steht ökonomisch mit dem Rücken zur Wand. Er erstickt in Bürokratie. Die Patienten verlieren den Glauben an ihn, weil er nur noch auf der Billig-billig-billig-Schiene verordnen darf. Er weiß nicht, wie er im Alter überleben soll, denn seine ganze Alterssicherung steckt in einer Praxis, die er aber nicht verkaufen kann, weil niemand ein Pleiteunternehmen kaufen will. Sie halten das für übertrieben? Dann hören Sie ein paar Stimmen von Ärzten, die mir geschrieben haben.

Ärztehopping für Behinderte

Erschüttert hat mich der Fall eines Landarztes, der für seine behinderten Patienten kämpft. Hören Sie sich das an: »Ich kann Ihnen als Landarzt versichern, dass Sie in allen Punkten recht haben. Was hier in Westfalen-Lippe abläuft, ist an Perversität nicht zu überbieten. Da gibt es eine Elterninitiative, die gegründet wurde, weil Eltern von behinderten Kindern Ärztehopping betreiben müssen, da Ärzte aus Regressangst die notwendigen Verordnungen nicht mehr ausstellen. (...) Gegen mich laufen zurzeit sechs Wirtschaftlichkeitsprüfungen, davon sind drei existenzbedrohend, da die Überschreitungs- und mögliche Regresssumme bei über 118 000 € liegt. Ich werde trotzdem weiter medizinisch Notwendiges verordnen, da ich nicht möchte, dass meine Patienten zu Schaden kommen.« (Dr. E.). Das sind für mich die Helden von heute: Ärzte, die für ihre behinderten oder chronisch kranken Patienten kämpfen und dafür sogar ihre berufliche Existenz riskieren!

Ein anderes Beispiel: Da ist diese sympathische Ärztin, die einen Vortrag von mir besucht hat und nun per E-mail ihr Herz bei mir ausschüttet. Sie ist in einer verzweifelten Situation. Lesen Sie selbst: »Liebe Frau Hartwig, Sie haben es fertiggebracht, dass mir klar wurde, wie würdelos wir behandelt werden und dass wir wirklich Würde haben und sie auch beanspruchen dürfen und stolz auf uns sein können, wie wir für unsere Patienten da sind. Ich bin Allgemeinärztin, wir haben vier Kinder; wir haben zwei Häuser gebaut – eine Praxis und ein Wohnhaus. Wir haben uns und unsere Kinder jahrelang vernachlässigt und uns selbst ausgebeutet. Wir sind immer noch hoch verschuldet. Wir versorgen unsere Patienten nach bestem Wissen und Gewissen. Klar, wir machen auch Fehler, die uns erheblich psychisch zusetzen, aber wir versuchen wirklich, für unsere Patienten da zu sein. Und wir haben es nicht verdient, zynisch von dieser Politik kaputt gemacht zu werden. Wir haben auch unsere Zulassung zurückgegeben, so wie außer einer Gemeinschaftspraxis alle unsere Kollegen aus unserer Notfalldienstgruppe. Nur unsere Bank wird es uns dann im Endeffekt nicht erlauben, denn unsere ganze Geldzahlungen sind an die Bank abgetreten, und so geht es den meisten Kollegen aus unserem Raum. Wir können keine ein oder zwei oder mehr Monate überbrücken.« (Dr. E.)

Diese Frau befindet sich wie Tausende andere Ärzte in Deutschland in einer Situation, die mich auf die Palme bringt. Hier hat ein unheiliges Kartell aus Politik, Kassenärztlicher

Vereinigung und Kassen den Würgegriff angelegt. Wie viele andere Ärzte möchte sich diese mutige Frau dem staatlich verordneten Exitus der Hausärzte entziehen und die Zulassung zurückgeben. Das heißt im Klartext: Die Ärzte, die ihre Kassenzulassung zurückgeben, tun dies in einem verzweifelten Schritt, um weiterhin freie Ärzte unseres Vertrauens sein zu können.

Ich wäre liebend gerne Hausärztin

Eine bayerische Ärztin schreibt mir: »Was Politik, Kassenärztliche Vereinigungen (KV) und Kassen nicht wahrhaben wollen: Ihre Aktion »Hilfe-für-Hausärzte-in-Not« berührt mich tief. Genau diese Gründe, die Sie angeben, halten mich als Ärztin davon ab, endlich meinen Traum umzusetzen, eine Landarztpraxis zu eröffnen. Ich wäre liebend gern als Hausärztin tätig, kann es mir aber als Haupternährerin meiner Familie mit drei Kindern einfach nicht leisten. Mir wurden schon einige Praxen angeboten, die ich dankend ablehnen musste, da ich von meiner Arbeit a) leben und b) meine Familie ernähren muss, c) Zeit für meine Kinder haben und d) meine Patienten mit Zeit und Können ohne Regressangst behandeln möchte.« Was ist das für ein System, in dem Politiker sich auf die Schulter klopfen, wie toll ihre Gesetze und unser Gesundheitssystem sind – und eine Ärztin aus Leidenschaft trotz eklatantem Mangel an Landärzten mit ihren Kindern nicht anständig leben, ja nicht einmal mehr überleben kann.

»Als ich diesen Beruf ergriff«, schreibt mir der zornige Dr. B., »war ich ein Idealist, und – verdammt noch mal! – ich werde es bleiben!!! Ich werde mich nicht zum Fuzzi von Pharmaunternehmen machen lassen. Ich bin nicht die Nutte der Kassenärztlichen Vereinigung. Ich werde mich nicht prostituieren, um zu überleben. Die deutsche Gesundheitspolitik ist unmoralisch, unmenschlich, unanständig. Ich mache da nicht mit!«

Dieser Mann hat noch Kraft; andere Ärzte versinken in Lethargie und Frust, oder sie gehen in die innere Emigration. Dr. B.: »Viele von uns sind müde, gedemütigt trotz voller Praxen, desillusioniert ob der Dummheit und rücksichtslosen Machtversessenheit unserer politischen Klasse, und dazu gehört bei Gott auch die Blase der Körperschaften.« Mit Körperschaften meint er die Kassen und die Kassenärztlichen Vereinigungen.

Eine junge Ärztin schrieb mir: »Wir (oder nur ich?) sind manchmal schon sooo müde.« (Dr. A.). Sooo müde – mit drei »o«! Ich schrieb ihr: »Das wollen die, dass Sie sooo müde sind! Dass Sie mürbe werden! Dass Sie den Bettel hinschmeißen! Aufwachen, junge Frau! Noch ist nicht aller Tage Abend. Die Patienten sind an Eurer Seite. Ihr Ärzte müsst Euch nur entscheiden: Wollt Ihr der Hammer oder weiterhin der Amboss sein!?«

Ärztevernichtung, systematisch geplant

Was geht eigentlich ab in einer ganz normalen Praxis eines niedergelassenen Arztes in Deutschland? Ich behaupte: Es gibt den strategisch-politischen Willen, den freien niedergelassenen Arzt zu vernichten. Das geschieht über folgende, bewusst herbeigeführte Faktoren: 1. den bürokratischen Erstickungstod, 2. den existenziell-ökonomischen Hungertod, 3. den Erschöpfungstod durch Überarbeitung, 4. den psychischen Tod durch gezielten Aufbau von Drohszenarien und Injektion von Angst. Langsam hat auch der letzte Hausarzt in Deutschland verstanden: Vom Dreigestirn Politik, KV und Kassen wird gezielt Verunsicherung betrieben.

Bürokratie – oder: Der Wahnsinn hat Methode

Versetzen wir uns für einen Augenblick in den bürokratischen Dschungel einer ganz normalen Praxis irgendwo in Franken im Jahr 2008. Eine Ärztin beschreibt mir ihren Alltag: Es ist Vormittag, 10.00 Uhr. Zwei Stunden Arbeit hat Frau Doktor schon geleistet. »Der Nächste bitte!« Es kommt Frau A. Sie hat einen grippalen Infekt, mit allem, was dazugehört: quälender Reizhusten, Schlafbeschwerden. Untersuchung. Ausstellung eines Kassenrezeptes. Für einen Hustenstiller ein grünes Rezept. Für Nasenspray und Grippetabletten (nicht erstattungsfähig) eine Verordnung, da die Medikamente von der Kasse nicht übernommen werden. Natürlich ist auch eine (in der Diagnose verschlüsselte) Arbeitsunfähigkeitserklärung fällig, diese in dreifacher Ausfertigung. Der Computer läuft auf Hochtouren, der Drucker rattert. Formulare unterschreiben und an Patientin aushändigen. »Gute Besserung, der Nächste bitte!« Herr B. ist dran. Alter Bandscheibenvorfall. Folgebeschwerden in der Lendenwirbelsäule. Untersuchung. Spritze. Kurzer Blick auf die PC-Daten: Weiteres Rezept für Krankengymnastik möglich. Machen wir. Gott sei Dank habe ich den 83-seitigen Heilmittelrichtlinienkatalog der KV intus! ... »Gute Besserung, der Nächste bitte!« Da ist schon Herr C. – Schulterschmerzen. Den Arm kann er gerade mal bis zu einem Winkel von 90 Grad anheben. Klarer Fall: arbeitsunfähig. Arbeitsunfähigkeitserklärung ausfüllen. Will Kassenrezept für Schmerzmittel ausfüllen. Patient: »Vertrage ich nicht. Aber Ihre Akupunktur hat mir zuletzt geholfen, als ich Kniebeschwerden hatte.« Keine Chance, Herr C. – Kasse zahlt Akupunktur nur bei Knie- und LWS-Beschwerden. Herr C. verständnislos. Diskussion. Schließlich geht er kopfschüttelnd – das Einzige, was ich ihm mitgeben kann: ein Kassenrezept für 6-mal Krankengymnastik. Frau D. wartet schon mit ihren beiden Kindern. Beide haben einen fieberhaften Infekt mit Husten und Halsschmerzen. Die 5-Jährige bekommt ein

Kassenrezept für Fieber- und Hustensaft. Bei vereiterten Mandeln der 14-Jährigen gibt es ein Antibiotikum und ein grünes Rezept für Paracetamol und Lutschtabletten; das Kind ist nämlich über 12. Außerdem fällig: für die Kinder eine Schulbescheinigung und für die Mutter eine Bescheinigung für den Arbeitgeber – das ist das Formular für den »Bezug von Krankengeld bei Erkrankung des Kindes«. Gute Besserung, auf Wiedersehen. Störung: Die Helferin bringt die Post: Anfrage des Versorgungsamtes, ob Herr P., 93 Jahre alt, seit 20 Jahren Bewohner des Pflegeheimes, seinen Rollstuhl immer noch benötigt. Ich raste kurz aus: Denkt dieser Schreibtischtäter, der Patient sei zwischenzeitlich olympiatauglich geworden?! »Erstellen Sie einen Befundbericht! Legen Sie Fremdbefunde, EKG, Labor, Entlassbriefe bei! ... Alleinige Nennung von Diagnosen ist nicht ausreichend!« Anfrage kommt in die Ablage. Da liegen schon vier ähnliche Teile: a) Anfragen einer privaten KV, b) Anfrage einer Unfallversicherung, c) Anfrage einer BKK, Frau F. sei jetzt schon eine Woche krankgeschrieben, wie lange denn noch?, d) Anfrage einer Kasse: Patientin zum ersten Mal im Krankenstand, eine Seite Fragen, gewöhnliche Allgemeinuntersuchung reicht Kasse nicht aus. Beim nächsten Patienten geht es formulartechnisch ebenfalls hoch her: ein Diabetiker. Er ist auf Wunsch der Krankenkasse im DMP-Programm (Disease-Management-Programm). Heißt: Untersuchung, Besprechung der Befunde, Medikamentenplan, Ciao! Ausfüllen des Formblattes DMP mit den üblichen 46 (!) Fragen. Ufff! Blick auf die Uhr: Patient müsste jetzt zu Hause angekommen sein. Nun Herr F.! Hoher Blutdruck, nimmt Betablocker ein. Im Gepäck: zwei Anschreiben seiner Kasse. Anschreiben 1: Warum hat Ihr Hausarzt Sie noch nicht in eine DMP für Herzpatienten eingetragen? Das Anschreiben verrät mir den subtilen Druck der Kasse: Sie teilt dem Patienten beiläufig mit, welche Ärzte DMP problemlos machen. Die Botschaft (denke ich): Vielleicht sollten Sie sich einen neuen Hausarzt suchen, einen auf Kassenlinie ... Ich erkläre dem Patienten, dass er zwar Bluthochdruckpatient, aber keineswegs Herzpatient sei, insofern für DMP nicht in Frage komme, auch wenn die Kasse darauf dringe (zu den Hintergründen des DMP, siehe Seite 169 f.). Patient legt zweites Anschreiben vor: Kasse erklärt Patienten, welche alternativen Medikamente durch einen aktuellen Rabattvertrag der Krankenkasse mit ihrem Lieblingspharmakonzern derzeit unter Umständen 4 Cent billiger sind als sein bewährtes Blutdruckmittel. Wir gehen die Liste durch. Einige hatten wir schon. Abgesetzt – nicht verträglich. Nach 15 Minuten Vertrauenswerbung geht Herr F. – hoffentlich überzeugt. An der bewährten Therapie hat sich nichts geändert. »Der Nächste, bitte! ... Nein, stopp, erst mal Praxis-E-Mail!« Helferin will wissen, ob Antrag auf Mutter-Kind-Kur von Frau H. bereits ausgefüllt ist? Nein, wann denn? Drei Seiten für die Mutter, drei Seiten für den Jungen, drei Seiten für das Mädchen. Das geht nicht nebenbei. Frau J. kommt ohne Termin: »Nur eben Blutergebnisse für ambulante Krampfadern-OP, bitte!« – »Halt, so geht es nicht. Sie brauchen erst eine Untersuchung für den Narkosearzt!« Das volle Programm: Sechs Seiten Bedrucktes, EKG, Mediplan, Laborblatt, zwei Seiten Protokoll zur Dokumentation des Befunds im Rahmen der Anästhesievorbereitung. »Alles Gute, der Nächste bitte!« Frau L.: Hatte vor zehn Jahren Herzinfarkt, Asthmatikerin. Eine Seite DMP-Herzpatient: 28 Fragen. Eine Seite DMP-Asthma: 24 Fragen. Zwei Rezepte. »Der Nächste, bitte!« Dann der Gipfel: Herr M., 63, kaputte Wirbelsäule, ein ganzes Leben hart gearbeitet. Will auf Kur! Kasse scheint geneigt. Das bedeutet: Formular Nr. 60 »Einleitung von Leistungen zur Rehabilitation« – nein, das ist noch nicht der Kurantrag, sondern der Antrag auf Erteilung eines Kurantrages. Wieso fällt mir jetzt Reinhard Mey ein? Ein paar Tage später erhalte ich von den Kassen das Formular Nr. 61 – Teil A, B, C, D, E –, genannt »Verordnung von medizinischer Rehabilitation«. Das ist er, der eigentliche Kurantrag ...

Ich stoppe Frau Dr. K. Der Vormittag reicht mir. Ich weiß

jetzt, warum es in Deutschland mehr Krankenkassen-Angestellte als Ärzte gibt – das ist kein Witz. Und ich kann Frau Dr. K. verstehen, wenn sie angesichts dieses bürokratischen Wasserkopfes aufstöhnt: »He, warum lasst Ihr uns nicht einfach in Ruhe arbeiten!?«

Ausbluten lassen!

Es gibt eine sich stets nach unten schraubende Spirale bei den Honoraren; die Bezahlung der ärztlichen Leistungen wird immer schlechter. Weil der Arzt kein Streikrecht hat, muss er es hinnehmen, dass er für einen Hausbesuch 400 Punkte bekommt; ein Punkt, das waren 2007 in Bayern 5,11 Cent, macht nach Adam Riese 20,44 Euro. Für den Weg zahlen Kassen am Tag 1 oder 2 Euro – also besser Fahrrad fahren. Wegen der Senkung des Punktwertes erniedrigte sich die Summe auf 17,35 Euro. Wem die 20 Euro zu viel waren, ist nicht klar nachzuvollziehen. Ein findiger Kopf hat noch Einsparpotenzial beim Hausarztbesuch im Pflegeheim entdeckt. Der Satz für den ersten Patienten beläuft sich auf 17,35 Euro; für weitere Pflegeinsassen beträgt das Honorar pro Patient dann nur noch 7–8 Euro. Rabatt? Massenabfertigung? Im Dutzend billiger? Aus welchem rationalen Grund wird die Behandlung des Patienten in Zimmer 17 abrechnungstechnisch anders gewichtet als die des Patienten in Zimmer 18? Im Vergleich dazu: Die Reparatur meiner Waschmaschine kostete 75 Euro bei einer Arbeitszeit von 20 Minuten zuzüglich Material und Fahrtkosten. Ergo I: Die Waschmaschine ist mehr wert als der Mensch. Mein Monteur gibt mir auch keinen Rabatt, sollte mein Kühlschrank am selben Tag den Geist aufgeben. Ergo II: Sagen Sie Ihrem Kind, es soll Monteur lernen, nicht Medizin studieren.

Kurzum: Der Allgemeinarzt wird zur Fließbandabfertigung des Patienten genötigt. Ich selbst habe ja meine speziellen

Erfahrungen mit dieser unsäglichen Zeitmesser-und-Warn-hinweis-Ärzte-Software, die dem Arzt signalisiert: »Die Behandlungszeit des Patienten ist abgelaufen.« Kommen Sie zum Beispiel zum Hausarzt mit Halsschmerzen, kann er bei Ihrem ersten Kontakt eine so genannte Abrechnungsziffer eingeben (Versichertenpauschale). Für diese bekommt er eine bestimmte Zahl an Punkten gutgeschrieben. Nach gegenwärtigem Stand sind das je nach Alter des Patienten in Bayern beispielsweise ca. 45 Euro. Darin sind sämtliche Gespräche und Untersuchungen für das gesamte Quartal, also für drei Monate, enthalten. Es ist besser für den Hausarzt, Sie kommen nur einmal und dann nie wieder (im Quartal)! Alle Gesprächs- und Beratungsleistungen sowie sämtliche Untersuchungen, die er mit seinen Händen und fünf Sinnen durchführt, sind in der einmaligen Pauschale enthalten. Egal wie oft sie zu ihm gehen und wie lange er mit Ihnen spricht – es geht auf seine Kappe. Weitere Ziffern und damit Punkte/Euro gutmachen kann Ihr Arzt nur noch durch spezielle technische Untersuchungen, also durch Apparatemedizin (ein Belastungs-EKG, eine Lungenfunktionsuntersuchung), durch Impfungen, Gesundheitsvorsorge (alle 2 Jahre erlaubt), Hausbesuche (in der Freizeit) und Notdienste (am Wochenende und nachts). Mit anderen Worten: Je mehr er sich um sie kümmert und sich Ihnen als Mensch im Gespräch zuwendet oder Sie persönlich untersucht, desto weniger verdient er.

Budgetierung – oder:
Warum die Feuerwehr nicht mehr löschen darf

Ärztliche Leistungen werden budgetiert und bei Verstoß mit Regressforderungen geahndet. Pro Patient gibt es im Jahr 2008 pro Quartal ein festgelegtes Budget; der Arzt darf pauschal in diesem Zeitraum noch Behandlungen im Wert von 45 Euro veranlassen. Doch diese 45 Euro hat der Arzt nur theoretisch, denn sie beziehen sich auf ein kaum durchschaubares, im Grunde empörendes Punktesystem (siehe Kapitel 9), dem die Ärzte hilflos ausgeliefert sind. Der Arzt lebt in einer ständigen Unsicherheit über sein Einkommen und sein tatsächliches Budget. Über ihm hängt immer ein Damoklesschwert. Er muss sich täglich fragen: Wird es dieses Jahr auf mich heruntersausen?

Welchen Effekt hat nun Budgetierung? Ich erkläre das immer mit der Feuerwehr. Wenn es eine Budgetierung des Wassers bei der Feuerwehr gäbe, würde das so ablaufen: Ein Haus brennt, die Feuerwehr löscht. Die Stadtverwaltung hat aber nur eine bestimmte Menge Wasser budgetiert, die für alle Brände im Jahr verbraucht werden darf. Die Feuerwehrleute halten drauf. Das Haus brennt aber immer noch. Die Stadtverwaltung ruft: Wasser stopp! Der Feuerwehrkommandeur aber will die Menschen im brennenden Haus retten und ruft: Weiterlöschen, Freunde! Er rettet dadurch die Menschen. Anschließend werden ihm aber von seinem Gehalt die Kosten für die Wassermenge abgezogen, die er über die budgetierte Zahl hinaus verbraucht hat. Das ist der alltägliche Irrsinn, dem unsere Ärzte ausgesetzt sind. Ein Irrsinn, den wir Patienten ausbaden. Der Arzt schwankt zwischen Szylla und Charybdis: Entweder er ist ein Lump, lässt seine Patienten im Stich und folgt der Verordnung – oder er tut das nach seinem Wissen und Gewissen Angemessene für den Patienten und riskiert seine berufliche Existenz. Durch die Zwangsmitgliedschaft in der Kassenärztlichen Vereinigung finanzieren die Ärzte ihren eigenen Untergang, gerade wenn sie gute Ärzte und von hoher Verantwortung sind.

Da studiert also ein junger Mensch jahrelang Medizin. Der Beruf, den er anstrebt, erfordert großes Wissen, dazu Erfahrung und Intuition. Ein Anwärter für den Arztberuf unterzieht sich Hunderten von Lernprozessen. Er muss sich ständig weiter qualifizieren, wird geprüft, geprüft und noch einmal geprüft. Er setzt sich hochkomplexen Zulassungsverfahren aus. Und dann sitzt er endlich in seiner Praxis vor dem PC – und darf – weil es das schöne neue Gesundheitssystem so will – rückwärtsmutieren – auf das Niveau eines Gesundheitsautomaten. Alles ist standardisiert. Der Arzt darf die Tippse spielen, den »Codierer für Bürokratiewahnsinn« (Silke Lüder). Statt ein Leiden differenziert zu diagnostizieren und spezifisch zu therapieren, muss er vor allem darauf achten, die Anzahl seiner »Pünktchen« nicht zu überschreiten. Vor dem Arzt sitzt nicht mehr ein Individuum mit individuellen Beschwerden; hier sitzt ein »Fall« für die »Fallpauschale«. Das System zwingt den Arzt, den Patienten nach Schema F zu behandeln, will er sich nicht der Gefahr aussetzen, Jahre später für diese Behandlung bestraft zu werden.

Wer hat sich das ausgedacht? Wer will, dass ein Arzt nicht mehr Arzt, sondern Erbsenzähler ist? In einen »Gesundheitsautomaten« habe ich kein Vertrauen. Denn: 1. Der Arzt hat keine Freude mehr an seinem Beruf, weil ihm ein bürokratisches Korsett aufgezwungen ist, das ihn im Kern seines *Arztseins* aushebelt. 2. Der Patient wird misstrauisch, weil er die Hintergründe seiner Fließbandabfertigung nicht kennt. 3. Der Arzt wird zum verlängerten Arm des Apparats; von Therapiefreiheit kann nicht mehr die Rede sein. 4. Die Reputation des freien, niedergelassenen Arztes wird zerstört und medial unterminiert, und die Industrialisierung der Medizin wird vorbereitet, indem die üblichen Verdächtigen heuchlerisch nach höheren Standards und Qualitätssicherung schreien. Das Wort »Qualitätssicherung« kann ich im Zusammenhang mit Ärzten nicht mehr hören. Es ist eine Waffe, ein U-Boot für die Machtübernahme durch die Gesundheitsindustrie.

Mit Regressen in den Ruin!

Kommen wir auf den Regress zu sprechen. Der Regress ist die Folge einer Wirtschaftlichkeitsprüfung, nämlich eine Rückforderung seitens der KV und der Kassen an den Arzt für erbrachte Leistungen am Patienten. Nehmen wir ein Beispiel: Sagen wir, ich gehe im Frühling 2004 wegen Halsschmerzen zu einem Arzt. Er untersucht mich und stellt als Diagnose fest: Angina. Er verordnet mir ein Antibiotikum. Mein Budget ist allerdings aufgebraucht, denn ich war im fraglichen Quartal bereits zweimal bei diesem Arzt. Einmal hatte ich Magenprobleme, das andere Mal hatte mich ein grippaler Infekt erwischt. Was ich nicht weiß: Angina darf ich in diesem Quartal nicht mehr haben. Darf ich nach den Gesetzen der Kassenärztlichen Vereinigung in diesem Quartal überhaupt noch krank werden? Keine Ahnung. Es ist jedenfalls schlimm für meinen Arzt, der micht trotzdem behandelt. Denn meine Angina aus dem Frühjahr 2004 holt ihn Jahre später wieder ein – in Form von Regressansprüchen.

Das geht konkret so: Ein »Prüfarzt« von der Kassenärztlichen Vereinigung hat nämlich meine unerlaubte Angina entdeckt und meine Behandlung moniert – zusätzlich noch die unerlaubten Knieprobleme von Frau Müller, die überzogene Sterbebegleitung für Opa Meyer und die Hilfsmittel für Christian, das Kind mit dem offenen Rücken. Dazu kommt die Überbetreuung einiger chronisch Kranker: Diabetiker, Herzkranke, Asthmatiker, Rheumakranke. Dummerweise hatte im Jahr 2004 der grippale Infekt nicht nur mich, sondern die halbe Stadt erwischt, obwohl es die Kassenärztliche Vereinigung nicht in der Planung hatte. Da kommt was zusammen. Der Arzt bekommt also Post von der KV; sie teilt dem Arzt mit, dass gegen ihn eine Wirtschaftlichkeitsprüfung in Gang gesetzt ist, die ihrerseits eine Regressforderung nach sich zieht. Ihm wird mitgeteilt, dass er beispielsweise auf 154 % statt auf 100 % der Richtwerte bei den zulässigen Verordnungen gekommen ist. – Das heißt: Er hat sein Budget um 54 % überzogen. Womit, wird nicht mitgesagt, auf Nachfrage auch nicht mitgeteilt. Ab jetzt regiert die Angst.

Wenn die Regressforderung eintrifft, hat der Arzt vier Wochen Zeit, jede im Frühjahr 2004 gemachte und inkriminierte Einzelverordnung zu begründen. Der Arzt fasst sich an den Kopf: Das ist doch Jahre her! Nackte Panik überfällt ihn. Die Praxis wird auf den Kopf gestellt, am besten gleich »krankheitshalber« geschlossen. Von nun an wird Tag und Nacht gearbeitet! Haben der Arzt und sein Helferteam erst einmal die komplizierte Darstellung der angeblichen Verstöße erfasst und zugeordnet, wird das Unterste zuoberst gekehrt, Krankenakten werden gewälzt, Hunderte von Rezepten gecheckt, in den Tiefen der Erinnerung gegraben, um nur ja die Notwendigkeit der Indikationen in 2004 gegenüber den Prüfärzten zu dokumentieren. Jetzt beißt sich die Katze in den Schwanz. Hätte er das Ganze per Videokamera festgehalten oder hätte er wenigstens noch seine gute alte Karteikarte, dann könnte er leicht feststellen: Aha, die Frau war in Tunesien – da musste ich anders ansetzen, als wenn sie sich die Angina bei ALDI an der Kasse geholt hätte.

Sagen wir nun, unser Arzt hat alles beisammen; er kann beispielsweise gut begründen, warum diese oder jene Sondereffekte gegeben waren und warum dieser oder jener Patient weitere Krankengymnastik nötig hatte. Er kann sogar nachweisen, dass er durch kluge Maßnahmen Krankenhauseinweisungen vermieden und Krankentage reduzieren konnte. Er schickt das alles ein, atmet auf und hofft, dass jeder vernünftige Mensch seiner Argumentation folgen müsse: Wir leben ja schließlich in einem Rechtsstaat. Er staunt nicht schlecht, als er wenig später einen Regressbescheid in der Post hat über (sagen wir einmal) 35 000 Euro. Nanu – so schnell geht das? Er telefoniert bei Kollegen herum und stellt fest: Vielen Kollegen ging es nicht anders. Messerscharf schließt unser Arzt: Die Prüfkommission muss ja wahre Berge von Dokumentationen durchgearbeitet haben! Das kommt ihm »spanisch« vor. Hunderte von Ärzten haben wochenlang an Dokumentationen gearbeitet – und nun kommen die Bescheide so schnell zurück.

Das, lieber Leser, ist keine Fiktion. Im Jahr 2005 (die Dokumente liegen mir vor) erfuhren betroffene Ärzte von der Kammer in der Region M., dass ca. 350 Regressbescheide von der zuständigen Prüfungskommission an zwei Nachmittagen in je 3–3,5 Stunden durchgezogen wurden. Jetzt muss man nur hochrechnen: Da blieben wohl pro Bescheid gerade mal 1 bis 2 Minuten. Mit anderen Worten: Die ärztliche Existenzen bedrohenden Zahlungsforderungen wurden im Affenzahn durchgehechelt. Bestätigt wurde diese Praxis durch eine Zeugenaussage. Der Prüfungsvorsitzende antwortete einem Arzt auf die Frage nach dem Verhältnis von Zeitrahmen und zu prüfender Materie: Man habe ja auch nicht »geprüft«, sondern nur unterschrieben ...

Kehren wir zu unserem Beispiel zurück: Bei der nächsten Abschlagszahlung packt unseren Arzt das schiere Grausen. Die Regressforderung ist einfach von der fälligen Abschlagszahlung abgezogen worden. Wie bitte? Wie soll er denn die laufenden Kosten decken? Eine Nachfrage bei der Kassenärztlichen Vereinigung ergibt: »Sie können ja klagen!« Der Marathon, auf den sich der Arzt nun einlässt, ist vielfach dokumentiert: Er dauert Jahre und beschäftigt teuer zu bezahlende Anwälte. Wundert sich jetzt noch jemand, wenn freie, niedergelassene Ärzte sich statt in einem Rechtsstaat wie in einer Bananenrepublik vorkommen?

Exzesse der Gnadenlosigkeit

Wenn es zu Regressforderungen kommt, geht es immer häufiger um Kopf und Kragen unserer Ärzte. Derzeit wollen die Kassen ca. 50 Millionen Euro von ca. 2000 niedergelassenen Ärzten in Bayern eintreiben. Das bedeutet: Etwa 2000 Ärzte in Bayern stehen mit durchschnittlich 25 000 Euro in der Kreide – bei manchen beläuft es sich auf über 100 000 Euro, bei anderen ist es weniger. Stellen Sie sich einmal vor, ein

Arzt hat überdurchschnittlich viele ältere, chronisch kranke und schwerkranke Patienten – soll ja vorkommen. Er wird dafür bestraft. Mir liegen die sich häufenden Fälle vor, in denen Patienten an der Infotheke eines niedergelassenen Arztes abgewiesen wurden – aus reiner Verzweiflung. Im Fränkischen wurde eine Praxis mit existenzbedrohenden Regressforderungen für das Jahr 2002 bedacht, obwohl bekannt war, dass die Praxisgemeinschaft Heime mit insgesamt 500 Schwerstbehinderten betreut. Zu welchen Exzessen bürokratischer Gnadenlosigkeit die Regress-Strategie der Kassenärztlichen Vereinigungen führt, zeigt auch ein Fall aus dem Schwäbischen. Ein Hausarzt wurde als Beifahrer bei einem Notarzteinsatz in einen Unfall verwickelt und erlitt dabei so schwere Kopfverletzungen, dass er seine Praxis nicht weiterführen konnte. Eine Kollegin aus der Klinik vertrat den armen Mann, bis klar wurde: Er würde niemals wieder als Hausarzt tätig sein können. Die Tragödie wurde zur empörenden Farce, als der berufsunfähige Arzt zu allem Leid auch noch mit happigen Regressforderungen bedacht wurde. Der vertretenden Kollegin waren die »Richtgrößen« nicht bekannt gewesen. Sie hatte einfach verordnet, was ihr angemessen erschien. Die Praxis musste mit Verlust verkauft werden, weil natürlich die Patientenzahl sprunghaft zurückgegangen war – und die Regressforderungen kamen noch obendrauf.

Und so kommt es zu der absurden Situation, dass ein ganz normaler Hausarzt mit Regressforderungen im Rücken nicht noch einen Patienten annehmen kann, der beispielsweise gerade nach einer Chemotherapie aus dem Krankenhaus entlassen wurde. Dieses System verlockt zu den abenteuerlichsten Überlebensstrategien. Im Fitnesscenter liegen zufällig Visitenkarten von Ärzten herum, mit einer langen Liste von »modernen« Spezialisierungen – Sportmedizin etc. Das soll die junge, gesunde Klientel anlocken. Eine andere Strategie: Ärzte ändern einfach das Corporate Design ihrer Praxis. Ein bisschen mehr Lifestyle, laute Musik, grelle Bilder! Das schreckt die teuren Senioren ab. Ja, wenn die nicht *kommen!* – sagt das beruhigte ärztliche Gewissen. Spaß beiseite. Der Täter ist das System; es belohnt den Arzt, der möglichst viele junge, gesunde Karteipatienten hat – und es bestraft den Arzt, der einen ganz normalen Job macht, indem er jeden Kranken behandelt.

Weh dem, der krank ist!

Im Ganzen führt unsere derzeitige Gesundheitspolitik also zu einer absurden Folgerung: Es macht die Gesunden »krank« – und verweigert den Kranken das Gesundwerden. Ärzte überleben nämlich, indem sie gezwungen sind, möglichst viele Patienten zu haben, die man mit »nichts« kurieren kann (weil sie auch nichts haben), und die Patienten auszugrenzen, die vielfältige, schwierige und schwer diagnostizierbare Leiden haben und echte (sprich: teure) Hilfe benötigen. Der frühere Ärztekammerpräsident Karsten Vilmar erkannte den fatalen Systemfehler dieser Gesundheitsstrategie bereits im Jahr 1998, als man ihn in den Medien fast zerriss für den ironisch gemeinten Satz: »Dann müssen die Patienten mit weniger Leistung zufrieden sein, und wir müssen insgesamt überlegen, ob diese Zählebigkeit anhalten kann oder ob wir das sozialverträgliche Frühableben fördern müssen.« Dieser Ausdruck wurde damals zum Unwort des Jahres 1998 erklärt. In Wahrheit war der Mann ein Prophet, der Prügel für seine Weitsicht einstecken musste. In einem Interview wurde er gefragt, ob die Gesundheitspläne der Regierung zum früheren Tod der Patienten führen würden. Vilmar antwortete: »Wird diese Reform so fortgesetzt, dann wird das die zwangsläufige Folge sein.« Statt sich mit der Ursache für diese polemische Äußerung zu befassen, handelte sich Vilmar eine Strafanzeige wegen öffentlicher Anstiftung zu Straftaten ein.

Hassobjekt Arzt

Statt Ärzte zu stützen und die gesundheitliche Versorgung der Patienten zu sichern, bastelte die Politik am Feindbild »Arzt«. Lancierte Medienberichte wurden benutzt, um durch Einzelfälle zur kollektiven Verurteilung des ganzen Berufsstandes beizutragen: Der »gierige Arzt« ist schuld. Diese Botschaft wurde wieder und wieder hinausposaunt. So wurde der Boden für die innere Erosion eines ganzen Berufsstandes geschaffen – der nahrhafte Boden für Frust, Mutlosigkeit, Existenzangst, Verunsicherung, Neid und mangelnde Solidarität. In diesem Milieu der Diffamierung konnte das systematische politische Zerstörungswerk an der Instanz des »freien, niedergelassenen Arztes« in Gang gebracht werden. Vor diesem Hintergrund konnte man ihm den Ring durch die Nase ziehen und ihn Stück für Stück zum Sklaven der schönen neuen Gesundheitswelt machen. Es fehlte nicht an Denunzianten, Verrätern, Intriganten und Rufmördern. Die Parole lautet: Weg mit dem freien Arzt! Er ist die letzte Bastion vor der Auslieferung des Gesundheitssystems an den freien Markt.

Einige haben mir vorgeworfen, ich sei eine »Ärzteversteherin«. Das ist korrekt. Das bin ich. Man lernt ja dazu. Wie andere Bürger glaubte ich jahrelang, dass Ärzte auf hohem Niveau jammerten. Dass wir Patienten belogen, betrogen und verkauft werden, ist mir schon lange klar. Dass aber auch die niedergelassenen Ärzte Opfer der neuen Gesundheitspolitik sind, dass man sie gnadenlos über die Klinge springen lässt, das war mir neu. Heute weiß ich: Wir sitzen in einem Boot. Ohne unsere letzten Anwälte, die freien, niedergelassenen Ärzte, werden wir mit Haut und Haaren an die »Geldmaschine« ausgeliefert; sie betreibt die privatwirtschaftliche Ausplünderung des Bürgers unter dem Vorwand, man wolle uns heilen. Aber auch die Ärzte brauchen unsere entschlossene Solidarität. Wenn wir sie in ihrem Kampf um Freiheit und Überleben jetzt allein lassen, sind wir alle endgültig verloren.

Wir haben nichts davon, wenn aus freien, niedergelassenen Ärzten abhängige, ferngesteuerte Apparatschiks werden – Angestellte börsennotierter Unternehmen, die Kasse mit uns machen, statt uns zu heilen.

Letzte Chance: Schulterschluss!

Mein Ziel ist der Schulterschluss zwischen Arzt und Patient. Er ist unsere letzte Chance, bevor unsere gesundheitliche Versorgung durch Auslieferung an die Geschäftemacher verloren geht. Ich verteidige nicht die Ärzte, die sich bereits mit dem Systemwechsel arrangiert haben, die heute schon die Dollarzeichen in den Augen haben, die heute schon mehr Verkäufer und Koofmichs als Ärzte sind. Sie sollen bleiben, wo der Pfeffer wächst. Aber ich verteidige die freien Ärzte, die Ärzte, die Widerstand gegen ihre Ausplünderung, die anständigen Ärzte, die Ärzte auf unserer Seite, die *Patientenärzte*.

Mein Ziel ist die gesellschaftliche Debatte. Ich bin Patientin, werde immer Patientin sein und werde mich niemals in eine »Kundin der Gesundheitsindustrie« umfunktionieren lassen. Ich will meinen freien Arzt behalten und brauche keinen Case-Manager. Ich will den informierten Patienten – und ich habe begriffen: Genau den wollen die Gesundheitsstrategen in der Politik, bei den Kassen und Kassenärztlichen Vereinigungen *nicht*. Sie wollen, dass wir sanft und dumm hinübergleiten in die schöne neue Welt der industrialisierten Gesundheit und die Architekten dieses Horrors für ihren blamablen Ausverkauf sogar noch mit Wählerstimmen belohnen. Wie schrieb mir Dr. B.? »30 000 Ärzte auf der Straße sind kein vernachlässigbares Wählerpotenzial. 10 Millionen Patienten können die politische Landschaft ändern! Ich danke Ihnen für Ihre Initiative. Es gibt Hoffnung!« Bravo, Herr Doktor!

KAPITEL 3

Pauschalabfertigung –
oder: Von der Wiege bis zur Bahre, der Mensch als Ware

Ratatam, zack, click. Die rhythmische Präzision, mit der eine metallverarbeitende Maschine Werkstücke in Stellung bringt, in Sekundenbruchteilen zurichtet, mit Werkzeugen bearbeitet, sie weiterleitet oder als Ausschuss aus dem Produktionsprozess ausscheidet – diese Präzision hat sich auf die Gesellschft übertragen. Tempo, Taktung, Kühle breiten sich zwischen Menschen aus – sogar dort, wo Wärme, Zeit und Zuwendung essenziell sind: im Gesundheitswesen. Von Fällen ist die Rede und von Fallpauschalen, von »durchschleusen« und »blutig raushauen«. Ich laufe über einen Flur eines Krankenhauses und sehe, wie ein völlig überarbeiteter Pfleger gegen ein leeres Krankenbett tritt. Er mag dreimal unterbezahlt und mit Recht frustriert sein, aber in seiner Körpersprache kommt der Geist des Systems zum Ausdruck: Ich mache einen Job – und das hier ist nur Dreck, nur Material, nur Schrott.

Abfertigen! Raushauen!

Gewiss muss ein Herzchirurg sich auf seine technischen Geräte und die kühle Präzision seiner Schnitte konzentrieren. Aber im Ganzen kann der Raum des Heilens und Pflegens nicht nach Art einer Maschinenhalle organisiert sein. Die Handgriffe der Pflegerin gegenüber dem pflegebedürftigen Menschen, mit der sie im Minutentakt das Gesicht waschen, ihn in den Rollstuhl hieven oder trockenlegen muss – das sind

keine quasimaschinellen Abläufe, die man im PC standardisie-
ren, mechanisch durchführen und mit der Stoppuhr und dem
Schrittzähler normieren kann. Sie sind »Zuwendung«, Ausdruck von Menschlichkeit, Erkenntnis menschlicher Würde,
vielleicht Liebe, Mitgefühl. Ich habe die allergrößte Hochach-
tung vor jungen Menschen, die sich mit Herzblut und Idealismus auf den harten Pflegeberuf eingelassen haben, habe
allerdings einer jungen Pflegerin auch schon einmal gesagt:
»Sie, nehmen Sie mal das Ding aus dem Ohr!« Wortlos, blick-
los, gesichtslos hatte sie einen Patienten gewaschen und um-
gebettet und dabei mehr auf den MP3-Player gelauscht, als
in irgendeine Form von menschlicher Kommunikation zum
Patienten zu treten. Ihre Handgriffe saßen perfekt. Ihre Seele
war sonstwo. Gestresst die Checkliste abarbeiten, das ist nicht
genug. Ein Moment Zeit für den anderen in seiner Not, für ein
Lächeln, für ein nettes Wort, das macht von innen nach außen
gesund. Die Pflegerin hat gelernt, wie man sich vor der eigenen Emotion schützt. Sie wäre nicht Pflegerin geworden, hätte
sie nicht ursprünglich einmal wirkliche Liebe zum Menschen
in seiner Not gehabt. Pfleger werden so geschult, dass sie im
Akkord auf Handgriffe, Timings, Check-ups fixiert sind. Wo
ist der Unterschied (etwa) der metallverarbeitenden zur men-
schenverarbeitenden Industrie?

Und weil der Mensch ein Mensch ist ...

Jeder einzelne Pflegebedürftige ist kein Werkstück, sondern
ein einzigartiger Mensch. Natürlich erfordern Krankenhäuser
wie Pflegeeinrichtungen aus logistischen Gründen eine gute
Organisation. Nimmt die Logistik jedoch überhand, nimmt sie
gar den ersten Stellenwert ein, fällt der Mensch als Mensch
durchs Raster – und wird zum *Fall*. Er wird pauschalisiert.
Das Wort pauschal passt vielleicht auf Urlaubsreisen, niemals
aber auf Menschen in ihrer abhängigen Angewiesenheit auf

ärztlich pflegerische Hilfe. Auch wenn ich noch kein Pflegefall bin und mit Gottes Hilfe auch keiner werde, denke ich die ganze Zeit an all die Pflegefälle, die als Menschen pauschal abgehandelt werden! Es wird ja nach »Fallpauschale« vergütet – ein vielsagendes, mit Gift versetztes Wort. Menschliches Mitgefühl, das ist in dieser Art von Umgang mit Menschen schlichtweg gestrichen. Es wird Zeit, dass wir Patienten und Bürger das Aufbegehren jener Ärzte und Pflegekräfte unterstützen, die diese inhumane Abfertigen nicht mehr mitmachen wollen. Es muss eine breite Front der Ablehnung gegen eine Abfertigung nach industriemäßigen Kriterien geben. Das ist gegen die Würde des Menschen!

Die Industrialisierung des Gesundheitswesens, die hinter der Abschaffung des Hausarztes, hinter der Gettoisierung von Pflegebedürftigen und Alten, hinter klinischen Großbetrieben und dem von der Wirtschaft gesteuerten Trend zur Apparatemedizin steckt, ist Geist von dem Geist, der derzeit unsere Welt verödet und arm macht. Es ist derselbe Abschied von menschengemäßen Strukturen, weswegen wir serienweise und diagnostisch meist unsinnig durch Computertomographen gejagt werden, wie wir Karawanen gleich in kilometerweit entfernte, durch Steuermittel großzügig geförderte Gewerbegebiete geschleust werden, um unsere Einkäufe nach der Devise »Geiz ist geil« zu tätigen. Mittelständische sogenannte Tante-Emma-Läden wurden von Großmärkten verdrängt – nicht weil es dem Menschen dient oder ein Mehr an Lebensqualität bedeuten würde, dort einzukaufen. Die kleinen Läden wurden ausradiert, weil sie der Geldmaschine im Weg waren, die längst nicht mehr nur die Strukturen dem Profitprofil anpasst, sondern den Menschen selbst in seiner Substanz angreift. Nicht mehr der Mensch ist das Maß aller Dinge. Für das System ist der Mensch nur noch in seiner ökonomischen Ausbeutbarkeit interessant.

Der Tötungsautomat ist einsatzbereit

Beobachtet man die öffentliche Diskussion, fragt man sich: Wie weit sind wir schon, wie viele Schritte trennen uns noch von einer Welt, in der »Menschen« als die eigentlichen Kostentreiber entdeckt werden – alte Menschen, geistig behinderte Menschen, Komatöse? Bis heute ist aktive Sterbehilfe aus guten Gründen in Deutschland verboten. Nach § 216 StGB macht sich jeder strafbar, der einem Sterbewilligen, selbst auf dessen Wunsch und mit seiner Billigung, ein Mittel verabreicht, das zum Tod führt (eine Spritze, ein Giftcocktail).

Nun hat Roger Kusch, bis vor kurzem CDU-Justizsenator in Hamburg, einen von ihm (!) entwickelten Tötungsautomaten vorgestellt. Dem juristisch gewieften Herrn Kusch ging es um die Vermeidung einer Straftat: Würde ein Freund oder der Lebenspartner die Spritze ansetzen, wäre es ein kriminelles Delikt. Nun kann der Todkranke nach der Methode Kusch zur Selbsthilfe greifen. Den Rest macht der Automat. Katrin Göring-Eckardt von den Grünen wandte sich gegen Kuschs Engagement für die Legalisierung aktiver Sterbehilfe: »Wenn wir aktive Sterbehilfe einführen, verändert das unsere Gesellschaft. Ich halte Ihre Forderungen für falsch. Eine solche Regelung würde den Druck auf todkranke Patienten, Sterbehilfe in Anspruch zu nehmen, enorm erhöhen. Man muss sich ja nur einmal anschauen, wie in der Bevölkerung schon heute über die Kosten des Gesundheitswesens diskutiert wird ... Viele alte Leute sagen doch jetzt schon: Ich falle meiner Familie und dem Gesundheitssystem nur noch zur Last. Wir sollten es nicht so weit treiben, dass sie sich genötigt fühlen, sozusagen sozialverträglich abzuleben.«

Auf dem Weg in ein anderes Land

Nein, ich bin nicht pessimistisch, nicht einmal nostalgisch, ich sehe sie nur ganz nüchtern verschwinden – die Menschlichkeit. Denn genauso wie diese Tante-Emma-Läden verschwunden sind, so wird unser Hausarzt verschwinden. Wie die Tante-Emma-Läden in die Pleite getrieben wurden, so wird mit Hilfe der Politik die Landarztpraxis vor Ort zur Aufgabe gezwungen. Sie erinnern sich noch: Früher gab es überall die Metzger, die Bäcker, die kleinen Drogerien, den Milchladen um die Ecke, das Gemüse- und Obstgeschäft. Viele kleine Leute hatten ihr Auskommen. Und dann kamen die Jahre, da schloss einer nach dem anderen von ihnen. ALDI, LIDL, NORMA, PENNY und wie sie alle heißen, traten an ihre Stelle. Damit wurde vielen einfachen Menschen, die eine anständige Arbeit machten, die Existenzgrundlage entzogen.

Ein Patient aus einer ländlichen Region schrieb mir: »Bei uns in L. brummte es früher. Gaststätten, Schulen, Läden, Geschäfte, Arztpraxen, Kirchengemeinden, Vereine gab es. Man sah sich auf der Straße, blieb beieinander stehen, sprach miteinander, vereinbarte sich, half sich. Heute gibt es immer mehr tote Straßen; am Abend flackert es blau durch die Fensterscheiben: passiv leben durch das TV-Gerät. Hindämmern, Warten auf Godot. Hier leben Rentner, Rentnerinnen, die schlecht zu Fuß sind. Nur noch zweimal am Tag ist ein öffentliches Verkehrsmittel in Richtung S. (Kreisstadt) unterwegs. Im Wartezimmer des Arztes finden sich die alten Menschen, die kleinen Leute, sprechen ein wenig über das Persönliche. Aber er macht zu – denn er findet keinen Nachfolger, der sich hier niederlässt ...« Wer denkt an diese Menschen? Ihre Art zu leben passt nicht mehr in diese globalisierte, kalt werdende Welt. Die große Maschine der Verödung geht über uns hinweg. Und die Politik versagt in einem horrenden Ausmaß. Ich möchte den schleichenden Prozess der Dehumanisierung an einer Reihe von Fällen darlegen.

FALL 1: Deshalb lebe ich noch

Der Morgen nach einer langen Nacht. Statt einer Tasse brühe ich mir gleich eine ganze Kanne Tee auf. Mein PC arbeitet bereits auf Hochtouren. Wieder sind 134 E-Mails in ein paar Stunden aufgelaufen. Ich nehme mir die Teetasse und versuche, anhand der Eingänge die Dringlichkeit der E-Mails zu erahnen. Aus welchem Grund bleibe ich gerade bei der Betreffzeile »Hallo hier bin ich« hängen? Ich weiß es nicht.

»Ich heiße Tina und bin krank. Wiege 41 Kilo und bin arbeitsunfähig. Ich leide an Bulimie und habe eine Überweisung in ein Fachkrankenhaus. Nur, meine Krankenkasse sagt nein. Das heißt: Ich bin der letzte Dreck, und für mich gibt man kein Geld mehr aus. Ich bin nichts wert«! Der Satz macht mich wach – er pocht von innen gegen meine Schläfen. »Ich bin nichts wert!« Fast schon mechanisch klicke ich auf *Antworte*n und schreibe zurück: »Liebe Tina, niemand ist umsonst auf dieser Welt, hier meine Telefonnummer (...) Wir sollten einfach miteinander reden. Herzliche Grüße, RH.« Klick – ab die Post!

Ich lehne mich zurück, nippe an der Teetasse. Was für ein Schicksal mochte sich hinter diesen dürren Zeilen verbergen? Wie sah diese Tina aus? 41 Kilo – kaum vorstellbar für eine erwachsene Frau! Vielleicht konnte ich ein kleines Lichtzeichen in ihre Welt senden. Ich sitze vor einem anonymen PC, ausgeliefert an eine Technik, mit der ich immer wieder auf Kriegsfuß stehe. Aber er ist ein Fenster in die Welt. Jemand schaut herein. Ich schaue hinaus.

Es ist Freitag in derselben Woche. Trübes, nasskaltes Wetter, eben Oktober. Fast schon monoton nehme ich den Hörer ab – ich weiß nicht zum wievielten Mal an diesem Tag: »Hartwig.« Am anderen Ende ... nichts. »Hallo«, rufe ich. Keine Reaktion. Na ja – wieder so ein anonymer Anruf, denke ich. Seit Jahren sind mir massive akustische Angriffe eine vertraute Sache. Schon will ich den Hörer aufknallen, da hält mich etwas zurück. Jemand atmet auf der anderen Seite. Ein Perverser? Ich sage nichts, halte den Hörer weiter am Ohr. Auf einmal ist sie da, eine Stimme zerbrechlich wie dünnes Glas: »Ich bin's ... Tina.« Wieder dieses Atmen. Weiter nichts. Ich fange an zu reden. Das kann nur diese Tina sein, die Frau, die mir die E-Mail geschrieben hatte. Ich rede und rede. Mir kommt die Befürchtung, ich könnte dieses Stimmchen mit meiner Dynamik erschrecken ...

Es kommt anders. Plötzlich verliert Tina ihre Scheu. Es sprudelt aus ihr heraus. Sie erzählt mir ihr Leben. Kein gutes Leben. Doch es gibt Stellen, an denen ich einhaken kann. Hier und da kann ich ihr Mut machen. Das Stimmchen bekommt auf einmal Volumen. »Ich muss unbedingt in ein Fachkrankenhaus, sonst habe ich keine Chance, sagt mein Hausarzt. Ich muss da hin. Ich will es. Ich will ja nicht sterben.« – »Ja, und wieso gehen Sie da nicht hin?«, will ich wissen. »Die Kasse hat die Einweisung meines Hausarztes in ein Fachkrankenhaus in Frage gestellt. Die sei ja ›nur von einem Allgemeinmediziner‹! Da sollte man doch erst mal ambulant behandeln!« – »Und, hat man?« Da bricht es aus ihr heraus. In wenigen Minuten erzählt sie mir eine andere Strecke ihrer scheinbar endlosen Leidensgeschichte, vermischt mit Wut, Verzweiflung, Angst. Natürlich habe sie auch ambulant bereits eine psychotherapeutische Therapie gemacht – leider ohne jeden Erfolg. »Und dann?«, will ich wissen.

»Dann sagten sie mir, dass ich für dieses Klinikum keine Kostenzusage benötigen würde. Ich solle einfach mit der Einweisung dort hingehen und dann müsse das mit einem integrierten Versorgungsvertrag ohne Probleme möglich sein. Pustekuchen, als ich bei der Klinik ankam – denken Sie mal, ich habe kaum Kraft zum Laufen – und denen erzählte, was mir die Kasse gesagt hat, zuckten sie mit den Schultern. Von meinem körperlichen Zustand her müsste ich zwar dringend hierbleiben. Aber das mit der Kostenübernahme – das sei ja nun eine glatte Fehlinformation, leider. Ich schleppe mich wieder zur Kasse. Den ganzen Weg hin heule ich wie ein Schlosshund. Die Sachbearbeiterin ist genervt, dass ich schon wieder da bin. Ich gebe ihr den Einweisungsschein zurück und wiederhole, was die Mitarbeiter im Klinikum gesagt hatten: Die Kasse habe ihnen gegenüber die Kostenübernahme per Telefon abgelehnt.« – »Verrückt«, sage ich, »sind wir denn in einem Irrenhaus? Was hat die Kassenmitarbeiterin denn dann unternommen?« – »Sie erzählte mir, dass sie es zur Prüfung weiterreichen werde. Man werde sich bei mir melden.« – »Sie sind nach Hause gegangen?« – »Ich ging zur nächsten Toilette und kotzte, bis Galle kam. Beim Runterspülen dachte ich daran, wie einfach es doch wäre, sich einfach wegzuspülen. Ist doch egal, wohin es geht, hier will mich keiner!«

Mein Blutdruck stieg: »Das ist also die tolle Reform, die alles besser macht. Eine todkranke Frau darf von Pontius zu Pilatus laufen, bis sie sich final in die Ecke legt und sich bei der Kasse nicht mehr muckst?« Für Gedanken dieser Art war jetzt keine Zeit. Ich lenkte Tina ab, indem ich ihr von meiner Katze erzählte, die gerade dabei war, im Garten die letzten Blumen auszugraben. Mir fiel einfach nichts anderes ein, und ich war froh, dass Archimedes mir eine Möglichkeit gab, das Thema zu wechseln. Doch Tina nahm den Faden wieder auf.

»Als ich von der Toilette kam, sagte man mir, man werde sich von der Prüfungsstelle aus automatisch mit einem Therapeuten in Verbindung setzen und schauen, ob eine solche Therapiemaßnahme notwendig sei. Es könne ca. 14 Tage dauern. Völlig fertig schlich ich nach Hause. Rollläden runter und hoffen, dass alles ganz bald dunkel wird!« Mir blieb nicht viel mehr als Zuhören, langes, geduldiges Zuhören. Es wirkte. Langsam wurde aus dem Monolog ein Dialog. Sie fing an, mich zu fragen, ob sich Leben überhaupt lohne. Wir redeten lange über persönliche Ziele, über Hoffnung, über die Mischung aus Schönem und Schwerem im Leben; und am Ende dieses Gesprächs hatte ich das Gefühl, am anderen Ende dieser Telefonleitung war jemand, der wieder anfing zu atmen ...

Mir ging dieses Gespräch zwei Tage nach. Immer wieder schossen mir die Gedanken durch den Kopf. Da stellt ein Arzt also eine klare Diagnose bei einem Menschen, der sich in akuter Lebensgefahr befindet – aber ob dann tatsächlich etwas Rettendes geschieht, entscheiden irgendwelche Bürokraten bei der Krankenkasse, »in 14 Tagen«, »in drei Wochen«, »vielleicht« ... oder überhaupt nicht. Vielleicht stirbt die Frau, bis der Bescheid eintrifft? Auch gut für die Kasse? Wozu studieren Ärzte, wenn *Krankenkassen* entscheiden, was mit Diagnosen geschieht, welche Therapien angemessen sind und was man sich (im wahrsten Sinn des Wortes) sparen kann? Sitzen da die Oberdoktoren der Republik? Haben die Übermedizin studiert?

Solche Dinge gingen mir durch den Kopf, zwei Tage lang, bis Sonntagmorgen ... genauer gesagt bis 10.45 Uhr. Da war nämlich Tina am Telefon. Irgendwie klang ihre Stimme anders, frischer, ja fast schon wütend. Wut gefällt mir, besonders bei Leuten, die keine Kraft haben. Wut ist Leben, Vitalität. »Übrigens«, sagte Tina, »Sie haben recht, man darf sich nicht alles gefallen lassen. Ja, Sie haben so recht, man darf sich nicht unterkriegen lassen ... Und noch was ...« Tina druckste herum: »Glauben Sie eigentlich, dass es einen Himmel gibt?«

Was sollte denn diese Frage nun? Tina kam mir mit ihrer Antwort zuvor: »Nun – eigentlich könnte ich Ihnen diese Frage gar nicht mehr stellen, wenn das alles so gelaufen wäre ...« Ich verstand, fiel vom »Sie« ins »Du«: »Du wolltest Schluss machen?« – »Ja, ich wollte mich verabschieden, und zwar am Freitagabend. Ich hatte mir das alles so schön ausgedacht. Wenn mich keiner haben will, kann ich gehen. Tja, und dann haben Sie zu mir gesagt: ›Ruf mich einfach an. Sag mir, wie es dir geht. Ich warte auf deinen Anruf.‹ Und weil es mir nach diesem Gespräch so gut ging, wollte ich einfach noch mal mit Ihnen telefonieren.« Mir lief es eiskalt über den Rücken.

Ich fragte: »Wie alt bist du?« Sie sagte: »23!«

Eine unglaubliche Wut packte mich, zugleich ein starkes Gefühl von Glück. Ich hatte mit einer jungen Frau gesprochen, die 48 Stunden vorher bereit war, ihr Leben wegzuwerfen. Bis Montagmorgen telefonierte ich mit Tina im Zweistundenrhythmus. Einmal rief sie mich, einmal rief ich sie an. Am Montagmorgen telefonierte ich mit ihrem Hausarzt. Er reagierte sofort. Er ließ alles stehen und liegen, setzte sich ins Auto, fuhr zu Tina und brachte sie in ebendas Fachkrankenhaus, in dem sie eigentlich seit zwei Wochen mit einer Einweisung von ihm sein sollte. Tina wurde auch ohne Zusage aufgenommen – als absoluter Notfall. Tina lebt.

FALL 2: Do it yourself in der Pflege

Der 84-jährige Patient mit einem metastasierenden Prostatakarzinom lag gelähmt in seinem Bett und wurde täglich von seiner Hausärztin besucht. Die Lähmung war die Folge eines Metastaseneinbruchs ins Steißbein, bei dem Blase, Mastdarm und Beine gelähmt wurden. Von August bis Januar befand sich der Patient in stationärer Behandlung, bekam Strahlentherapie, Chemo, Reha und wurde zweimal von der Reha in eine Akutklinik gebracht. Der Patient litt außerdem an Parkinson, und sein linker Arm war gelähmt. Bis August hatte er Pflegestufe 2.

Im Dezember 2007 fragte die Ärztin bei der Kasse um Genehmigung für eine Dekubitus-Matratze an. Diese wurde abgelehnt. Es kam, wie es kommen musste: Gut einen Monat später war der alte Mann wundgelegen. Die Kasse schickte nun ein Schreiben, die Wundpflege werde für 14 Tage übernommen. Der Patient konnte weder allein trinken noch essen. Seine 82-jährige herz- und lungenkranke Ehefrau schaffte es nicht mehr, ihm regelmäßig die notwendige Menge Flüssigkeit zu verabreichen. Die Folge war eine hartnäckige Verstopfung. Antrag auf Pflegehilfe. Abgelehnt. Die Kasse befand: Klysma kann die Ehefrau legen! Begründung: Die 79-jährige Großmutter einer Kassensachbearbeiterin könne dies bei ihrem Großvater auch. Die Ärztin verordnete zweimal die Woche eine subkutane Infusion, die nur der Pflegedienst verabreichen darf – auch die wurde abgelehnt! Sämtliche Eingaben der Hausärztin bei der Kasse erwiesen sich als wirkungslos. Ebenso die Einsprüche des Pflegedienstes. Die Ehefrau müsse ran. Folge: Die alte Dame brach infolge der Aufregung gesundheitlich zusammen und musste wegen eines Lungenödems stationär behandelt werden.

FALL 3: Medikamentenhopping für Laborratten

Herr S. hat noch einmal Glück gehabt! Der 68-jährige Rentner ist wieder wohlauf. Sein Blutdruck hat sich normalisiert, Taubheit, Kopfschmerzen und Schüttelfrost sind verschwunden. 200/100 war sein Blutdruck gewesen, als er vor einem Monat per Notarzt ins Krankenhaus eingeliefert wurde. »Ich stand kurz vor einem Schlaganfall«, sagt er heute. Aufgetaucht waren die Symptome, nachdem er von seinem Urologen ein neues Medikament verschrieben bekommen und eingenommen hatte – ein sogenanntes »günstigeres« Präparat aus der gleichen Wirkstoffgruppe. Zu dieser Verschreibungspraxis werden Ärzte gesetzlich angehalten. Als in den Medien über diese Umsetzung der Regelung berichtet wurde, meldete sich auch Herr S. zu Wort.

Der Arzt muss das jeweils günstigere Präparat aus der gleichen Wirkstoffgruppe verordnen, will er einer Regressanordnung entgehen. Eine an sich sinnvolle Regelung gegen die Preistreiberei der Pharmakonzerne. Nur – nicht immer ist Medikament gleich Medikament. Im vorliegenden Fall vertrug sich das neue Medikament aufgrund anderer Zusammensetzung nicht mit anderen Arzneimitteln, die der Rentner wegen seiner zwei Bypass-Operationen einnehmen musste. Herr S. hatte den fraglichen Beipackzettel erst zur Kenntnis genommen, nachdem sich sein Gesundheitszustand rapide verschlechtert hatte. Im Krankenhaus wurde der 68-Jährige medikamentös neu eingestellt, mit einem ganz anderen und sehr teuren Medikament, was wiederum in der Klinik zur üblichen Behandlungspraxis gehört.

Die Folge: Nach einer Woche Krankenhaus und einer weiteren Woche Rekonvaleszenz zu Hause waren alle Symptome abgeklungen. Dafür klaffte jetzt ein großes Loch in der Haushaltskasse des Rentners. Wenn er das Mittel aus dem Krankenhaus in der Apotheke nachkaufen wollte, musste er 50,00 Euro zuzahlen, obwohl er als chronisch Kranker an sich von Zuzahlungen befreit ist und seine Krankenkasse ihn zunächst auch anders informiert hatte. Die Apothekerin klärte ihn auf: Das neue Mittel sei halt ein »Wunschmedikament«, aber – o Trost – es gebe da ja wiederum ein günstigeres Präparat. Da Herr S. aber gerade erst erfolgreich auf das teure Mittel eingestellt worden war, zahlte er zunächst einmal zähneknirschend den saftigen Aufschlag und verschob eine erneute Umstellung auf Ende des Jahres.

Die Umstellung hatte sich für die Krankenkasse nicht gerechnet, ist der Rentner überzeugt: »Der Klinikaufenthalt war wahrscheinlich teurer als diese ganze Pfennigfuchserei bei den Medikamenten!« Nicht nur Herr S. beschwert sich und fühlt sich ausgebeutet. Dutzende von Betroffenen melden sich und schlagen in die gleiche Kerbe wie Herr S.: »Als Patient komme ich mir mittlerweile vor wie eine auf Tests abonnierte Laborratte – nach dem Motto: Probieren wir es mal, Hauptsache es ist billiger!«

FALL 4: Ohne Hausarzt stirbt sich's schneller

Wie viel wert ist das Leben einer 102-jährigen Frau? Bisher dachte ich: Alter spielt keine Rolle. Mensch ist Mensch. Da kannte ich aber die Krankenkasse XY noch nicht, eine der ganz großen übrigens. Hätte es den couragierten Hausarzt

Karl-Gerhard Leuchs nämlich nicht gegeben, Frau H., eine der ältesten Bewohnerinnen von Neuendettelsau, läge bereits auf dem Friedhof der mittelfränkischen Stadt. Todesursache? Ersticken. Was war passiert? Die alte Dame hatte sich einen Oberschenkelhalsbruch zugezogen, war im Krankenhaus gelegen und dem Altenheim wieder überstellt worden.

Der Hausarzt besuchte Frau H. und stellte entsetzt fest, dass die bettlägerige Frau schon blaue Lippen hatte. Klares Signal: Atemnot. Hier muss ein Sauerstoffgerät her! Eigentlich eine Lappalie, auch nicht sonderlich kostenaufwendig. Doch Dr. Leuchs hatte die Rechnung ohne die Krankenkasse gemacht. Fassungslos vor Erstaunen hielt Dr. Leuchs das Schreiben des medizinischen Dienstes dieser Einrichtung in Händen. Ohne die Patientin gesehen zu haben, urteilte da ein *Jemand*: »Eine Indikation zur Langzeitsauerstofftherapie ist nicht festzustellen.« Der Arzt fasste sich an den Kopf, konnte den Bescheid erst recht nicht fassen, als er die zusätzlich diagnostische Empfehlung las: Man möge doch, hieß es da, bitte die Blutgaswerte mit und ohne Sauerstoff erheben, vorher könne man über die Notwendigkeit eines Sauerstoffgeräts nicht entscheiden. Eine solche Absurdität war nun auch Dr. Leuchs noch nicht untergekommen! Das dafür erforderliche Messgerät kostet etwa 10 000 Euro und steht in der Regel nur Krankenhäusern zur Verfügung. Was sollte der erfahrene Arzt (Praxis seit 1989) nun tun? Sollte er die alte Dame, die gerade am Ersticken war, noch tatütata ins Krankenhaus befördern lassen? Für eine sinnlose Untersuchung, deren Ergebnis nur bestätigen würde, was jeder Laie mit bloßem Auge sieht: Die Frau braucht Sauerstoff!? Sollte er vielleicht, amtsschimmeltechnisch korrekt, vorher noch mit der Kasse die Transportkosten abklären? 14 Tage Korrespondenz, während ein Mensch erstickt?

Dr. Leuchs sparte sich den Brief an die Kasse. Er hatte keine Lust, einen Krankentransport für eine nach Luft ringende Greisin anzuordnen, der eher einer lebensgefährlichen Körperverletzung als einer sinnvollen diagnostischen Maßnahme gleichen würde. Dr. Leuchs hatte die Nase gestrichen voll angesichts der ebenso skandalösen wie alltäglichen Kostentreiberei durch KKFF – sprich: Krankenkassen-Fern-&-Fehl-Diagnosen. Ihm platzte der Kragen, und er schrieb gleich an die zuständige Ministerin in München: Christa Stewens. Und dieser Brief hatte sich gewaschen! »Wenn nichts geschieht, wird diese Patientin ersticken!« Einer Antwort durch die Ministerin wurde Dr. Leuchs nicht gewürdigt.

Der Arzt ging an die Presse und griff die Kassen massiv an: »Wir streiten mit den Krankenkassen jeden dritten Tag um irgendwelche idiotischen Sachen. Die am Schreibtisch kennen die Patienten zwar nicht, bestimmen aber, was sie an Leistungen bekommen.« Dass Frau H. den Blackout der Kasse überlebte, verdankt sie übrigens einer ärztlichen Partisanenaktion: Dr. Karl-Gerhard Leuchs trieb den Sauerstoffkonzentrator eines anderen Patienten im Heim auf, den dieser gerade nicht brauchte. Das war zwar nicht »erlaubt«, dafür lebensrettend.

FALL 5: Alt und krank – Mutter, was nun?

Die weißen Wände starren mich an. Die Schwester lächelt, weil sie nur so ihre Arbeit ertragen kann. Der Arzt steht vor mir, sein Blick bohrt sich fest. Die Diagnose hat ihm keinen Schock versetzt. Er bleibt kühl und sachlich wie jeden Tag, er sagt es mir, und es klingt hart. Die Frau – meine Mutter, die mich geboren hat – musste ich heute dem Können der Ärzte anvertrauen. R. H.

Der typische Krankenhausgeruch steigt mir in die Nase. Da finde ich mich nun wieder, in dem Labyrinth der Gänge und Türen. Alles steril. Selbst die Gesichter der Menschen, die mir begegnen, scheinen sich zu gleichen. Wie befohlen zieht jeder, der diese Station betritt, einen Schutzkittel an. Es erinnert mich an Uniformen im Krieg gegen Krankheiten. Mit ernster Miene, der Station angepasst, öffne ich vorsichtig die Tür zum Krankenzimmer. Als ich an das Bett meiner Mutter trete, denke ich als Erstes: »Sie ist so weiß wie das Bett, in dem sie liegt.«

Ich nehme einen Stuhl, setze mich neben sie und nehme ihre Hand. Eine Krankenschwester sagt mir, worauf ich achten sollte. Meine Mutter müsse viel trinken. Mit einem »Und, ach ja, wenn Sie gehen, sagen Sie im Stationszimmer Bescheid« verschwand sie. Diese unheimliche Ruhe unterbricht meine Mutter mit einem Lachen und einem ihrer unvergessenen Blicke aus ihren graublauen Augen. »Was die Schwester vergessen hat zu sagen: *Was* ich trinken soll ... Ich sehe nichts, was ich trinken könnte, und noch dazu viel!«

Der Bann ist gebrochen, auch ich muss lachen. »Ich besorge jetzt dieses *Viel*, das du trinken sollst.« Auf dem Weg ins Stationszimmer komme ich ans Nachdenken: Sie hat also vorhin gar nicht geschlafen, sondern nur die Augen zugehabt und lag ganz ruhig da. Sie ist eben ein Gänseblümchen-Mensch, denke ich. Sicher weiß niemand im Krankenhaus, was ein Gänseblümchen-Mensch ist. Das ist eine ganz besondere Gattung. Gänseblümchen-Menschen haben ihre eigene Philosophie, leben ihr Gänseblümchen-Leben unaufdringlich, unscheinbar, aber revolutionär in ihrer Zärtlichkeit.

Im Stationszimmer pulsiert das Leben; dort ist gerade Hektik. Die Krankenschwester hatte zwar die richtige Anweisung »viel trinken« gegeben, aber was denn? »Fehlt irgendwas?« Meine Antwort ist knapp: »Ja, das *Viel*, das meine Mutter trinken soll.« Soll ein Scherz sein, kommt aber nicht gut an. Für Humor ist gerade keine Zeit; die beiden Schwestern eilen von Zimmer zu Zimmer. Sechs OPs von heute Morgen, all die anderen Schwerkranken müssen versorgt werden. Nebenbei eine Aufmerksamkeit für mich: »Hier eine Flasche stilles Wasser, die können Sie immer hier abholen.« Ich werde als »Helferin« ins Schwesternteam aufgenommen.

Im fliegenden Wechsel sind mein Mann, ich und die Kinder bei Oma im Krankenhaus. Zu der OP des Oberschenkelhalsbruchs kommt der bereits als unheilbar diagnostizierte Krebs. Unsere Hilfe in der Pflege wird gern angenommen. Wir bauen es aus zu einer Rundumversorgung meiner Mutter – und integrieren gleich auch noch ihre Zimmernachbarin.

Es ist der Donnerstag vor Pfingsten: Die beiden alten Damen unterhalten sich über ihre Erinnerungen an Pfingsten. Kirchgang war ihnen das Wichtigste. Nur, das war nicht zu machen dieses Jahr. Beide schweigen vor sich hin. Beim Abendessen, das ich auf dem Wagen draußen am Flur abhole, frage ich nebenbei die Schwester: »Gibt es denn keine Kirche im Krankenhaus?« – »Doch, ganz unten rechts ist eine Kapelle.«

Und so stehe ich eine Stunde später in der Kapelle und fixiere die Tür, ob da ein Bett durchpasst. Mein Augenmaß sagt ja, aber ich will auf Nummer sicher gehen – *nachmessen, Renate!* Als ich oben ankomme, ist bereits die Nachtschicht da. Schwester Ute ist immer gut drauf. Meine Bitte nach einem Zollstock kann sie nicht erfüllen. Immerhin ruft sie beim Hausmeister an, der wundert sich, als ich mit ihm das Bett, in dem meine Mutter liegt, der Breite nach abmesse – und mit den notierten Maßangaben in die Kapelle eile: *Super, passt!*

Am Freitag informiere ich die Stationsschwester von meinem Vorhaben. Großes Staunen: Mit dem Bett in die Kirche? Mit meiner natürlichen Autorität schaffe ich es, das »Nein, geht nicht« aufzuheben. Der zuständige Pfarrer muss allerdings informiert werden. Nanu, das war ja noch nie da!

An Pfingsten, 8.00 Uhr, nimmt nicht nur meine Mutter im Krankenbett am Gottesdienst teil. Auch ihre Zimmernachbarin darf natürlich nicht fehlen.

Dienstag nach Pfingsten werde ich zum Arzt bestellt. Er drückt mir kurzerhand eine Liste mit drei Adressen in die Hand. »Hier, suchen Sie für Ihre Mutter ein Pflegeheim aus!« – »Pflegeheim? Kommt nicht in Frage!« Der Arzt lächelt wissend: »Tun Sie sich das nicht an! Sie haben Kinder! Das würde ihr Leben fundamental verändern. Das können Sie nicht. Ihre Mutter ist schwerstpflegebedürftig. Sie wird maximal noch ein paar Wochen leben.« – »Trotzdem! Wann wird sie entlassen?« – »Morgen. Hören Sie ...« Ich ließ mich auf nichts ein, ließ den Arzt stehen: »Ich muss nach Hause, die Vorbereitungen treffen!« Unter dem Kopfschütteln des Arztes verlasse ich das Zimmer.

Auf dem Flur holt mich ein junger Arzt ein (ein Italiener, wie sich später herausstellen sollte), der zufällig Zeuge unserer kleinen Auseinandersetzung geworden ist. Er tippt mir von hinten auf die Schultern. *»Sie sind keine Deutsche!«* – »Doch – warum?« – »Jede Deutsche nimmt die Liste und geht zum nächsten Münztelefon!« Ich wittere die gleiche Wellenlänge: »Sie kommen mir gerade recht. Wollen Sie mir helfen?« – »Aber gern!« Er lacht. »Wie komme ich am schnellsten an so ein Spezialbett mit Dreh- und Kippmechanismus – Sie wissen schon!?« In zwei Minuten weiß ich alles.

Der Hausarzt spielt mit. Die Krankenkasse zunächst nicht. Erst heißt es »unmöglich«, dann »in vier Wochen«. Am nächsten Morgen hole ich das Bett ab. Wo ein Wille ist, gibt's auch ein Bett. Mann und Kinder haben inzwischen längst die Logistik geregelt. Unser Schlafzimmer kommt in den ersten Stock; aus dem Raum wird das Krankenzimmer meiner Mutter. Um es wohnlich zu machen, holen wir einen Teil ihrer vertrauten Möbel aus ihrer Wohnung in Lindau. Ich feilsche mit dem Arzt: »Einen Tag länger, ja? Wir haben das Zimmer noch nicht fertig!« Er resigniert lächelnd.

*

Meine Mutter konnte es nicht fassen. In der Haustür roch sie schon ihr Lieblingssessel. Wie staunte sie erst, als sie »ihr Zimmer« sah. Ich bin mir sicher, es war einer der glücklichsten Momente in ihrem Leben – wie überhaupt die darauffolgende Zeit so erfüllend und dicht wurde wie kaum eine andere Phase unseres gemeinsamen Lebens. Sie war völlig integriert in das Leben unserer Familie.

Sie lebte noch drei Jahre und vier Monate. Es war für alle keine leichte Zeit. Ohne oft tägliche Hausarztbesuche und Unterstützung von der Sozialstation hätten wir es nie geschafft. Heute denke ich oft daran, was geschehen wäre, hätte man damals schon die Vision »MVZ« (Medizinische Versorgungszentren) realisiert. Das Pflegeheim wäre die unausweichliche Alternative gewesen.

FALL 6: Entwürdigende Prozedur

Am schlimmsten ergeht es Patienten, die darauf angewiesen sind, dass sie oder ihre Angehörigen regelmäßig bestimmte Heil- und Hilfsmittel verordnet bekommen. Da sind zum Beispiel die Eltern, die ein Kind mit einem offenen Rücken oder einem Down-Syndrom haben. Genauso betrifft es Schädel-Hirn-Patienten, Alzheimer-Kranke, Epileptiker, Parkinson-Patienten, Rheumakranke, MS-Leidende, Körper- und Mehrfachbehinderte, Diabetiker usw. Sie alle kennen den Marathon von Arzt zu Arzt. Dr. Rainer van Elten hat erschütternd dokumentiert, wie behinderte Kinder und Erwachsene und andere chronisch kranke Patienten notwendige Therapien wegen der Angst der Ärzte vor Regressforderungen oft nicht erhalten. Mir liegen Berge von Unterlagen vor, in denen Kranke, betroffene Eltern oder Angehörige von Kranken den real existierenden Wahnsinn beschreiben.

Der Vater eines kleinen Jungen (7) erzählt: »Anfangs dachten wir, bei seinem Krankheitsbild (Down-Syndrom, Epilepsie und erhöhte Infektanfälligkeit) dürfte es keine Schwierigkeiten geben ... mein Sohn ist ja auch zu 100 % schwerbehindert. Fehlanzeige! Bei dem ersten Arzt ... wollten wir Krankengymnastik verschreiben lassen, haben diese dann auch bekommen, bis sein Budget erschöpft war. Da haben wir dann den Arzt gewechselt. Dieser Arzt hat dann immer nur 3-mal Krankengymnastik verschrieben, obwohl mein Sohn regelmäßig Krankengymnastik braucht. Da dieser Arzt nicht bei uns im Ort wohnt (ca. 20 km entfernt), sind wir also alle 1–2 Wochen diese Strecke gefahren, um das Rezept zu bekommen ... Sein Nachfolger war dann nicht so kooperativ ...«.

Da haben diese armen Eltern also Leid ohne Ende – und unser System vermehrt es noch durch seine Inhumanität.

Ähnlich erging es dieser Mutter: »Als unsere Ärztin geschlossen hatte, habe ich mir eine andere Ärztin aus meinem Stadtgebiet gesucht und der Sprechstundenhilfe von Manuels Autismus berichtet. Nach einer Woche kam plötzlich der Anruf, dass sie mein Kind nicht mehr aufnehmen könne, da zu viele Neugeburten da seien. SELTSAM! Dann zur nächsten Ärztin; die verweigerte mir nach dem ersten Rezept eine neuerliche Ausstellung ...«

Erschütternd der Fall einer Frau aus dem Ruhrgebiet, deren Akte mir vorliegt. Am liebsten würde ich diese Akte ungekürzt abdrucken, aber sie sprengt den Rahmen dieses Buches. »Meine Tochter«, so schreibt die Frau, »hat im Säuglingsalter aufgrund einer Infektion eine schwere Hirnverletzung erlitten. In den folgenden Jahren ihres Erwachsenwerdens waren viele medizinische Behandlungen erforderlich sowie mehrere Operationen.« Das Mädchen benötigte seit seinem neunten Lebensmonat permanent Krankengymnastik, denn »nach wie vor ist es ihm unmöglich, selbständig Bewegungen auszuführen«. Man sollte meinen – das müsste unser Gesundheitssystem auch leisten können.

In Wahrheit wurde es für die Eltern zu einem wahren Hindernislauf, an notwendige Verordnungen und Heilmittel heranzukommen. In der Korrespondenz mit der Kasse beklagt sich die Mutter: »In den letzten Jahren ist nicht nur der Ton, obwohl verbindlich, ein anderer geworden. Wir sind zu Bittstellern degradiert worden. Die Sachbearbeitung wechselt bei jedem Antrag. Ansprechpartner sind immer wieder andere –

und sitzen in Duisburg, Bochum oder Hamburg ... Inzwischen musste ich feststellen, dass alle Hausärzte und auch Fachärzte in unserer näheren Umgebung keine Möglichkeit mehr sehen, A. die nötige Verordnung zu geben. Denn trotz der intensiven Behandlung in der Vergangenheit ist es zu Kontrakturen ihrer Gelenke gekommen. Um wenigstens den Status quo halten zu können, ist nach Meinung der behandelnden Ärzte weiterhin regelmäßig fachlich fundierte Krankengymnastik erforderlich ...«

Erfreulicherweise ließ das Servicezentrum der Techniker-Krankenkasse in Bochum die Katze aus dem Sack. In Gestalt eines Briefes ließ man die Mutter des armen Kindes wissen: »Grundsätzlich müssen Leistungen, die zu Lasten der Gesetzlichen Krankenversicherung erbracht werden, nach den Maßgaben des § 12 Absatz 1 SGB V (Sozialgesetzbuch Teil 5) ›ausreichend, zweckmäßig und wirtschaftlich‹ sein. Sie dürfen das Maß des Notwendigen nicht überschreiten ...« Was heißt notwendig? Ein weiser Mann hat das Wort erklärt: Es heißt dem Wortsinn nach »die Not zu wenden«. Und genau das passiert nicht mehr. Welche Politiker lassen sich Gesetze einfallen, die solche Folgen für behinderte Menschen und chronisch Kranke zeitigen?

Für die Kasse hat sich der Fall A. inzwischen erledigt. Die Frau musste der Kasse mitteilen: »Leider ist meine Tochter im April (2007) verstorben.« Die Kassenärztliche Vereinigung bedauert drei Monate nach dem Tod: » ... dass Sie Ihre Tochter verloren haben«. Zwei Sätze später bekommt die trauernde Mutter noch einmal den ganzen Zynismus des Systems zu spüren: »Bei seiner Entscheidung hat sich der Arzt streng an das Wirtschaftlichkeitsgebot zu halten. Er darf nur Leistungen erbringen, die ausreichend, zweckmäßig und wirtschaftlich sind und die das Maß des Notwendigen nicht überschreiten. Die Einhaltung dieses Gebotes durch den Arzt wird durch spezielle Prüfungsinstanzen überwacht.«

Wir haben verstanden: Nach SGB V geht Wirtschaftlichkeit

vor Menschlichkeit, Nutzen vor Würde, Kalkül vor Anstand. Wir leben in einem unanständigen Land. Wie sich nämlich die Qualität eines Bildungssystems daran zeigt, in welchem Maß es die Schwächsten fördert, so zeigt sich die Güte eines Gesundheitssystems daran, wie es mit den wirklich Kranken umgeht. Zur selben Zeit, in der eine kranke Spaß- und Apparatemedizin unser Gesundheitssystem als Wirt für seine metastasenhaften, parasitären Wucherungen missbraucht, laufen sich Rheumakranke die Hacken ab, um ihre Medikamente zu bekommen, kämpfen Ärzte um ein Sauerstoffgerät für Todkranke und müssen Eltern von behinderten Kindern den Klageweg beschreiten, um einen Rollstuhl, eine Gehhilfe, ein Korsett oder eine Operation genehmigt zu bekommen. Hunderttausende von Patienten werden nach dem Motto »Unsinn für alle« durch die Mühle unangebrachter Diagnoseverfahren geschickt, nur damit sich die angeschafften Geräte amortisieren; den wirklich Kranken aber zeigt das System die kalte Schulter. Den echten Kranken fehlt es am Nötigsten. Sie sind für das sich selbst erhaltende System uninteressant. Sie sind der Ausschuss der industrialisierten Massenmedizin.

KAPITEL 4

Eine Waffe namens Bürokratie – oder: Machtübernahme in der gläsernen Praxis

Dass wir in einem neuen Europa leben, erkennen wir Bürger an zwei Phänomenen: am Euro und an der »Bürokratie«. Es scheint, als habe Europa die Bürokratie erst erfunden. Das, was es vorher unter gleichem Namen gab, war ein Klacks gegen die monströse Regelungswut, die der Brüsseler Apparat entfaltet. Doch täusche sich niemand: »Bürokratie« (also die Herrschaft durch das Büro, den Apparat, die Verwaltung) ist nicht die versehentliche Zulassung von Schikanen durch Zwangsneurotiker im Amt – Bürokratie ist politisches Kalkül. Kein Mensch ahnte, was das sein sollte, als von Brüssel aus eine Normierungswut namens ISO 9000 (ff.) über Europa hereinbrach.

Entwickelt wurde die Idee von qualitativen Standardisierungen beim Militär, speziell im Bereich von Waffenbau und -beschaffung – und genau danach muss man heute die eigentliche Intention jener staatliche Bürokratieverordnungen und Maßnahmen zur Implementierung von Qualitätssicherung beurteilen, die gerade über unsere niedergelassenen Arztpraxen hereinbrechen – an ihrem *Charakter als Waffe.*

Wer die Dinge regelt, hat die Macht. Wo Regeln sind, muss die Einhaltung der Regeln kontrolliert werden. Das Wort »Qualitätssicherung« (in der Arztpraxis), das so harmlos und edel daherkommt, ist in Wahrheit ein Wort aus dem Wörterbuch des Unmenschen. Es ist eine der effizientesten Waffen, die es gibt. Ich nenne sie eine informationelle Waffe (warum, erklärt sich aus dem Folgenden). Diese Waffe richtet sich gegen den freien, niedergelassenen Arzt. Der Clou an der Geschichte: Die Ärzte dürfen die Waffe, die sie mit tödlicher

Präzision erlegen wird, auch noch *kaufen*. Nichts ist umsonst, nicht einmal der eigene Tod.

Der Stempel auf der Stirn

Aber warum denn das? Gute Arbeit leisten, »Qualität« garantieren – das möchte doch jedermann. Bei diesem Ehrgeiz packt man die Ärzte. Stolz sollen sie sein, wenn sie Qualitätsmanagement betreiben, wenn sie ihre Leistung messen, sich zertifizieren lassen und ein Schild an die Praxistür heften können: Geprüfte Qualität. Und ökonomisch soll es sich obendrein auszahlen, wenn die Patienten zu ihnen (nicht zu ihren nichtzertifizierten Kollegen) strömen, denn an Ort und Stelle wird ihnen ja garantiert: Hier kuriert kein Krauterer und Quacksalber, sondern ein richtiger, nämlich »geprüfter« Arzt – einer mit Stempel auf der Stirn.

Dafür, suggeriert man dem Arzt, musst du schon ein bisschen in die Tasche greifen – so ca. 3000 Euro für die Zertifizierung, und das alle drei Jahre, das sollte es dir schon wert sein! Hm – und der Gegenwert? Dafür kommt man nach erfolgter Zertifizierung auf die »Liste« und darf sich eine Zertifizierungsurkunde ins Wartezimmer hängen. Weitere Zahlungen sind fällig, wenn die geplante Plakette »Patientenfreundliche Praxis« für die Praxistür kommt. Und weil es über den Gesetzgeber ohnehin feststeht, dass es bald gar nicht mehr ohne Zertifizierung und Qualitätsmanagement geht, unterziehen sich die Ärzte an ihren freien Wochenenden komplizierten Schulungen. Ein bisschen psychologische Nachhilfe für renitente Allgemeinmediziner besorgt den Rest: Was, wenn die Krankenkassen eine Plazierung auf der »Liste« zur Voraussetzung ihrer Zahlungen machen? Wer nicht zertifiziert ist, wird aussortiert! Die Guten ins Töpfchen, die Schlechten ins Kröpfchen! Unser guter Doktor kann sein teures Studium und seine ganze, oft über Jahrzehnte erworbene Erfahrung vergessen – nur weil er sich einiger bürokratischer Monstrositäten nicht unterzogen hat. Arzt sein ohne Plakette wird bald so sein wie Autofahren ohne TÜV. Schon heute sprechen die KVen vom »Ärzte-TÜV«. Das will kaum einer riskieren. Die Kröte wird geschluckt, die Anmeldung für die Schulung abgeschickt.

Und nun sitzen sie an den Wochenenden beieinander, unsere guten niedergelassenen Ärzte, die viel lieber bei ihren Familien oder Partnern wären, für die sie schon die Woche über keine Zeit hatten. Sie werden überschüttet mit Materialien in Papier und auf CD, sie werden trainiert im Umgang mit Excel-Statistiken, Checklisten und Darstellungen in Powerpoint; und sie bekommen Manuale und Software in die Hand gedrückt, mittels deren man »ganz unkompliziert« das Chaos einer nichtzertifizierten Praxis in eine moderne, nachgewiesenermaßen effiziente, »kunden«freundliche Praxis verwandelt. Da es gewissermaßen zur emotionalen Grundausstattung von Ärzten gehört, durch nichts wirklich erschüttert werden zu können, haut sie auch das nicht um.

Brigitte und das System

Sollte es aber. Nehmen wir den Fall von Dr. Hans Müller (58), der seit fast 30 Jahren eine Landarztpraxis in der Nähe von München betreibt. Aus Kostengründen gibt es neben ihm (und der kostenlos bis in die Nachtstunden mithelfenden Ehefrau) nur noch Frau Leitner, seit 20 Jahren seine Praxishelferin. Von Frau Leitner sagt Dr. Müller: »Sie ist ein einzigartiger Glücksfall.« Sie kennt ihr Metier aus dem Effeff, ist eine echte Anlaufstelle und Vertrauensperson für die Patienten, und vor allem: Sie hält Dr. Müller den Rücken frei für die eigentlichen ärztlichen Aufgaben. Würde Dr. Müller jetzt seinen gesunden Menschenverstand zu Rate ziehen, würde er sich sagen: Was soll dieser permanente Abgleich auch noch der geringsten und unbedeutendsten Vorgänge in einer Praxis, die eigentlich nur aus zwei Menschen besteht? Menschen, die seit Jahren aufeinander eingespielt sind und ihre Prozesse bis zum Gehtnichtmehr optimiert haben? Mich erinnert das immer an den Witz von dem Pastor, der auf die Kanzel geht und mit den Worten »Liebe Gemeinde« zu predigen beginnt. Die Gemeinde besteht aber nur aus einer einzigen älteren Dame; sie sagt zum Pastor: »Sie dürfen auch Brigitte zu mir sagen!« Meine Empfehlung für Ärzte, an die mit hochtrabendem Geschwurbel »Qualitätssicherung« herangetragen wird: Sagen Sie »Brigitte!« – und lächeln Sie. Humor ist das Einzige, was die Profiteure des Systemwechsels nicht auf der Rechnung haben.

Im Ernst: Wem dient es, dass von nun an Woche für Woche Stunden um Stunden aufgewandt werden müssen, um die banalsten Details zu dokumentieren und in eine standardisierte Form zu bringen? Der Seufzer »Das ist Brüssel!« ist dabei wenig hilfreich. Das ist nicht Bürokratie um der Bürokratie willen. Es geht gar nicht um edles Interesse an der Anhebung der Qualität ärztlicher Leistungen und ihre Überprüfbarkeit – es geht vielmehr um einen raffinierten Einbruch in die Autonomie des freien Arztes; es geht um Herrschaft, um Machtübernahme. Es geht um die »gläserne Praxis«. Die informationelle Waffe »Qualitätssicherung« wird auf ihn in Anschlag gebracht. Der freie Arzt wird zur Übernahme präpariert. Er ist schon jetzt nicht mehr Herr im eigenen Haus. Das »Büro« greift durch bis zur Normhöhe der Klopapierhalterung. Die neue Herrschaft hat neue Wörter, die man erst lernen muss. Das harmlose Wort »Qualitätssicherung«, das in anderen Zusammenhängen seine Berechtigung hat, ist ein solches Wort.

Aus anderen Branchen kennt man den Charakter der Zertifizierung als Waffe schon längst. Wer die Qualität definiert, wer zudem dafür sorgt, dass nur der am Markt bleibt, der die Vorgaben erfüllt, definiert den *Marktzugang*. Mit anderen Worten: Die Qualitätssicherer müssen nur die Standards (den Marktzugang) so definieren, dass etwa eine kleine Landarztpraxis sie unmöglich erfüllen kann, schon haben sie das Instrument in der Hand, um diese missliebigen kleinen Marktteilnehmer aus dem Markt zu kegeln. Wer also will, dass es bald keine Hausärzte mehr gibt, verordnet ihnen »Qualitätssicherung« bis zum Abwinken. Damit sich niemand täuscht: Die Waffe arbeitet bereits. Sie tötet langsam, aber präzise.

Neusprech und Gewalt

Was steckt dahinter? Wer steckt dahinter? Ziel ist die Privatisierung unseres Gesundheitswesens, seine restlose Auslieferung an freie Investoren. Zuerst kommen die Berater vom Schlag der Bertelsmann-Stiftung. Sie sind es, die Politikern wie der Öffentlichkeit in perfektem Business-Neusprech suggerieren, was angesagt ist: Man müsse nun endlich mal moderne Management-Methoden in die verzopfte deutsche Staatsmedizin einführen – *best practice, visions,* Kompetenzzentrum, Benchmarking, Wettbewerb, Qualitätssicherung usw. Diese etwas von oben herab ergehenden Tipps verteilen die Damen und Herren von der Stiftung durchaus nicht aus karitativen Beweggründen. Die Bertelsmann-Tochter arvato etwa gehört schon heute zu den großen Profiteuren der Privatisierung im Gesundheitswesen; bei arvato werden die Fotos von 17 Millionen AOK-Versicherten digitalisiert. An dieser Ecke winkt weiteres Geld. Da kann man schon mal auf den richtigen Pfad helfen.

Dann treten Politiker und Verbandstrategen in Funktion. Die einen schaffen die gesetzlichen Grundlagen für die Zertifizierung – und sie sorgen dafür, dass es bald keinen Arzt mehr gibt, der nicht zertifiziert ist. Die anderen gehen ins Detail. Am 18. 10. 2005 hat der Gemeinsame Bundesausschuss, das zentrale Gremium von KBV (= Kassenärztliche Bundesvereinigung), Deutscher Krankenhausgesellschaft und den Krankenkassenverbänden, die »Qualitätsmanagement-Richtlinievertragsärztlicher Versorgung« verabschiedet. Der GBA schreibt vor, das einrichtungsinterne QM bis zum 18. 10. 2009 einzuführen. Nach Ablauf dieser Zeit werden dann die regionalen KVen die Entwicklung anhand von jährlichen Stichproben in Höhe von 2,5 % überprüfen.

Das Grauen im Detail

Nach dieser QM-Richtlinie – und jetzt muss ich Sie, lieber Leser, leider etwas quälen – soll in jeder Praxis sowohl in Hinsicht auf die Patientenversorgung, die Praxisführung, die Mitarbeiter und die Organisation mit Hilfe bestimmter Instrumente die Qualität der Arbeit nicht nur gesichert, sondern vor allem auch kontinuierlich verbessert werden. Auch die praxisinterne Kommunikation soll optimiert werden, die Mitarbeiter sollen einbezogen und gefördert werden; die interne Verantwortlichkeit ist klar zu regeln und die Kooperation mit den externen Partnern bei der Patientenversorgung aktiv zu gestalten. Daraus ergibt sich eine Fülle von unabdingbaren Einzelmaßnahmen: Qualitätsziele müssen gemeinsam definiert, strukturierte Teambesprechungen in klar definierten Zeitabständen geplant und durchgeführt, systematische Patientenbefragungen im regelmäßigen Turnus realisiert, klare Handlungsanweisungen im Umgang mit Fehlern und Beinahe-Fehlern erarbeitet, die Einrichtung eines definierten Beförderungsmanagements betrieben, die Erstellung von Checklisten, Funktionsbeschreibungen, Prozess- und Ablaufbeschreibungen sowie detaillierte Durchführungsbestimmungen implementiert und natürlich ein eindeutiges Organigramm erstellt werden.

Sind Sie noch wach? Nein? Sollten Sie aber. Ich sage nur: »Brigitte!«

Ärzte und Öffentlichkeit merken zunächst nichts, denn wer will schon Modernität verhindern, indem er sich weigert, seine Qualität nachzuweisen? Nun müssen die Ärzte im Hinblick auf die Zertifizierung geschult werden. Netterweise gibt es gleich zwei Instanzen, die sich anbieten: Entweder geht unser Arzt zur Kassenärztlichen Vereinigung, einer Institution, die aus Ärztegeldern durch Zwangsmitgliedschaft finanziert wird. Dann kostet ihn die Schulung ca. 500–600 Euro. Umsonst ist wie gesagt nichts. Oder er nimmt gleich das Angebot eines Pharmakonzerns in Anspruch. Da kostet es gar nichts. Außerdem findet die Schulung vielfach nicht in billigen Hotels, sondern in feinen Resorts statt, zwischen Edelbrunch, Baroloverkostung und Kristallsteinmassage. Man gönnt sich ja sonst nichts. Der nette Pharmakonzern erwartet auch nichts weiter, als dass unser Arzt in Zukunft mal etwas genauer auf das Firmenlogo schaut – bei Verordnungen und so.

Es ist ein wahres Kesseltreiben

Keiner kommt aus. Irgendwann ereilt es jeden praktizierenden Arzt. Wissenschaftliche Gutachter, Managementberater, Politik, Kassen, Kassenärztliche Vereinigung, Pharmaindustrie – alle haben sie sich eingeschossen auf die neue Linie und miteinander das Monster geboren. Und so liegt unser armer kleiner Arzt am Ende eines langen Schulungstages wohlgespeist und rotweingedämpft im Bett und ist – sehr für sich – in der Verfassung für einen systemsprengenden Gedanken: Was für eine *grandiose Verdummung!*

Das nachfolgende Dokument, das beweist, wie lernfähig Ärzte sind, hat ein ebenso geschulter wie verzweifelter Hausarzt (vermutlich unter Rotweineinfluss) verfertigt und mir zur weiteren Verwendung überlassen, nicht ohne darauf hinzuweisen, dass VA für Verfahrensanweisung, AA für Arbeitsanweisung und CL für Checkliste stehen. Es ist ein schönes Beispiel, wie in modernen Praxen gearbeitet wird, in denen es für jeden Handgriff Angaben zu Zweck, Geltungsbereich,

Verantwortung, Aufgabe, Maßnahmen, evtl. mitgeltende Unterlagen, Verteiler, Anlagen, Prüfverfahren und Unterschriftenregelung gibt.

Qualitätssicherung bei Entleerung des Enddarms

- Zweck: Generelle Vorgehensweise bei spontanimpulsiver, nicht obstipatischer Darmentleerung.
- Geltungsbereich: In der Arztpraxis.
- Verantwortung: Qualitätsmanagement-Beauftragte (QMB); sonst jeder für sich.
- Aufgabe: VA: Sicherstellung der problemlosen, schmerzfreien Darmentleerung mit Erleichterung und Glücksgefühl.
- Maßnahmen: Vorhaltung lokaler Einrichtungen im Sanitärbereich nach DIN-Verordnung; Definition von Wartungsintervallen, AA: nachhaltige Klopapierbevorratung.
- Dokumentation. CL: Art der Stühle (geformt, fest, breiig, wässrig, mit Schleim oder mit Blutabgang), Frequenz der Stuhlgänge pro Tag/pro Woche. Zweck: Nachvollziehbarkeit der Qualitätskriterien für die Darmentleerung.
- Qualitätssicherung: Der QM- bzw. die QM-Beauftragte muss regelmäßig diese Dokumentation auf Vollständigkeit überprüfen.
- Prüfvermerk: Nur gültig mit notwendigem Vermerk, Unterschrift, Datum.

...

Die weiteren 27 Seiten dieser überaus gründlichen Studie erspare ich Ihnen.

KAPITEL 5

Der Mann mit der Fliege – oder:
Ullas Harry Potter im fliegenden Einsatz

Er inszeniert sich geschickt als das rote Aushängeschild sozialdemokratischer Gesundheitspolitik: Prof. Dr. Dr. Karl Lauterbach – der Mann mit der Fliege. Ein bisschen hat er auch etwas von einem Technokraten an sich, der mit einer gewissen Überparteilichkeit daherkommt – ein *Berater* eben, ein Mann der Wissenschaft, der gern der Politik Nachhilfeunterricht erteilt, wenn sie »wissensbasierte« Entscheidungen fällen möchte. Menschen mit bestimmten Krankheitsbildern hatten mindestens indirekt schon einmal mit Herrn Lauterbach Kontakt. Ein Heer von chronisch Kranken wird seit Jahren bundesweit in die sogenannten DMP-Programme (Disease-Management-Programme) über die Krankenkassen geführt. Wer war der große Verfechter dieser Idee? Der Mann mit der Fliege!

Bei den Ärzten nun scheint Lauterbach keinen besonders guten Stand zu haben. Die Zeitschrift »Der Kassenarzt« apostrophierte ihn schon 2003 »als den Leibarzt und gesundheitspolitischen Berater-Intimus von Ministerin Ulla Schmidt, die ihn wohl als eine Art ›Harry Potter‹ für ihre Pläne sieht«. Die Zunft schimpft über ihn, was das Zeug hält. Als die Expertenkommission »Reform des Gesundheitswesens« (Rürup-Kommission) berufen wurde und in der KV Hessen Protest laut wurde, weil nicht ein einziger praktizierender Arzt oder Psychotherapeut darin vertreten sei, bemerkte der hessische KV-Chef Spies in Hinsicht auf Lauterbach: »Es ist ein Arzt drin, nur glaubt keiner, dass er Arzt ist.« Hans-Jürgen Thomas, der Vorsitzende des Hartmannbundes, sprach gleich von »Missachtung der Ärzteschaft«, wenn da jemand mitrede, der zwar irgendwann einmal Medizin studiert habe, »ein Klinikbett aber nur aus der Ferne während seiner Ausbildung gesehen hat, dem Klinik- und Praxisalltag fremd sind und für den Patienten und Ärzte nur Rechengrößen am grünen Tisch bedeuten«.

In mein Blickfeld geriet Lauterbach, als ich meine Website www.patient-informiert-sich.de gestartet hatte – und ebendies tat: mich informieren. Freundliche Nachhilfe bot mir der Pressemitarbeiter eines SPD-Bundestagsabgeordneten aus Biberach, der mich anrief und fragte, ob ich denn das Buch von Herrn Lauterbach schon gelesen habe, da stünde ja alles drin: »Berichten Sie auf Ihrer Seite über das Buch!« – »Dann schicken Sie's mir!« – »Nein, nein – das müssen Sie sich schon selbst kaufen, aber da lernen Sie auch was!« Fortan hatte ich Dr. Lauterbach auf dem Monitor.

Karl Lauterbach ist allgegenwärtig

Egal, in welcher Talkshow es auch immer gerade um Gesundheits- oder Bildungsfragen geht: Lauterbach ist der »Experte«, Lauterbach muss ran, Lauterbach zeigt den Weg – als gebe es nur ihn im politischen Berlin. Doch der Mann ist nicht nur ein medialer Allrounder. Er wirbelt universal. Eine »exponierte Persönlichkeit« nennt man so was wohl. Auf der Homepage des Bundestages scheint die Fülle der öffentlichen und privaten Funktionen des Mannes auf. Als berufliche Tätigkeit ist Hochschullehrer sowie wissenschaftlicher Berater und Gutachter angegeben. Während er seinen Lehrverpflichtungen wohl weniger nachgeht, ist er als Berater im Turbotempo unterwegs. Neun entgeltliche Tätigkeiten neben dem Mandat werden genannt. Er ist Mitglied des wissenschaftlichen Beirates des Wissenschaftlichen Instituts der AOK in Bonn. Last, but not least ist er Mitglied des Aufsichtsrats der Rhön-Klinikum AG.

Fangen wir mal mit den Rhön-Kliniken an! Was ist das denn für ein Unternehmen, über das Dr. Lauterbach Aufsicht führt? Welche Interessen verfolgt diese Einrichtung?

In die Hände arbeiten

2007 konnte der Klinikbetreiber einen Umsatz von 2,02 Milliarden Euro erwirtschaften – Tendenz steigend. 2006 waren es noch 1,93 Milliarden gewesen. Konzernchef Wolfgang Pföhler ist stolz: »2007 haben wir demonstriert, dass wir Kliniken auf allen Versorgungsstufen profitabel führen können.« Pföhler ist bekannt dafür, dass er kein Blatt vor den Mund nimmt. Bei der Bilanzpressekonferenz am 24. April 2008 ließ er die interessierte Öffentlichkeit vollmundig wissen, wohin denn bei der Rhön-Klinikum AG die Reise geht: »Wir wollen ein Komplettangebot aufbauen. Dafür werden wir unsere Akquisitionsstrategie konsequent auf den ambulanten Sektor ausdehnen.« Ich übersetze mal: »Wir wollen dahin, wo jetzt noch 130 000 freie, niedergelassene Ärzte sitzen.« Die Vorwärtsstrategie des Konzerns, würde sie Erfolg haben, wäre gleichzeitig das Todesurteil für unsere Hausärzte.

Die deutsche Ausgabe der *Financial Times* kommentierte gleich am Folgetag: »Fast alle Klinikbetreiber und zahlreiche Finanzinvestoren arbeiten derzeit an ähnlichen Plänen. Die erwartete Liberalisierung des ambulanten Gesundheitsmarkts weckt Hoffnungen. Für die Versorgung geben die gesetzlichen Krankenkassen jährlich rund 23 Milliarden Euro aus. Experten gehen davon aus, dass bis 2015 mindestens die Hälfte dieses Volumens neu verteilt wird. ›Mit Rhön ist nun die erste große Klinikkette in die Offensive gegangen‹, sagte ein Konkurrent.«

Noch sind es bei *Rhön* erst 17 MVZ, die Krankenhäusern der Gruppe vorgeschaltet sind, aber das Volumen soll rasch wachsen – von jetzt 7 auf 10 Millionen im kommenden Jahr und dann rasant bergauf. Und Pföhler kennt sich in der Branche aus. Der CDU-Politiker war früher bei der Stadt Mannheim für das Krankenhauswesen zuständig, dann war er Chef der Baden-Württembergischen und Deutschen Krankenhausgesellschaft, des Dachverbandes der Klinikbetreiber. Jetzt ist er dort Vizepräsident. Er weiß vermutlich, welchem Krankenhaus es in Deutschland gut- oder schlechtgeht. Als junger Mann hat er übrigens mal dafür gekämpft, dass Kliniken in kommunaler Hand bleiben.

Vor Analysten legte Pföhler noch ein Schippe nach in puncto Unverblümtheit: »Wir sind daran interessiert, dass möglichst viele Patienten zu uns kommen, damit wir die Vorteile der Massenfertigung in der Medizin *(!)* und die Kostendegression bei Qualitätssteigerung voll nutzen können.« Wie bitte? Da sollte wohl kein Patientenspitzel mithören, oder? Redet der von Menschen? Die Analysten werden es überhört haben. Ihnen dürfte die Botschaft wichtig sein: »Unser strategisches Ziel war, ist und bleibt für die Zukunft die flächendeckende Vollversorgung.« Pföhler appellierte an die Cleverness der Analysten: »Sie erkennen deutlich, dass die Reformbewegungen in der Gesundheitsreform uns langfristig in die Hände arbeiten und uns nicht von unserem Ergebniswachstum abbringen werden.«

Ob sich Herr Pföhler da nicht gewaltig täuscht – trotz Karl Lauterbach?

Schlüsselstelle

Lauterbach sitzt also bei *Rhön* im Aufsichtsrat. Neben ihm sitzt Frau Dr. Brigitte Mohn von der Bertelsmann-Stiftung. Die Frage muss erlaubt sein: Als was agiert Prof. Karl Lauterbach da? Als *Linker?* Wo bitte ist links? Ist das dort, wo Patienten am Fließband verarbeitet und kleine Unternehmen zerstört werden? Ist links dort, wo die Kapitalwalze durch die Republik rollt und alles plattmacht, was sich ihr in den Weg stellt? Oder agiert der fixe Herr Lauterbach vielleicht als *Volksvertreter?* Wenn er das Volk vertreten will, kann er nicht wollen, dass die Hausärzte und freien, niedergelassenen Ärzte in den Ruin getrieben werden. Oder agiert er vielleicht doch in erster Linie als *Rhön-Vertreter?* Dann kann er aber nicht das Gegenteil von dem wollen, was Vorstandschef Pföhler will. Also, was will er denn? Oder will Pföhler, was Lauterbach will? Wird hier die Politik für die Wirtschaft benutzt oder die Wirtschaft für die Politik? Fragen über Fragen.

Das Rhön-Modell

In dankenswerter Offenheit hat Wolfgang Pföhler das beschrieben, was wohl die gemeinsame Vision von Politik und Kapital ist. Das Krankenhaus der Zukunft soll mechanisiert, in seinen Abläufen »effizient« gemacht werden. Es soll einer Produktionshalle gleichen, in der am besten rund um die Uhr operiert werden soll, damit die Betriebskosten verringert werden und die Gewinnspanne erhöht wird.

Zum Zweck dieser Optimierung werden bei dem Wettbewerber Sana die »Patientenpfade« eingerichtet – wieder so ein Wort aus der Trickkiste der Verschleierung. Man will nicht gleich von »Produktionsstraßen« sprechen, wie wir sie von der Autoproduktion kennen. Irgendjemand könnte ins Grübeln kommen. *Rhön* ist ja kein Einzelfall. Dr. Reinhard Schwarz, Chef von rund 60 privaten Sanakliniken, assistiert dem Unternehmen, indem er in dieselbe Kerbe haut: »In den Häusern geht es nicht mehr um die günstigste Reinigung. Wir müssen an die medizinischen Prozesse, wenn wir etwas erreichen wollen.« Im Nachsatz erläuterte er, dass »allerdings der Mut und die Durchsetzungskraft der Manager in vielen Krankenhäusern fehlt für eine Neuausrichtung«. Na, hoffentlich! Längst äußern sich die Manager, die Investoren, die Chefs dieser Konzerne aber nicht mehr leise hinter vorgehaltener Hand, sondern sprechen aus, worum es geht – um Gewinn, um Gewinnmaximierung, um Effizienz, um das gezielte Ausdrücken der Zitrone!

Lauterbach eröffnet einen strategischen Nebenkriegsschauplatz mit seinem populistischen Kampf gegen eine Zwei-Klassen-Medizin. Man soll ihn wohl für einen Volkstribun halten, der sich für die Rechte der armen Kassenpatienten starkmacht. In Wahrheit sollen Patienten wie freie, niedergelassene Ärzte auf Linie gebracht werden. Lauterbach arbeitet nach meiner Ansicht nicht für die Patienten, sondern für die Industrialisierung der Medizin, in der ein Patient nur noch ein Werkstück auf einer renditebringenden Produktionsstraße ist und Ärzte nur noch als ferngesteuerte Handlanger der Großkonzerne fungieren.

Neue Medizin-Ethik?

Ein besonderes Steckenpferd von Lauterbach ist die Medizin-Ethik. Bisher meinten Ärzte zu wissen, was das ist. Es gibt nämlich eine breite Spur tradierten Wissens um die ethische Verpflichtungen des ärztlichen Standes. Seit rund 2500 Jahren denken Mediziner und Philosophen darüber nach, welche Verantwortung der Arzt hat und welche Sicherungsmaßnahmen ergriffen werden müssen, damit das kostbarste Kapital zwischen Arzt und Patient – das Vertrauen – erhalten bleibt. Der *Eid des Hippokrates* ist eines der ältesten und vornehmsten Zeugnisse dieser Art. Wer die Heilkunst ausüben wollte, musste bei den Göttern schwören: »Ärztliche Verordnungen werde ich treffen zum Nutzen der Kranken nach meiner Fähigkeit und meinem Urteil, hüten aber werde ich mich davor, sie zum Schaden und in unrechter Weise anzuwenden. (...) Was ich bei der Behandlung oder außerhalb meiner Praxis im Umgang mit Menschen sehe und höre, das man nicht weiterreden darf, werde ich verschweigen und als Geheimnis bewahren ...«

Was Lauterbach unter einer neuen Medizin-Ethik versteht und wofür er ein unabhängiges Zentrum für Qualität in der Medizin propagiert, dürfte ungefähr das Gegenteil von dem sein, was Hippokrates wollte. Die Ärztezeitung:»Lauterbach schwebt eine Art kollektive Medizin-Ethik vor, und die Politik bestimmt, wer was wann und wo bekommt.« Heftigen Widerspruch erntete er von Ärztepräsident Jörg-Dietrich Hoppe. Damit solle wohl nur die Standardisierung und Normierung einer schablonenhaften Patientenversorgung vorangetrieben werden; die »unsinnigen technokratischen Irrungen« dürften keinesfalls in Gesetze gegossen werden. Das war 2003.

Vieles ist inzwischen in Lauterbachs Richtung gelaufen. Das Herzstück des gesamten Gesundheitswesens – die vertrauensvolle Beziehung zwischen Arzt und Patient – ist weiter unterminiert worden. Ein ethisch verbrämter bürokratischer Overkill namens Qualitätssicherung (siehe Kapitel 5) wurde zum Trojanischen Pferd in den Praxen freier, niedergelassener Ärzte. Die Politik deckt den Verödungsfeldzug börsennotierter Unternehmen und die gezielte Ausplünderung des Patienten. Ich kann es nur zynisch finden, wenn einer wie Lauterbach das Wort Ethik in den Mund nimmt. Und ich danke ausdrücklich einem Mann wie Hoppe, der für eine Art von Ethik einsteht, die gerade als eine Art Kollateralschaden mit entsorgt wird. Diese neue »Ethik« ist Willkür.

Die neue Ethik stellt neue Fragen: Sollen wir beispielsweise noch wollen, dass Menschen, die – mal rein betriebswirtschaftlich gesehen – dem Staat auf dem Säckel liegen, weiterbehandelt werden? Das sind keine abwegigen Fragen. Das diskutieren sie an den Stammtischen im Horizont einer vermeintlichen Kostenexplosion im Gesundheitswesen: »Da päppeln sie die Gruftis hoch – und ich krieg meine Kur nicht bezahlt!« Lauterbach selbst, berichtet die Ärztezeitung, war gefragt worden, »inwieweit es sich denn rechne, einen Alzheimerpatienten durch adäquate medikamentöse Therapie ein paar Jahre länger vor der totalen Pflegebedürftigkeit zu bewahren. Ulla Schmidts Expertokrat ging darauf gar nicht erst ein. Die Frage sei falsch gestellt. Sie müsse richtig lauten, inwieweit sich hier denn die rechtzeitige Hochdruckbehandlung auszahle.« Mich fröstelt.

Da es mir um *Ethik im alten Sinn,* um Wahrheit und Lüge, Sein und Schein und dergleichen geht, dürfen wir auch die Person Karl Lauterbach nicht ganz außer Betracht lassen.

KAPITEL 6

Das schmutzige Geschäft –
oder: Wie sich die Politik gesundstößt

Es gibt ihn definitiv, den politischen Willen, unser Gesundheitssystem von Grund auf umzubauen, und zwar so, dass wir es in wenigen Jahren nicht wiedererkennen werden. Der Umbau wird verdeckt betrieben. Würde er offen forciert, er bekäme im Leben keine demokratische Legitimation. Teil der Durchsetzung ist eine Kampagne der Desinformation. Zu Deutsch: Es wird getäuscht, gelogen, getrickst und geschoben, dass es nur so kracht.

Was wollt ihr denn?

Was würde wohl geschehen, würde man die Bürger direkt und konkret fragen: *Wollen Sie die ersatzlose Abschaffung Ihres Hausarztes? Wollen Sie die Herrschaft der Großkonzerne über unsere Krankenhäuser? Wollen Sie die schleichende Privatisierung und Monopolisierung unseres Gesundheitswesens? Wollen Sie, dass Gesundheit in erster Linie ein »Markt« ist? Wollen Sie das Aufgeben des Solidarprinzips im Gesundheitswesen (Jung für Alt – Gesund für Krank)? Wollen Sie, dass amerikanische, italienische und russische Investoren die Besitzer unserer Medizinischen Versorgungszentren werden, die den Hausarzt ersetzen sollen? Wollen Sie, dass das definitive Ende der wohnortnahen ärztlichen Versorgung eingeläutet wird? Wollen Sie, dass Ihr gesundheitlicher Status online überwacht wird? Wollen Sie, dass über die Gesundheitskarte »E-Card« der Zugriff auf Ihre gesamte Gesundheitsakte (Stichwort »gläserner Patient«) möglich ist? Wollen Sie, dass es mehr Kassenangestellte als*

Ärzte gibt? Wollen Sie den Aufbau einer weiteren Gesundheits-
bürokratie (Gesundheitsfonds)? Wollen Sie, dass aus Patienten
Kunden und aus Ärzten Angestellte von börsennotierten Firmen
werden?

Würde man Bürgern diese konkreten Fragen stellen – die
Politiker bekämen Prügel angedroht, würden sie zu allem ja
und amen sagen. Stünden die angeschobenen Veränderungen
im Programm einer der großen Volksparteien – sie bliebe
unter einem Prozent, weil nur die Politiker sich noch selbst
wählen würden. Längst ist jedoch der Nachweis geführt, dass
die führenden Köpfe in nahezu allen etablierten Parteien *ge-*
nau die Wirklichkeit herstellen wollen, die ich mit den oben
genannten Fragen skizziert habe.

Es ist also nackter, durch nichts gedeckter politischer *Wil-*
le, der dem Volk aufgedrückt werden soll. Dieser Wille (wie
immer er zustande gekommen ist) verstößt meines Erachtens gegen den zentralen Artikel 20 Abs. 2 unseres Grundgesetzes: »Alle Staatsgewalt geht vom Volke aus.« Wer hätte
gedacht, dass wir in der vermeintlichen Musterdemokratie
Deutschland einmal an den Punkt kommen, dass demokratisch gewählte Kräfte quer durch die Parteienlandschaft sich
so weit vom Volk entfernen, dass sie zu willfährigen Helfers-
helfern von Drittinteressen werden, dass sie mit windigen,
bei Nacht und Nebel durchgepeitschten Gesetzen von mitt-
lerer Haltbarkeit gegen das Grundgesetz operieren und dass
sie mit Gewalt irreversible Zustände herstellen, die explizit
das Gegenteil von dem sind, was das Volk will?

Es grassieren bereits Witze als Ventil des Volkszorns. Dieser zum Beispiel: Autoverkäufer verkaufen Autos, Versiche-
rungsvertreter Versicherungen. Und Volksvertreter?

Dann mach ich am nächsten Tag ein neues Gesetz

Unter vier Augen blitzen schon einmal *Momente von Wahrheit* auf. Ein Jurist berichtet von einer heftigen Begegnung mit einem der führenden Gesundheitspolitiker, die in folgender Politikeräußerung gipfelte: »Ich weiß, dass Sie recht haben, aber Sie kriegen nicht recht. Wenn Sie es einklagen, dauert das zehn Jahre. Ich habe hier im Haus zehn Juristen ... und wenn Sie gewonnen haben, dann mach ich am nächsten Tag ein neues Gesetz, dann können Sie wieder zehn Jahre klagen.«

Was für eine Arroganz der Macht! Diese Politikergestalt, die von der grünen Gesundheitskarte träumt, verdient die rote Politikerkarte. Ein Verächter des Rechts macht Gesetze. Schade, dass ausgerechnet im Moment der Aussage keine Kamera, kein Mikrofon zugegen war. Der Jurist ist bereit, den Tatsachencharakter der entlarvenden Äußerung zu beeiden. Aber was hilft es ihm, wenn vor Gericht Aussage gegen Aussage steht? So weit ist der Zynismus gediehen: Unter vier Augen gibt man zu, dass es schamlose Despotie ist; es wird weiter gemauschelt, gedrückt und geschoben – und draußen vor dem Bürger baut man ein gewaltiges Potemkinsches Dorf auf, das wieder einmal (zum wievielten Mal denn noch?) »Gesundheitsreform« heißt. Auf Anregung von Friedrich Merz habe ich mir angewöhnt, nur noch von den *sog. Gesundheitsreformen* zu sprechen. Man fragt sich: Was sind das für Reformen, die alles noch teurer machen? Was treibt die politischen Akteure, den Großen in die Hände zu spielen und die Kleinen kaputt zu machen?

Berliner Verhältnisse

Der Unabhängigkeit eines Friedrich Merz von der offiziellen Parteilinie ist es auch zu verdanken, dass ein weiterer *Moment von Wahrheit* aufblitzen konnte. Merz hatte der Zeitschrift *CICERO* im März 2007 ein Interview gegeben, in dem er von der parlamentarischen Verabschiedung der jüngsten »sogenannten Gesundheitsreform« – eigentlich des »GKV-WSG« (GKV = Ges. Krankenvers., WSG = Wettbewerbsstärkungsgesetz) – berichtet, eines voluminösen Pakets von in der Praxis verheerenden (viele meinen grundgesetzwidrigen) Bestimmungen. Die Verabschiedung dieses weitreichenden Gesetzespakets war eine Farce.

Doch hören wir Friedrich Merz: »Außer einigen wenigen Fachpolitikern haben die allermeisten Abgeordneten bei der Abstimmung über die Gesundheitsreform nicht gewusst, worüber sie abstimmen, noch konnten sie es jemals in Erfahrung bringen. Dieses Konvolut von mehr als 500 Seiten, das aus sich heraus weder lesbar noch verständlich war, dazu auf weit mehr als 100 Seiten Änderungsanträge am Tag vor der Abstimmung, hat uns zur Gesetzgebung im Blindflug gezwungen. Und was noch schwerer wiegt: Selten zuvor hat sich eine solche Vielzahl insbesondere von jüngeren Kolleginnen und Kollegen in beiden Koalitionsfraktionen von ihrer Regierung und ihren Fraktionsführungen so massiv unter Druck gesetzt gesehen wie bei dieser Abstimmung. Einzelnen Abgeordneten ist massiv gedroht worden mit dem Ende ihrer Karriere, die SPD erwog den Austausch gleich mehrerer kritischer Abgeordneter im Gesundheitsausschuss. Bei allem Verständnis für die notwendige Funktionsfähigkeit der Arbeit im Parlament, der Fraktionen und vor allem der Regierungsmehrheit: Das war zu viel. Und deshalb muss jetzt über diesen Einzelfall hinaus über Konsequenzen ernsthaft nachgedacht und öffentlich gesprochen werden. Wer diesen Diskurs jetzt noch verweigert, der lässt mit zu, dass das deutsche Parlament erneut vor die Hunde geht.«

Immer wieder komme ich in diesem Buch auf Politiker zu sprechen – und meist kommen sie dabei nicht gut weg. Ich werfe ihnen sogar vor, dass sie den Ausverkauf unseres Gesundheitssystems mit betreiben oder ihm hilflos zusehen. Meine These hierzu: Längst steuern nicht mehr Regierung und Parlament unser Gesundheitswesen, sondern ein machtvolles Netzwerk von Experten, Beratern und heimlichen Profiteuren des großen Umbaus. Oft werde ich gefragt: Warum spielen die Politiker dieses Spiel denn mit? Ich versuche das immer so zu erklären: Wenn heute ein junger, idealistisch gesinnter Abgeordneter nach Berlin geht und sich der Gesundheitspolitik widmet, findet er sich wieder in einem Dschungel aus Bürokratien und Expertokratien, aus internen und externen Vorgaben, aus geltenden Vorentscheidungen, mehr oder weniger berechtigten Ansprüchen, gewachsenen Abhängigkeiten, Parteidisziplinen und traditionellen Rücksichten, kurz: ein Dschungel, in dem er sich ohnmächtig und unwissend vorkommt. Täglich ist er mit Menschen zusammen, die weniger das Gemeinwohl als vielmehr die eigenen Interessen im Blick haben. Unsere derzeit 612 vom Volk gewählten Abgeordneten des Bundestages sind umstellt von der etwa dreifachen Anzahl von Lobbyisten. Diese cleveren Funktionäre wiederum werden in den meisten Fällen hoch dotiert und sind glänzend ausgebildet, und sie stehen unter einem ungeheuren Druck. Ihre Unternehmen erwarten, dass sie politische Entscheidungen im Sinne dieser Unternehmen beeinflussen. Entweder sie schaffen das und gewinnen Zugang zu den politischen Entscheidungsträgern und Einfluss auf ihre Entscheidungen, oder sie werden ausgetauscht. Das muss nicht einmal zu Bestechung führen (obwohl auch das nicht auszuschließen ist). Unser Abgeordneter, der mit viel Idealismus gestartet ist, kann nicht abschätzen, ob die ihm angeratenen komplizierten Maßnahmen tatsächlich greifen oder ob sie nicht doch nur geschickt kaschierte Partikularinteressen sind. Er findet sich in einem tausendfach verknüpften Netz wieder, in dem jede Lösung eines Knotens von den Betroffenen zum Skandal stilisiert wird. Und als Neuling auf dem politischen Parkett hat er schon gar nicht die Macht, den gordischen Knoten mit einem Schlag zu durchtrennen. Hatte er am Anfang noch das Gefühl, es ginge um sehr viel Gesundheit, so gewinnt er bald den Eindruck: Es geht um sehr viel Geld, und das ausschließlich.

Veräußerliches und Unveräußerliches

In der klassischen Lehre über den Staat und seine Zwecke kannte man gewisse *notwendige* Funktionen, die von den Bürgern an den Staat übertragen werden – Dinge, die nur der Staat kann, worin er durch Dritte (Einzelne, Firmen, Gemeinschaften) nicht ersetzbar ist und die er folglich auch nicht delegieren kann. Es gibt Grundbedürfnisse an Rechten und rechtlichen Grundstrukturen, der kollektiven Durchsetzung von Werten, dem Schutz von Gütern usw., für deren Erlangung und Sicherung *der Staat* einstehen muss. Es kann beispielsweise nicht sein, dass ein Monopolist alles Getreide aufkauft und nur demjenigen Marktzugang gewährt, dem er Brot verkaufen will oder der bereit ist, seinen Preis zu zahlen. Auch Verteidigung ist eine solche Staatsaufgabe. Nur in Bananenrepubliken kann sich jeder seine Privatarmee aufstellen. Die solidarische Alterssicherung erschien (kann man nun schon fast sagen) als eine solche Aufgabe. Verkehr, Bildung, Kommunikation, Energieversorgung gehörten dazu – und eben auch die Gesundheit. Gesundheit – dachte man – kann nicht das Privileg weniger sein. Sie darf so wenig teuer und exklusiv werden, wie Brot teuer und exklusiv werden darf. Auf eine gesundheitliche Grundversorgung haben alle ein Recht.

Es kann nicht alles der renditeorientierten Ausschöpfung überlassen werden – ein Umstand, auf den ein Mann immer wieder hingewiesen hat, der von Haus aus Sozialphilosoph war und später Papst wurde: Johannes Paul II. In vielerlei Hinsicht, meinte er, scheine »*der freie Markt* das wirksamste Instrument für die Anlage der Ressourcen und für die beste Befriedigung der Bedürfnisse zu sein. Das gilt allerdings nur für jene Bedürfnisse, die ›bezahlbar‹ sind, die über eine Kaufkraft verfügen, und für jene Ressourcen, die ›verkäuflich‹ sind und damit einen angemessenen Preis erzielen können. Es gibt aber unzählige menschliche Bedürfnisse, die keinen Zugang zum Markt haben. Es ist strenge Pflicht der Gerechtigkeit und der Wahrheit, zu verhindern, dass die fundamentalen menschlichen Bedürfnisse unbefriedigt bleiben und dass die davon betroffenen Menschen zugrunde gehen. ... Noch vor der Logik des Austausches gleicher Werte und der für sie wesentlichen Formen der Gerechtigkeit gibt es *etwas, das dem Menschen als Menschen zusteht,* das heißt aufgrund seiner einmaligen Würde. Dieses ihm zustehende *Etwas* ist untrennbar verbunden mit der Möglichkeit, zu überleben und einen aktiven Beitrag zum Gemeinwohl der Menschheit zu leisten.«

Die selbstlosen Helfer kommen

Zwei Generationen haben über ihre Verhältnisse gelebt und über den Kult von Luxus, Leistung und Erfolg sogar die Reproduktion ihrer eigenen Art vergessen. Die dritte Generation versucht die Schulden zu bezahlen, indem sie das Tafelsilber verkauft und die Zukunft mit Hypotheken belastet – und die vierte Generation wird arm, entsolidarisiert, schutz- und rechtlos sein. Wir befinden uns – es ist nicht schwer zu erraten – in der dritten Generation. So könnte man unsere Wirklichkeit beschreiben und einigermaßen verstehbar machen, warum diejenigen, die ich *Integristen* nenne, also jene Politiker und Politmanager, die grenzüberschreitend zwischen Politik und Wirtschaft oszillieren, da und dort einen Fuß in der Tür und ein Mandat im Aufsichtsrat haben – warum diese Leute in kalter Konsequenz den Ausverkauf eigentlich unveräußerlicher Staatsaufgaben und Staatsressourcen betreiben.

International agiert eine Politikergeneration, die, in der Schule des Neoliberalismus und Thatcherismus ausgebildet, den Staat »sanieren« möchte. Ohne jede Berührungsangst öffnen sie den Wirtschaftsinteressen traditionell staatliche Tätigkeitsfelder. In der Tat kann der Staat von der Wirtschaft funktionale Effizienz und kostenadäquate Erbringung von Dienstleistungen lernen. Die *Integristen* fahren aber keineswegs parallel – lernend, sich helfen lassend – mit der Wirtschaft. Sie wechseln die Seiten. Sie vermengen. Sie springen hin und her. Ihr Projekt ist sozusagen die Heiligung der Verfilzung, der spielerische Tausch der Kommandobrücken, die Legalisierung der Korruption. Sie machen den Markt zur letzten Wirklichkeit und sorgen dafür, dass eine Grauzone entsteht, in der niemand mehr weiß, was denn nun staatlicher Auftrag und was Unternehmerinteresse ist. *Integristen* sind Leute, die Gewaltenteilung ganz neu definieren: *Jeder darf mal!* Sie befinden sich immer auf dem Boot, das gerade fährt. Shimon Perez schockte mich zuletzt, als er in einer Rede bekundete, Politik sei eigentlich machtlos, das habe er in seinem langen Leben festgestellt, sie könne nichts bewirken. Der wahre Faktor der Veränderung sei die Wirtschaft, wo man doch in China Internet betreiben und jeder Student ein *business* begründen könne. Auch so ein *Integrist!*

Die Wirtschaft, der so Tür und Tor geöffnet wird, freut sich nicht nur über den »neuen Markt«, sie hat auch alles Interesse, die Nacht schwarz zu halten, in der alle Katzen grau sind. Das merkt man am Gesundheitswesen. Der Patient, der in die Klinik geht, meint noch immer, er nehme Leistungen für seinen Kassenbeitrag in Anspruch – er bekomme für sein, dem Staat treuhänderisch anvertrautes Geld die ihm zustehende Hilfe zur Gesundheit. In Wahrheit ist er längst Kunde eines Unternehmens, das ihn doppelt abzockt: über die »Pflicht« der staatlichen Gesundheitsleistungen und über die »Kür« dessen, was der Gesundheitsunternehmer noch kreativ aus ihm herausholt. In Deutschland gibt es schon heute vier oder fünf große Klinikkonzerne – Asklepios, Fresenius, Sana, die Rhön-Kliniken, Helios (bis 1994 bei Asklepios, seit 2005 zu 94 % bei Fresenius). Und täglich überlegt sich eine Uniklinik, ein kommunales Krankenhaus, vor welchem der vier, fünf netten Helfer es kapitulieren soll.

Die vier entwickeln einen Sog wie ein gigantischer atmosphärischer Staubsauger – und sie benutzen den Staat als Ansaugstutzen für die nachhaltige, lückenlose Installation ihrer Wertschöpfungskette. Die vier wollen den Markt für sich, und zwar den ganzen, auch den ambulanten. Übrigens werden zwei von den vieren (oder fünfen) ins Gras beißen. Der Markt ist zu klein. Wer von ihnen? Wetten werden angenommen. Vorerst schaut die Viererbande von oben auf die wuselige Szene. Aus dieser Perspektive gibt es die freien, niedergelassenen Ärzte schon fast nicht mehr. Sie wissen gar nicht, wie man das Wort »Hausarzt« buchstabiert. Mediziner jenseits und unterhalb der industrialisierten Großmedizin, das sind für die Klinikbetreiber diejenigen, die mit dem Kochlöffel diagnostizieren und mit der Kneifzange therapieren! Fossile Heiler, vorprofessionelle Quacksalber!

Von der anderen Seite, von unten, sieht das alles ganz anders aus. Die Hausärzte, die sich immer für die Könige hielten, haben geschlafen – und als sie aufwachten, entdeckten sie, dass sie nur noch eine marginale Größe im *big deal* sind – Staubflocken, die ganz von allein in Richtung Staubsauger fliegen, wenn sie die Bodenhaftung verlieren. Dafür sorgt gerade die Politik. »Der Kostendruck«, heißt es dackelblickig auf der Homepage der Rhönkliniken, »im Krankenhausbereich nimmt zu. Diesem Druck werden unwirtschaftlich arbeitende und strukturell benachteiligte Krankenhäuser künftig immer weniger gewachsen sein. Hinzu kommt, dass das Anspruchsverhalten der Bevölkerung gegenüber dem Staat eine keineswegs sinkende Tendenz aufweist. Die Folge ist, dass der Staat seine begrenzten finanziellen Mittel – die zur Bewältigung auch anderer systemimmanenter Aufgabenstellungen etwa im Bildungsbereich, beim Abbau der Arbeitslosigkeit, bei Katastropheneinsätzen etc. dringend benötigt werden – sehr umsichtig zuteilen muss. Aus diesen Gründen wird die Zahl öffentlich-rechtlicher Krankenhausträger, die ihr Klinikum verkaufen wollen, stetig anwachsen.«

Selbstbewusst, die Freunde von der Aktiengesellschaft – nicht wahr?! Und sie machen auch nicht lange rum. Der suchende Bürgermeister findet in der Menüleiste gleich das rettende Stichwort »Privatisierung«. Aber damit er sich auch ja keine überzogenen Erwartungen macht, wird ihm gleich reiner Wein eingeschenkt: »Dabei stellt sich regelmäßig die Frage nach der Höhe von Kaufpreisen für Krankenhäuser, die in der Akutversorgung stehen. Der Kaufpreis basiert aber weniger auf dem Erwerb des Gebäudes Krankenhaus, d. h. der vorhandenen Substanz, sondern er ergibt sich vielmehr aus der Übernahmechance für das zu versorgende Gebiet und dem daraus abzuleitenden Zukunftserfolgswert.«

Wieder ein Wort, wie ich es liebe – »Zukunftserfolgswert«! Kombinieren Sie es bitte mit »Integrierte Versorgung« und »Gesundheitskarte«, und wenn Sie ein besonders virtuoser Player sind, nehmen Sie auch noch »MVZ« hinzu. Ich kann Ihnen sagen, was passiert: Das Stadtkrankenhaus geht an die »Rhön«; der Bürgermeister wird wiedergewählt, die Hausärzte gehen pleite, und die Bürger kommt es (echt nachhaltig übrigens) verdammt teuer zu stehen. Es ist wie beim Stammtisch: Einer bezahlt immer die Rechnung. Den Letzten beißen die Hunde.

Ein Kapitel für Tüftler

Gelegentlich beame ich mich auf Homepages unserer befreundeten Unternehmen, um Ihnen ein bisschen Einblick in diese Firmen zu verschaffen und auch den einen oder anderen Namen herauszukopieren. Hoffentlich ist das legal. Es ist ein

Spiel – und Ihre Aufgabe ist es, zu erraten, welche Verbindungen diese Firmen haben, wo genau sie agieren und in welchen Firmen- und Parteizusammenhängen der eine oder andere Verantwortliche sonst noch auftaucht. Googeln Sie; schauen Sie auch bei http://www.ungesundleben.org vorbei: Dort gibt es Extraseiten zum Thema Privatisierung.

Nehmen wir die Rhön-Klinikum AG; hier ist Eugen Münch der Aufsichtsratsvorsitzende, im Aufsichtsrat befinden sich auch Dr. Dr. sc. (Havard) Karl Lauterbach, SPD, Dr. Brigitte Mohn, Bertelsmann-Stiftung, der Münchner Kaufmann Michael Mendel, der Banker Jens Peter Neumann sowie Michael Wendl, ver.di-Gewerkschaftssekretär. Bei Fresenius liegen die Dinge etwas anders; hier handelt es sich – sieht man auf die Beteiligungen – um einen echten Multi mit starken amerikanischen Anteilen. Fresenius ist einer der größten privaten Krankenhausbetreiber Deutschlands sowie im Pharma- (führender Anbieter in Sachen Dialyse) und Gesundheitsdienstleistungsbereich tätig. Mit an Bord: Bernd Fahrenholz. Der Ex-chef der Dresdner Bank, der einst den glücklosen Zusammenschluss mit der Allianz betrieb, berät heute neben Fresenius, wie das *Manager-Magazin* wissen will, eine »Heuschrecke« namens SVP: »Die Private-Equity-Firma hat in den letzten Monaten das Geschenkartikelunternehmen Nici, den Hummelfigurenhersteller Goebel oder etwa das ›Stadttor‹ von Düsseldorf, ein Wahrzeichen der Stadt, gekauft.« Fahrenholz kauft alles. Asklepios International GmbH gehört zur Asklepios-Gruppe, eine der führenden internationalen Klinikketten. Die Gruppe trägt mehr als 90 Einrichtungen, hat über 30 Tageskliniken, verwaltet 20 000 Betten und hat 34 000 Mitarbeiter in Deutschland, Europa und den USA (unter dem Namen Pacific Health Corporation betreibt die Asklepios-Gruppe in Kalifornien sechs Krankenhäuser).

Wieder anders liegen die Dinge bei »Sana«. Dieser Konzern gehört 33 privaten Krankenversicherungen, die darin als Kommanditaktionäre eingebunden sind. Mit dem Klinikkonzern sollte nach eigenen Angaben ursprünglich die politische Idee vom »klassenlosen Krankenhaus« konterkariert, und der Wahlleistungs- und Komfortsektor erhalten werden. Im November 2006 saßen im Aufsichtsrat Vertreter von Barmenia, DKV, Bayerische BKK Union KV, Debeka, Allianz Private KV, SIGNAL, Continentale, Landeskrankenhilfe. Sana hat acht Tochtergesellschaften und betreibt derzeit bundesweit 65 Kliniken, davon 32 Kliniken im Managementauftrag. Ein weiteres Geschäftsfeld bilden neun Alten- und Pflegeheime. (Stand 11/06). Diese Konzerne kaufen nicht nur auf, was Betten hat, sie arrondieren auch in anderer Weise; so erwerben sie Medizintechnik- und Medizinproduktbetriebe, so Fresenius, das Medizintechnikunternehmen Clinico, ein Produzent von Zubehör für Infusionstherapien und künstliche Ernährung.

Dr. Angela Vogel (Geschäftsführerin und stellvertretende Vorstandsvorsitzende von abeKra, Verband arbeits- und berufsbedingter Erkrankter e. V.), eine kritische Beobachterin der Szene, benennt das vermutliche Interesse der Beteiligten: »Auch hier dürften es aber Versicherer und deren Anteilseigner sein, vor allem Banken, die im gegenwärtigen Kampf um die Einstufungshöhe der Fallpauschalen – sie differieren von Klinik zu Klinik – auf Millionennachzahlungen seitens der GKV (Gesetzliche Krankenversicherung) setzen. Das sind die Gelder, die gegenwärtig in Wahrheit die Ausgaben in der GKV so massiv in die Höhe treiben (und sehr viel weniger die Arzneimittelausgaben).«

Hier schließt sich nun der Kreis. Im gleichen Zeitraum, in dem die Kliniken ihre Macht ausbauten und die Saugleistung erhöhten, fielen die niedergelassenen, freien Ärzte zurück. Betrugen die Gesamtaufwendungen der GKV für die ambulante ärztliche Behandlung im Jahr 1970 noch 22,7 %, so betrugen sie im Jahr 2007 nur noch 15,04 %. Effektiv beträgt die Kürzung also 33 % (!). Kaum eine andere Zahl zeigt so deutlich den politischen Willen zur Zerstörung der gewachsenen

Kultur einer lokalen menschennahen Medizin, die auf einem Arzt-Patienten-Vertrauensverhältnis aufbaut.

Wir wissen nicht, wohin – das aber mit aller Kraft

Wer auf die Frage »Warum nur?« eine Antwort haben will, muss den Blick weiten. Nehmen wir ein Parallelbeispiel von Privatisierung – nehmen wir einmal die Deutsche Bahn! Man wird eine Fülle verblüffender Parallelen zum Gesundheitswesen entdecken. Hier wie dort lautet das Konzept: Zu teuer für den Staat, zu schlecht in der Leistung, das können andere besser! Also wird der Ausverkauf an private Investoren mit aller Gewalt betrieben. Es gab eine Menge Verlierer dieser Modernisierungsoffensive – auch solche, die in Hartz IV abrutschten. Die Betreiber dieses Ausverkaufs, die *Integristen,* freilich gehören nicht zu den Verlierern. Sie finden sich wieder, integriert in Aufsichtsräte und andere Formen der Nutznießung. Auch bei der Bahn wird privatisiert. Genauer gesagt geht es darum, dass Herr Mehdorn den Auftrag hatte, die Braut zu schmücken, sprich die Bahn so herzurichten, dass öffentliches Bahneigentum Interesse auf dem internationalen Heiratsmarkt finden sollte, sprich: bei großen Anlegern (der Verkehrsexperte Heiner Monheim – Artikel in »Freitag« Nr. 11 vom 16. 3. 07 – nennt: Gazprom, arabische Kapitalgesellschaften, große amerikanische Invest- und Immobilienfonds). Man bedenke: Die Bahn war und ist die einzige umweltfreundliche Alternative zum kollektiven Wahnsinn des privaten Nahverkehrs! Zur Erinnerung: Hausarzt! Privatisierung! Internationale Investoren!

Heiner Monheim: »Dabei steht hier ein großes Desaster unmittelbar bevor, wenn ein total eingelullter Bundestag Bahnchef Mehdorns Strategie, den Konzern globalen Kapitalinteressen preiszugeben, absegnet und sich der Bund aus seiner verkehrs- und klimapolitischen Verantwortung für einen modernen Schienenverkehr verabschiedet.« Zur Erinnerung: Bundestag! Einlullen! Konzerne! Kapitalinteressen! Verantwortung! Abschied!

Nun weiß man, die Investoren kommen nicht aus karitativen Gründen. Sie bringen deftige Gewinnerwartungen mit – solche, von denen die klassische Bahn nie zu träumen wagte. Diese Investoren sind keine Dilettanten: Sie werden die Bahn so lange umbauen, bis sie ihre Gewinnerwartungen erfüllt sehen, oder sie werden sie abschreiben und wie eine ausgepresste Zitrone wegwerfen. Damit die Braut aber sexy wirkte – schlank und rank sollte sie daherkommen –, verordnete ihr Meister Mehdorn schon im Vorfeld eine Kur. Schlank »im Sinne Mehdorns heißt: das Netz verkleinern, massiv Personal abbauen, den Service runterfahren und die Preise bis an die Schmerzgrenze anheben. Für raumordnungspolitische und verkehrspolitische, klimapolitische und sozialpolitische Zielsetzungen, für eine Bahn für alle, ist da kein Platz mehr« (Heiner Monheim). Zur Erinnerung: Aufkündigung des Solidarprinzips! Umbau! Leistungsbegrenzung! Praxisgebühr! Zuzahlung! Hausarztsterben! Rückbau des ambulanten Bereichs!

Monheim beklagt die Konzentration auf einige »wenige Großprojekte des Hochgeschwindigkeitsverkehrs« und sieht ansonsten eine »brutale Desinvestitionsstrategie: Sie reißt endlos Weichen und Überholgleise raus, was unmittelbar die Netzkapazität und Flexibilität beschädigt. Und sie unterlässt die notwendigen, regelmäßigen Unterhaltungs- und Modernisierungsinvestitionen ins Streckennetz und in die verbliebenen Bahnhöfe.« Zur Erinnerung: Investitionsverlagerungen der Kassen! Fallpauschale! Punkte! EBM-2000plus! Budget! Regressforderungen! Praxispleiten!

Selbst der Bundesrechnungshof stellt die massive Vernachlässigung im Unterhalt des Schienennetzes durch die Bahn AG fest. Das juckt nicht. Es geht ausschließlich um die Bilanz und wie »der Bund, der derzeit noch weitgehend für die Neu-,

Ausbau- und Erneuerungsinvestitionen aufkommen muss, geschröpft werden« (Heiner Monheim) kann. Zur Erinnerung: Gesundheitskarte!

Auch im Fall der Bahnprivatisierung gab und gibt es zahlreiche Abgeordnete, die der Sache höchst kritisch, ja ablehnend gegenüberstanden. Auch sie wurden überfahren von der Euphorie der *Integristen.* Die Materie gestaltete sich derart komplex, dass ohnehin nur wenige Spezialisten noch einigermaßen den Durchblick bewahren konnten. Das »Fußvolk« hatte, wie Monheim ausführt, »längst resigniert, den Überblick verloren und das Entscheiden den wenigen Insidern überlassen, die das Ganze noch halbwegs durchschauen«.

Kalte Enteignung

»An das Bundesverfassungsgericht, Schlossbezirk 2, 76131 Karlsruhe« wendet sich die Klageschrift des Arztes Bernhard Marquardt und sämtlicher Mitglieder des Vereins »Freie Ärzteschaft«. Mit dem Mut der Verzweiflung rufen die Ärzte die höchsten Richter im Land an, um ... nun ja, um letztlich zentrale Ergebnisse der »sogenannten Gesundheitsreformen« (Friedrich Merz) mindestens zweier Legislaturperioden zu kippen, sie als Unrecht, als Verstoß gegen das Grundgesetz deklarieren zu lassen. Was (Bonn und dann) Berlin erlassen hat, ist gesammelt in einem *Sozialgesetzbuch* – weltweit ein Unikum –, und diese höchst praktisch wirksame Sammlung von Bestimmungen umfasst mehr als 10 000 Einzelverfügungen, für die ein Elefantengedächtnis nötig wäre, wollte man sie als Arzt oder Kassenmitarbeiter jederzeit auf dem Monitor haben. Ein Jurist, mit dem ich gesprochen habe, hält vieles von dem, was da im Sozialgesetzbuch steht, was da oft mit der Glutnadel gestrickt und im Parlament durchgetrickst wurde, für »Schmuddelarbeit und legislative Dekadenz ... eine Fülle von Bestimmungen dürfte die Veröffentlichung nicht überleben;

grundgesetztreue Gerichte müssten sie eigentlich sofort kassieren«. Genau das möchten Dr. Marquardt und andere Unerschrockene wissen: Steht das Grundgesetz wirklich noch über den eilig gestrickten Bestimmungen der sogenannten Gesundheitsreformen? Bricht höheres Recht doch niederes?

Gute Chancen für unser Ärzte? Eher nicht. Das Bundesverfassungsgericht entscheidet nicht über Nacht. Die Urteile sind oft abwägend zwischen Recht und politischer Machbarkeit. Und wenn sie präzise und dezidiert ergehen, heißt das noch lange nicht, dass man in Berlin am nächsten Tag das Ruder herumwirft.

Wie immer das Hohe Gericht entscheiden mag – ich als Nichtjuristin lese die Klageschrift mit atemloser Spannung. Vor dem Hintergrund einer wahren Flut von Reformregelungen erhebt sich die Not eines ganzen Berufsstandes, der mit grundgesetzwidrigen Gesetzen (so die Kläger) um Brot und Arbeit gebracht werden soll. Die Klage ist ein existenzieller Aufschrei, der im Vorwurf gipfelt, hier werde »kalt enteignet«. Die freien, niedergelassenen Ärzte wollen von den Verfassungsrichtern definitive Klarheit, »ob die Freiberuflichkeit ihres Berufsstandes Bestand haben soll oder sie sich mit ausdrücklichem Einverständnis des höchsten deutschen Gerichts in das Schicksal einer entschädigungslosen ›kalten‹ Enteignung und Zwangskollektivierung zu ergeben haben«. Das ist starker Tobak! Ich musste an Friedrich Merz' Beschreibung der Abstimmungsvorgänge bei Verabschiedung der letzten Gesundheitsreform denken – dass Abgeordnete nicht wissen konnten, welchen Gesetzen und Gesetzesfolgen da zugestimmt wurde. Und hier klagen nun unmittelbar Betroffene dieser chaotisch ergangenen Gesetze, und sie reden von »kalter Enteignung« und »Zwangskollektivierung«. Was ist damit gemeint?

In der Klageschrift heißt es: »Die gesetzgeberischen Intentionen zur Zerstörung des Vertragsstatus, zum Vertragsbruch, zu unlauterem Wettbewerb, zu Verträgen zu Lasten Dritter, zum gleichsam gesetzlich gedeckten Eingehungsbetrug durch die Krankenkassen, zu Honorardumping, zu einseitig aufgezwungenen ›Verträgen‹ und einem unübersehbaren Vertragschaos betreffen alle Kassenärzte. (...) Mit der Öffnung von Kliniken, deren Ambulanzen oder der von ihnen getragenen MVZ zur ambulanten medizinischen Versorgung wird mit milliardenschweren Subventionen aus Steuermitteln ein ungeheuerlicher unerlaubter Wettbewerb zu Lasten der ›Vertragsärzte‹ eröffnet mit dem Ziel, freiberuflich tätige Ärzte aus dem ambulanten Versorgungsgeschehen zu eliminieren. Mit sichtbarem Erfolg: Durch die gesetzgeberische Entscheidung, Krankenhäuser unmittelbar oder mittelbar über MVZ mit gewaltigen steuerlichen Subventionen in die ambulante fachärztliche Versorgung einzuschalten, wird unmittelbar den derzeit in diesem Versorgungsbereich freiberuflich tätigen Kassenärzten jegliche Rechts- und Planungssicherheit genommen. Jede eigentlich noch so dringlich anstehende Investitions-, Innovations- oder Personalentscheidung wird zum unübersehbaren höchstpersönlichen Risiko und damit de facto obsolet. (...) Den ›freiberuflichen‹ Ärzten wird mit gesetzlichen und bürokratischen Maßnahmen auf verschiedenen Ebenen die Weiterführung ihrer Praxen de facto verunmöglicht, so dass mit einer baldigen Aufgabe dieser Praxen ohne Nachfolge zu rechnen ist.

Ullas Zahlenverwirrspiel

In der aktuellen Debatte um unser Gesundheitssystem wird ein kaum durchschaubares Spiel mit Zahlen betrieben. Jeder der Beteiligten – Ärzte und Kassenvertreter, Politiker und KV-Fürsten – hat ein paar Zahlen im Koffer, die er bei Bedarf den anderen um die Ohren hauen kann. »Jetzt sagen Sie nichts mehr, wie?« Zahlen sind Knebel, um dem anderen den Mund zu stopfen. Wir Patienten selbst sind die Adressaten dieser

Zahlenakrobatik. Die organisierte Komplexität lässt es zu, dass Orientierung schwierig ist und der irritierte Bürger bald nicht mehr weiß, wo vorne und hinten ist. Höchste Zeit, dass aus Patienten »Bürgerpatienten« (ich kreiere mal wieder ein neues Wort) werden! Wir sollten es uns nicht länger gefallen lassen, dass wir bloß *behandelt* werden. Patienten sind Bürger mit Grundrechten. Und da wir zahlende Bürger sind, verlange ich Klarheit über Zahlen. Meine Vermutung ist: Wir *sollen* die Spielregeln, nach denen die Zahlen organisiert werden, nicht verstehen. Desinformation ist Teil der in mehreren Stufen verdeckt geschehenden Umbauten.

Chuzpe einer rheinischen Frohnatur?

Vor laufenden Fernsehkameras füttert Ulla Schmidt die Öffentlichkeit mit verwirrenden Zahlen. Das Ganze geht in der Hatz, in der die eine Nachricht die nächste jagt, unter. Aber sehen wir einmal genauer hin! Nehmen wir einmal die Vorgänge beim Deutschen Ärztetag 2007 in Münster unter die Lupe. Damals forderte Prof. Hoppe, immerhin Präsident der Bundesärztekammer, für die gesetzliche Krankenversicherung mehr Geld. Es gebe einen sich so und so zusammensetzenden Fehlbetrag von 30 Milliarden Euro, über dessen Ausgleich man sprechen müsse. 30 Milliarden – nun, das ist nicht gerade ein Pappenstiel. Statt differenziert auf diese Zahl einzugehen und differenzierte politische Lösungsansätze vorzulegen, warf die Ministerin kameragerecht eine andere Zahl in den Raum: 240 Milliarden Euro! So viel Geld flösse Jahr für Jahr in das deutsche Gesundheitswesen. Ulla Schmidt: »Das muss reichen, damit ein Volk von 80 Millionen Menschen ordentlich versorgt wird.« Klingt plausibel. Kamera aus. Nächste Nachricht.

Was die Kamera nicht mehr zeigte: Wie den Anwesenden des Deutschen Ärztetages schier die Spucke wegblieb angesichts einer solchen ministeriellen Chuzpe, man könnte auch sagen populistischen Dreistigkeit. Musste doch der Fernsehzuschauer annehmen, es flössen alljährlich 240 Milliarden Euro in den Beitragsverteilertopf der gesetzlichen Krankenkassen.

Jeder im Saal wusste, was Ulla Schmidt weiß: Wenn über den GKV-Verteilertopf gesprochen wird, reden wir über ca. 150 Milliarden Euro. Wo zum Teufel aber hat Ulla Schmidt nun die 240 Milliarden her? Auch das ist ja eine Zahl, die nicht völlig aus der Luft gegriffen ist – irgendwo hat sie der Bürger schon einmal gehört. Prof. Fritz Beske, Leiter des Instituts für Gesundheitssystemforschung in Kiel, schlüsselt auf: »Grundlage dafür sind die vom Statistischen Bundesamt für 2005 veröffentlichten Gesundheitsausgaben nach Ausgabenträgern. Davon entfallen, jeweils abgerundet, auf die Gesetzliche Krankenversicherung 140, auf öffentliche Haushalte 14, die soziale Pflegeversicherung 19, die gesetzliche Rentenversicherung und die gesetzliche Unfallversicherung jeweils 4, die private Kranken- und Pflegeversicherung 22, Arbeitgeber 10 sowie private Haushalte und private Organisationen 32. Also insgesamt 240 Milliarden Euro.« Aha. Und was soll also das Ganze? Das Einzige, was der Bürger verstehen kann, weil er es so verstehen soll, sind Botschaften wie: 240 Milliarden sind mehr als 30 Milliarden, halte die Klappe! Noch präziser: Ich möchte nicht über die 30 Milliarden reden!

»Der unbefangene Zuhörer und Leser«, schließt Prof. Beske, »könnte versucht sein zu glauben, dass beide, Hoppe und Schmidt, das Gleiche meinen, dann allerdings ergibt sich ein Differenzbetrag von rund 100 Milliarden Euro. Dadurch entsteht bestenfalls Ratlosigkeit, sonst aber muss der Eindruck entstehen, dass der Ärztekammerpräsident nicht zu rechtfertigende Forderungen erhebt. Ohne Klarheit geht es nicht. Nur so sind Missverständnisse zu vermeiden. Es sei denn, dass bewusst und gezielt falsch informiert, dass Desinformation betrieben wird.«

Nach den Regeln der Desinformation sollte man genau nach den 30 Milliarden fragen, auf die Ulla Schmidt in ihrer Rede *nicht* eingegangen ist. Irgendeine Lösung muss sie ja haben, wenn nach einem real existierenden Finanzloch gefragt wird. Möchte sie, dass die Kassenbeiträge heftig erhöht werden? Dann kann sie die nächste Wahl für die SPD gleich in den Wind schreiben. Möchte sie das Geld aus den Töpfen irgendwelcher Begünstigten nehmen? Das wäre wie der Griff mit der nackten Hand in das Haifischbecken. Oder aber – das wäre nun die ganz linke Variante – trägt sie sich mit dem Gedanken, die von Prof. Hoppe angemahnten 30 Milliarden Euro Krankenhausinvestition über private Investoren finanzieren zu lassen? Vielleicht über den einen oder anderen amerikanischen Gesundheitskonzern?

Freunde in der Not

»Alles aus einer Hand«, das ist die Ideologie derer, die für »Integrierte Versorgung« werben und damit die Sympathie der öffentlichen Hand, sofern sie Schmidt, Lauterbach & Co heißt, finden. Ihre Majestät selbst, Ulla Schmidt, war Schirmherrin, als das USA-Unternehmen Kaiser Permanente am 7. Januar 2007 in Berlin Unter den Linden seine »Integrierte Versorgung« vorstellte (siehe Kap. 14).

Dass diese Präsentation über die Bertelsmann-Stiftung lief, gehört im Gesundheitswesen schon zur Normalität (dazu mehr in Kap. 15). Prof. Karl Lauterbach, der Mann mit der Fliege, in Insiderkreisen des Bundesministeriums für Gesundheit »Ullas Einflüsterer« genannt, ist immerhin im Aufsichtsrat der Rhön-Klinikum AG vertreten und sitzt dort neben Dr. Brigitte Mohn von der Bertelsmann-Stiftung. Dieses rege Klinikbetreiberunternehmen – beklagt es das von Herrn Dr. Hoppe angemahnte 30-Milliarden-Defizit, wenn es auf der Homepage verlauten lässt: »Der Kostendruck im Krankenhausbereich nimmt zu. Diesem Druck werden unwirtschaftlich arbeitende und strukturell benachteiligte Krankenhäuser künftig immer weniger gewachsen sein ...«? Das muss doch nicht sein! Da kann man doch mit Klinikprivatisierungen gegensteuern! Die machen allerdings nur Sinn, wenn »die Verbindung zwischen den Möglichkeiten eines Klinikstandortes einerseits, unserem Know-how und unserer Finanzierungsfähigkeit andererseits mehr ergibt, als vorher vorhanden war. Und nur dann wird sich die neue Symbiose im Wettbewerb unter den Krankenhäusern und im Abgleich mit ihrem Umfeld langfristig als erfolgreich erweisen ...« Aha. Hilfe naht. Kostet nix. Oder doch? Was heißt: »... andererseits mehr ergibt«? Und was meinen die eigentlich mit »Abgleich mit ihrem Umfeld«?

Bei den Konzernen, da flutscht es. Eine Hand wäscht die andere. Die Rhön-Klinikum AG bürgt in ihren Unterlagen für eine »konsequente Patienten- und Prozessorientierung, das heißt, es erfolgt eine Ausrichtung nach dem Flussprinzip (ist Prozessorientierte Ablauforganisation). Kernmerkmale dieses Flussprinzips im Krankenhaus sind ein der stationären Versorgung vorgeschaltetes zentrales interdisziplinäres Diagnostikum, ein vierstufiges Pflege- und Behandlungs-Konzept in den Bereichen Intensiv-, Normalpflege, Intermediatecare und Lowcare-Station sowie eine Tagesklinik ...« Klar doch, Sanierung geschieht hier per Staubsauger: Die private Klinik arrondiert und zieht alle nur denkbaren Gesundheitsleistungen im näheren Umfeld an sich.

Fehlt nur noch ein Stichwort: »MVZ« – und der Kreis ist geschlossen. Mit ihnen macht der Plan der schleichenden Privatisierung rasante Fortschritte. Medizinische Versorgungszentren (MVZ) schießen aus dem Boden wie Pilze. Zum Jahresbeginn 2005 gab es 70 MVZ. Am Ende des Jahres 2007 rund 950, ein Vierteljahr später schon 1000. Jedes Quartal kommen nach Einschätzungen von Experten 70 hinzu. Die in den MVZ arbeitenden Ärzte sind angestellt. Krankenhäuser steigen in diese MVZ-Linie ein. Hier liegt der Schlüssel zur schönen neuen Gesundheitswelt. Da werden in ziemlich großem Stil Praxen in ganz Deutschland aufgekauft. Ärzte, so um die 60, findet man für ihr kleines Unternehmen mit einer für sie noch akzeptabel erscheinenden Geldsumme ab. Dann besitzt der nach außen meist anonyme Geldgeber einen Arztsitz. Hat er mehrere solche beisammen, muss er nur noch einen zugelassenen Arzt finden oder ein Krankenhaus besitzen, um ein MVZ zu eröffnen. Rentabel wird das Zentrum vor allem dann, wenn mehrere Fachärzte angestellt sind. Das lohnt sich nur in größeren Städten mit genügend Patientenzulauf. Diese lassen sich dann leicht von einem zum anderen Fachkollegen schicken. Er sitzt ja im gleichen Haus. Was zunehmend auf der Strecke bleibt, ist die flächendeckende, wohnortnahe Versorgung und die bisherige Unabhängigkeit eines Praxisbetreibers.

Große private Kliniken, wie Rhön-Klinikum AG oder Fresenius, haben die sich mit MVZ bietende Chance längst geschnallt. Sie eifern mit ihren inzwischen 210 Krankenhäusern dem Vorbild der »Integrierten Versorgung« nach. Versicherungskonzerne sind an diesen Unternehmen beteiligt. Wolfgang Pföhler, Vorstandschef der Rhön-Klinikum AG, kündigte 2007 an, dass an jedem seiner 40 Häuser, darunter die Uniklinik in Gießen–Marburg, MVZ gegründet werden. Ach ja, Pföhler hat es klar ausgesprochen: Hausärzte schließe er als Partner aus! Pföhler hat glänzende Kontakte in die Politik. Und mit dem beamteten Staatssekretär Klaus Theo Schröder (SPD), früher auch kurzzeitig mal Manager bei der Rhön-Klinikum AG, sitzt ein Profi im Bundesgesundheitsministerium! Auch der Mann mit der Fliege, Prof. Karl Lauterbach (SPD), ist durch seinen Aufsichtsratsposten mit der Rhön-Klinikum AG, verbunden. Dr. Brigitte Mohn, die mit ihrem Mann Richard die Bertelsmann-Stiftung leitet, wirbt seit Jahren für einen Systemwechsel im Gesundheitswesen. Der direkte Bezug zu MVZ: Hier hat die Bertelsmann-Stiftung gerade ein Pilotprojekt mit sechs solcher Einrichtungen gestartet, um deren

Qualität zu bewerten. In aller Offenheit kündigt die Stiftung auch eine »Typisierung« der MVZ an:

1. *»MVZ der Grundversorgung«* mit Schwerpunkt »hausärztliche Versorgung vor allem älterer multimorbider Patienten«
2. *»MVZ der Spezialversorgung«* mit einem breiten Angebot an Fachärzten und einer Kooperation mit einer Klinik.
3. *»Marken-MVZ.* Es soll die »hausärztliche Versorgung zentralisieren, um dem Medizinermangel auf dem Land zu begegnen«.

Bis Ende 2008 soll daraus ein »Zertifizierungssystem« gezimmert sein. Wie allerdings aus einer Zentralisierung eine flächendeckende Versorgung gewährleistet werden soll, gleicht dem Versuch, aus einem Quadrat einen Kreis zu entwickeln. Hausärzte können sich denken, was mit diesem Vorhaben bezweckt wird. Unsere älter werdende Gesellschaft sollte rasch nachziehen, bevor es zu spät ist.

Pillen und Playboy

Ein Punkt, den ich noch gar nicht erwähnt habe, der mich allerdings immer wieder ärgert, sind unsere Arzneimittelpreise. Tatsächlich geben wir in Deutschland mehr Geld für Arzneimittel aus als für den gesamten Bereich der freien, niedergelassenen Ärzte. Dass die Arzneimittelpreise »politisch« sind, das heißt, dass sie Verhandlungssache sind, pfeifen inzwischen die Spatzen vom Dach. Wenn ich feststelle, dass vergleichbare Medikamente fast überall im Ausland günstiger sind als in Deutschland, werde ich ungehalten. Das heißt doch im Klartext nur, dass sich die deutschen Politiker und Funktionäre auf der Verhandlungsebene nicht durchsetzen konnten gegen die mächtige Pharmalobby. Es ist nicht einsehbar, warum wir für

Präparate in Deutschland teilweise den fünffachen Preis wie in anderen Ländern zahlen. Beispiel: Ein apothekenpflichtiges Präparat gegen Kopfschuppen kostet hier rund 14 Euro. Ein Spanier bezahlt für das gleiche Mittel desselben Herstellers den nämlichen Preis, erhält dafür aber zwei Packungen mit dem doppelten Inhalt. Ich will diesen Preis auch haben! Keinen anderen! Wie Politiker ihn gegenüber der Pharmaindustrie durchsetzen, ist mir egal. Ich messe sie am Ergebnis. Dass es billiger geht, ist bewiesen. Noch eine Zahl dazu: In Deutschland sind knapp 50 000 verschiedene Arzneimittel – Packungsgrößen, Wirkstoffstärken und Darreichungsformen zusammengenommen – zugelassen. Die Schweden kommen mit ca. 7000 Pillen und Tröpfchen aus. Sind sie deshalb kränker? Und wenn mir die Pharmaindustrie mit den hohen Kosten kommt, die ihre Forschungen an den Präparaten einer »Medizin der Zukunft« kostet, dann sage ich ihnen: »Gerne, demnächst wieder, jetzt haben wir ein anderes Problem: Wir geben zu viel Geld in den falschen Gesundheitssektor.«

Woran es liegt, dass die deutsche Politik sich nicht durchsetzt? Das lag und liegt zum Teil daran, dass die Pharmalobby in Berlin brillant organisiert und von der Ex-CDU-Politikerin Cornelia Yzer (über Wirtschaft und Politik hinweg) gewissermaßen bereichsübergreifend dirigiert wird. Eine 50-Leute-Truppe bestens präparierter Lobbyisten spielt das Ein-Kopf-ein-Arsch-Spiel mit der öffentlichen Hand – mit dem bekannten Ergebnis.

Möglicherweise wurde das erbärmliche Ergebnis aber auch deshalb erzielt, weil die Politik kein wirkliches Interesse an niedrigen Arzneimittelpreisen hat. Besonders dem Finanzminister kann in keiner Weise an einem Preisdumping gelegen sein, beschert es ihm doch ein Finanzloch erster Güte. Man muss sich immer vor Augen führen, dass Arzneimittel mit 19 % Mehrwertsteuer belegt sind, eine Tatsache, die in keiner Weise begründbar ist, es sei denn mit purer staatlicher Lust an Steuereinnahmen. Den Playboy gibt es für 7 %, ebenso Katzenfutter. Aber bei einem irre teuren Krebsmittel hält Steinbrück mit 19 % die Hand auf.

In anderen Ländern sieht es da ganz anders aus. In Frankreich sind 2,1 % für erstattungsfähige und 5,5 % für nicht erstattungsfähige Medikamente fällig; in Irland zahlt der Patient 0 % für Medikamente zur oralen Anwendung, sonst bis zu 21 %; England verlangt 0 % auf Arzneimittel, die im Rahmen des National Health Service (NHS) verordnet werden, 17,5 % auf nicht verschreibungspflichtige Medikamente. Es ist also pure Heuchelei, wenn in Deutschland Gesundheitspolitiker ein bisschen Lamento über die hohen Arzneimittelpreise anstimmen. Für den Finanzminister ist das wahrscheinlich grenzwertiges »Gedöns«.

KAPITEL 7

Muntes Monopoly – oder: Allerhand Kurioses aus der Kassenärztlichen Vereinigung

22. April 2008, beste Sendezeit am Abend. Die Fernsehjournalisten von FRONTAL im Einsatz. Ein mächtiger, abweisender Behördenbau in Hannover. Harte Kameraschnitte. Unangenehmer Besuch für die Kassenzahnärztliche Vereinigung. Wieder decken Journalisten einen Fall von Betrug und Machtmissbrauch im Gesundheitsbereich auf. Wieder muss der Staatsanwalt eingreifen und den selbstherrlichen Funktionären einer Kassenärztlichen Vereinigung auf die Finger sehen. »Transparency International« ist schon lange auf die Einrichtungen mit dem Status einer Körperschaft öffentlichen Rechts aufmerksam geworden. Greift die staatliche Rechtsaufsicht über ihre Organe nicht? Geht es auch hier schon zu wie bei Siemens?

Anke Martiny von *Transparency International*, ehemaliges Mitglied des SPD-Parteivorstandes, tritt vor die Kamera: »Aus meiner Sicht ist es schon lange so, dass die KVen, die KZVen, eine Art von Selbstbedienungsmentalität ohne Kontrolle im Laufe der letzten Jahrzehnte seit Gründung eingerichtet haben, die auf keine Weise abzustellen ist. Die Kette der Beanstandungen reißt ja nicht ab. Mal ist es in Rheinland-Pfalz, mal ist es in Bayern, mal ist es in Niedersachsen, mal in Berlin. Nirgendwo hat man das sichere Gefühl, dass die KVen und KZVen sauber arbeiten.« Auch Uwe Dolata vom Bund Deutscher Kriminalbeamter macht sich empört vor der Kamera Luft: »Wenn ein Arzt allein einen Arzt kontrolliert ... das wäre ungefähr so, als wenn wir den Parlamentarischen Ausschuss für Geheimdienste im Bundestag nur mit Geheimdienstlern besetzen würden. Das traut sich keine Organisation, keine Ermittlungsbehörde, keine Polizei, kein Niemand ... sich selbst zu kontrollieren! Nur die Kassenärztliche Vereinigung besteht aus kassenärztlichen Mitgliedern!«

Würde sie mal aus kassenärztlichen Mitgliedern bestehen – möchte man hinzufügen! Die Dinge sind auf einer dramatisch schiefen Bahn, aber noch ganz anders, als Herr Dolata es sich im Eifer des Gefechts vorstellt. Bei der KV Bayern gibt es die Vertreterversammlung, in der Ärzte quasi den Aufsichtsrat der KV bilden. Im Frühjahr 2007 zogen dort engagierte Mitglieder des Hausärzteverbandes unter Protest aus dem Gremium aus, weil sie es nicht länger mittragen wollten, dass der handelnde Vorstand mit offenkundiger politischer Rückendeckung Millionenprojekte anschob, ohne den »Aufsichtsrat« über die Geschäftsvorgänge zu informieren. Man war dem Vorstand – man kann es nicht anders ausdrücken – auf die Schliche gekommen ...

Hassobjekt KV

Ich kenne kaum eine Organisation, die bei denen, die sie vertreten soll, eine solche Bugwelle von Antipathie auslöst wie die Kassenärztliche Vereinigung bei den Kassenärzten. »Wie denn das?«, lautete vor einem guten Jahr meine erste Frage an Ärzte: »Ist das denn keine Standesvertretung?« Ich musste den Kopf einziehen – so sehr wurde ich überschüttet mit Fakten, Vermutungen und Belehrungen, die vorerst allerdings nur in einer Erkenntnis mündeten: Dort steht der Feind!

Von Lämmern und Schlachtern

Ich machte mich ein wenig schlau und erfuhr, dass eine KV eine Einrichtung ist, zu der automatisch alle Ärzte und psychologischen Psychotherapeuten gehören, die zur ambulanten Behandlung zugelassen sind. Es gibt 17 regionale Kassenärztliche Vereinigungen (etwa KV Bayern) und eine Kassenärztliche Bundesvereinigung (KBV), die allerdings keine Weisungsbefugnis hat. Alle KVen in den Bundesländern unterstehen der Aufsicht der Ländersozialministerien, die Bundesvereinigung dem Bundesministerium für Gesundheit (BMG).

Die Hauptaufgabe einer KV besteht nach § 75 SGB V in der »Sicherstellung der ambulanten kassenärztlichen Versorgung« sowie in der »Vertretung der Rechte der Vertragsärzte gegenüber den Krankenkassen« und in der »Überwachung der Pflichten der Vertragsärzte«. In dieser Aufgabenbeschreibung erkennt man schon, dass sich hier nicht die *Sänger* im *Sängerbund* finden. Insofern ist der Name irreführend. In der Sache handelt es sich nämlich weniger um eine *Kassenärztliche Vereinigung* als um eine *Kassenärztliche Kontrollbehörde*. Wiewohl von Ärzten geführt, mit Ärzten bestückt und von Ärzten mit nicht unerheblichen Mitteln direkt finanziert, wird die KV von Kassenärzten als »die andere Seite« wahrgenommen – das politisch-strategische Instrument, das sich gegen die eigenen Leute kehrt, »die willfährigen Vollstrecker« des Bundesministeriums für Gesundheit.

Die Kontrolletis von der KV punkten aber auch sonst nicht berauschend. Und das, obwohl sie sich an einer anderen Ecke Freunde bei den Ärzten machen könnten: Eine weitere Aufgabe der KVen besteht nämlich darin, per Vertrag mit den gesetzlichen Krankenkassen für eine angemessene Honorierung der freien, niedergelassenen Ärzte zu sorgen. Dieser Aufgabe scheinen die KVen nicht sonderlich zufriedenstellend nachzukommen. Unter heftigem Kopfnicken und Beifallsbekundungen anwesender Kollegen formulierte ein Arzt das Bonmot: »Wir freien, niedergelassenen Ärzte sind die einzigen Lämmer, die gezwungen werden, ihren Schlachter zu finanzieren.«

KV-Mann zu sein – ein hartes Los. Nicht einmal die Politik mag sie so richtig vorbehaltlos. Bei den KVen, heißt es schon einmal von Politikerseite, handle es sich um »Wettbewerb verhindernde Monopole und Kartelle«.

Hintersinniger Ausflug in die Juristerei

Was sind das denn nun wieder für Begriffe aus den halbkrimininellen Randbezirken der Volkswirtschaft? Bei einer KV handelt es sich eindeutig um eine *Körperschaft des öffentlichen Rechts* und nicht um einen zweifelhaften, gierig die Märkte erobernden und beherrschenden Trust. Für uns Nichtjuristen habe ich schnell nachgeschaut: Eine KöR verdankt ihre Rechtssubjektivität nicht der Privatautonomie, sondern einem *hoheitlichen Akt*. Wow! Will sagen: Karl und Lieschen können gründen, was sie wollen – eine KöR wird es nie und nimmer! Vater Staat selbst muss in einem *hoheitlichen Akt* eingreifen, er ist letztlich der Träger der Gewalt; ja auch in Körperschaften der Selbstverwaltung, in denen Betroffene (etwa in Gemeinden oder Kammern) ihre Dinge selbst regeln, insofern sie keine direkten Organe des Staates sind, sind die Träger dieser Selbstverwaltungsaufgaben *Teil der öffentlichen Gewalt.* KöRs – so kann man es vielleicht sagen – sind Treuhänder; sie dürfen keine Geschäfte betreiben und keine Gewinne machen. Sie sollen einfach anvertrautes Gut sachgerecht verwalten. (Ich langweile Sie mit diesen Spitzfindigkeiten übrigens nur, weil es spitze ist, was ich gefunden habe – Sie werden schon noch sehen!) Die Kehrseite der Medaille: Der Staat hat eine ganz besondere *Rechtsaufsicht* über diese Einrichtungen. Er steht im Interesse der Bürger in der Pflicht – eine Tatsache, die wir leider noch bemühen müssen.

Ein leichter Touch von Braun

Nun lese ich in meinem privaten kleinen Jus-Seminar eine merkwürdige Anmerkung. Die Rechtsform der *Körperschaft des öffentlichen Rechts* sei in Nazizeiten missbraucht worden, heißt es da, als »Mittel, um gesellschaftliche Organisationen in den ›totalen Staat‹ einzugliedern (Gleichschaltung)«. Aha, denke ich mir, da kommen wir der Sache schon etwas näher. *Gleichschaltung* – das Wort fiel oft, wenn Ärzte über ihre KV schimpften. Warum nicht einmal ein bisschen in den Geschichtsbüchern nachgraben? Wie war das denn, als die KVen entstanden? Nachdem Bismarck im 19. Jahrhundert die Großtaten seiner Sozialgesetzgebung ins Werk gesetzt hatte, entstanden auch eine Fülle von Krankenkassen, die zunächst Einzelverträge mit den Ärzten schlossen. Die kamen dabei aber so schlecht weg, dass es sogar zu Unruhen, ja bis zu einem Beschluss zum Generalstreik unter den Ärzten kam. 1913 musste deshalb der Staat eingreifen und Vorläufer der Institution »Kassenärztliche Vereinigungen« schaffen, zu deren offizieller Gründung es allerdings erst 1931/32 kam. Seit dieser Zeit gibt es das Gegenüber von Kassenärztlichen Vereinigungen und Krankenkassen. Fast noch bedeutsamer für die Institution wurde allerdings der 2. August 1933. Den neuen faschistischen Herren kam die Tatsache einer solchen Konstellation hoch gelegen. Sie schafften die regionalen KVen gleich wieder ab und begründeten eine einheitliche deutsche Kassenärztliche Vereinigung. Das Ziel war klar: Gleichschaltung!

Der unterbliebene Ausstieg

Ärztliche Standesvertreter begrüßten »freudigst den entschlossenen Willen der Reichsregierung« und stellten sich »freudigst in den Dienst dieser großen vaterländischen Aufgabe« mit dem »Gelöbnis treuester Pflichterfüllung als Diener der Volksgesundheit«. Die neuen Machthaber wussten, wie man die Ärzte – viele unter ihnen ideologisch unsichere Kantonisten – auf Linie bringt: Indem man den Geldhahn besetzt und ihn je nach strategischem Bedarf hier öffnet und dort schließt. In der Tat ist die (von Ausnahmen abgesehen) im Ganzen nicht sonderlich rühmliche Geschichte der Ärzteschaft im Nazireich auch ein Effekt ihrer ebenso frühzeitigen wie nachhaltigen Gleichschaltung. Jüdische Ärzte wurden ausgegrenzt, Euthanasie als staatliches Programm durchgezogen. Im Grunde wollten die Ärzte »nicht aussteigen«; sie wollten ihre Ruhe haben, in Ruhe kurieren und von den großen Weltläuften in Ruhe gelassen werden. Dr. Haedenkamp, ein Ärztevertreter, der vor und nach der Wende von 1933 eine Rolle spielte, schwor die Ärzteschaft ein auf die neuen Rahmenbedingungen: »In Zukunft lenkt uns der starke Wille autoritärer Führung ... Wir kennen die Pflichten, die wir ihm gegenüber zu erfüllen haben. Indem wir ihnen nachkommen, erwerben wir uns das Recht auf Würdigung unserer Arbeit und auf die Stellung im Staate, auf die wir Anspruch erheben müssen ...« Der ausbleibende Widerstand der Ärzte stärkte die Politik bis weit über das Tausendjährige Reich hinaus. Wikipedia schreibt: »Die o. g. Verordnung (zur Gleichschaltung, *d. Aut.*) war damit ein Mittel, die Selbstbestimmung der Ärzte umzuwandeln in ein parastaatliches Exekutivorgan, das die Kassenärztlichen Vereinigungen bis heute sind.«

Fragt sich nur: Warum schaffte man die KV dann nicht nach dem Krieg gleich wieder ab oder installierte sie in der vorfaschistischen Form einer gemeinsamen ärztlichen Interessenvertretung gegenüber den Kassen? Warum reorganisierte man nicht ein Gegenüber, aus dem sich der Staat operativ heraushielt? Ich habe hier nur eine Vermutung (und lasse mich von Historikern gern eines Besseren belehren): Vielleicht blieb Vater Staat einfach nur sitzen am Geldhahn, um sich generell der politischen Handhabemöglichkeit nicht zu berauben. Weiß man, für was man das noch braucht?

Ein parastaatliches Exekutivorgan und viele Schäfchen, die ins Trockene wollen

Jetzt versteht man vielleicht die vehementen Vorbehalte, die viele Ärzte gegen diese Einrichtung hegen, besser. Die Politik hat sich nämlich in der Folge keineswegs dezent aus »ihrem« Organ herausgehalten und die Ärzte machen lassen. Im Zug der *sog. Gesundheitsreformen*, namentlich der letzten, hat man die KVen wiederentdeckt, möglicherweise um sie in ihre letzte Schlacht zu führen und dann zu schlachten. In den Masterplänen des Ministeriums gab es immer wieder Überlegungen, die KVen Mitte der kommenden Legislaturperiode über die Klinge springen zu lassen, freilich erst nachdem der Mohr seine Schuldigkeit getan hat. Die Schäfchen der KV, die Mitarbeiter, ahnen schon heute, dass sie sich in drei Jahren vielleicht einen neuen Arbeitsplatz suchen müssen. Entsprechend düster ist die Stimmung. Man muss sich in Sicherheit bringen.

Die wackeren Hirten dieser Einrichtungen – die KV-Fürsten – kümmern sie sich um ihre Schäfchen? Sie werden an sich selbst denken und auch ihre Strategie haben, wo sie dann sind, was sie dann machen und wovon sie dann im Trockenen leben. Das ist auch gar nicht zu beanstanden, sofern sich das Ganze nach Recht und Gesetz vollzieht. Die Bürger werden ein besonderes Auge darauf haben, dass an dieser Ecke kein Schmu passiert – hat doch der Staat eine ganz besondere Pflicht zur *Rechtsaufsicht*. Es handelt sich ja um eine *Körperschaft des öffentlichen Rechts*.

Nun mutet freilich manches, was die KV-Fürsten derzeit operativ in Hinsicht auf den D-Day anstellen, seltsam bis prüfenswert an. Was allerdings Dr. Axel Munte, den Chef der bayerischen KV, angeht, so fragt sich der Laie, welche Schäfchen hier nun wieder ins Trockene gebracht werden sollen.

Ein wilder Wirbler namens Munte

Bayern-KV-Fürst Dr. Axel Munte ist ein weltläufiger Mann mit besten Verbindungen in die Politik und die Wirtschaft. Munte ist »Similauner«; er gehört also zu jenem umraunten Karrierenetzwerk von Topmanagern, das von Jürgen Schrempp bis Klaus Zumwinkel, von Jürgen Weber bis Wolfgang Reitzle, von Karl Otto Pöhl bis Roland Berger zahlreiche illustre Namen umfasst. Ex-McKinsey-Chef Herbert Hensler führt die ebenso exklusive wie meist heitere Runde der Macher an. Man trifft sich zum Bergsteigen oder tafelt miteinander, diskutiert, macht ein wenig *business* über den Golfschläger hinweg und ist sich einig in der Betrachtung der Republik als einem einzigen großen Markt, der nur noch nicht verstanden hat, dass er das ist. Die wackeren Gipfelstürmer (zumindest einige von ihnen) haben schon allerhand privatisiert, fusioniert und ruiniert. Sie halfen schon, den Energie-, den Telekommunikations- und den Wasserwirtschaftsmarkt aufzuteilen. Kollege Munte bringt da – das hatten wir noch nicht – die Gesundheit ein. Noch hat er sie nicht. Doch er arbeitet daran. Nach den mir vorliegenden Unterlagen verhält es sich so:

Munte, Chef der KVB (Kassenärztliche Vereinigung Bayern), steht einer Körperschaft des öffentlichen Rechts vor. Der Staat hat durch seine Rechtsaufsicht zu überprüfen, ob sich Axel Munte an den ihm gesetzlich zugewiesenen Tätigkeitsbereich hält. Eine KöR darf ihren Tätigkeitsbereich nicht über Tochtergesellschaften erweitern. Eine solche organisatorische Auslagerung ist unzulässig. Allerdings darf sie nach § 77a SGB V »Dienstleistungsgesellschaften« gründen, die jedoch strengen Auflagen genügen müssen. Sie dürfen »nur gegen Kostenersatz« tätig werden – d. h.: sie dürfen keinen Gewinn machen und »nicht aus Mitteln der Kassenärztlichen Vereinigungen« finanziert werden.

Nun gründete die KVB aber am 19. Dezember 2006 und am 19. April 2007 nach uns heute vorliegenden Unterlagen gleich mehrere Gesellschaften – ein Vorgang, der dem Gros der zahlenden Mitglieder der KVB offenkundig verborgen bleiben sollte. Es handelte sich um:

1. Die Gediselect-Dienstleistungs-GmbH mit einem Stammkapital von 570 000 Euro (Gründung: 19. April 2007). Alleinige Geschäftsführerin dieses Unternehmens: Sonja Froschauer, Jahrgang 1977, eine junge KV-Mitarbeiterin, die das besondere Vertrauen von Dr. Munte genießt.
2. Die Gediselect GmbH & Co. KGaA mit einem Grundkapital von 50 000 Euro und Sitz in Buxtehude. Es wurde jedoch bereits am 19. Dezember 2006, also am Tag der Gründung, der Beschluss gefasst, das Grundkapital auf 4,6 Millionen Euro zu erhöhen. Dieser Betrag stand in keiner Zeitung. Er wurde bekannt und faktisch bestätigt, nachdem eine hartnäckige Internetrecherche – danke, Maria! – erbrachte, dass im Bundesanzeiger eine höchst merkwürdige Handelsregister-Bekanntmachung vom 22. November 2007 für die Firma »Has und Igel die Zweite KGaA« veröffentlicht wurde – Firmenadresse: »Elsenheimer Straße 39, 80687 München«. Nanu? Die Adresse ist doch identisch mit jener der KVB Bayern! Das Ganze findet jedoch statt beim »Amtsgericht 21255 Tostedt«. Im Bundesanzeiger heißt es von *Has und Igel die Zweite:* »Die am 19. 12. 2006 beschlossene Erhöhung des Grundkapitals um 455 0000 Euro ist durchgeführt, Firma geändert, nun: neue Firma: Gediselect GmbH & Co. KGaA, neuer Unternehmensgegenstand: »Die Erbringung von Beratungs- und anderen sonstigen Dienstleistungen als Gemeinschaft von Leistungserbringern und Krankenkassen ...« Was macht die kernbayerische Tochter Gediselect in Tostedt? Wo ist das überhaupt? Muss man das kennen? Eine Google-Earth-Schnellrecherche erbringt: Tostedt ist eine Gemeinde am nördlichen Rand der Lüneburger Heide – der nächste Weg also für den Zweck »Art der Eintragungen: Veränderungen«. So etwas führt bei mir zu

Juckreiz in der Spürnase. Mich interessierte: Wer, außer Has und Igel, fährt 635 km von der Elsenheimer Straße in München nach Tostedt-City, um Veränderungen im Handelsregister zu bewirken? Wer ist übrigens Has und wer ist Igel? Ist »Has« vielleicht der Deckname für die rührige Sonja Froschauer, »Geschäftsführerin der Komplementärgesellschaft« von Gediselect. Und wer könnte »Igel« sein? Vielleicht der umtriebige Dr. Axel Munte? Fragt sich nur: Wer war zuerst da – Hase oder Axel? Wo bewährte Einrichtungen so schnell den Namen wechseln, müssen wir damit rechnen, dass demnächst aus IGeL-Leistungen AXEL-Leistungen werden, was die Sache auch präziser trifft.
3. Die Gediselect-Beteiligungs-GmbH als Komplementärin der KGaA, mit einem Stammkapital von 50 000 Euro (19. Dezember 2006).

Da eine Tochtergesellschaft der KV in sich unsinnig ist – dürfte sie doch nur tun, was die Muttergesellschaft selbst tun darf –, stellen sich folgende Fragen: Wozu wird überhaupt eine Tochtergesellschaft gegründet? Wozu ist es erforderlich, gleich mehrere Tochtergesellschaften zu gründen?

Warum wurden die Mitglieder der KVB nicht zeitnah, lückenlos und umfassend über die Vorgänge informiert? Das Einzige, was geschah: Mit Presseerklärung vom 11. Januar 2007 verkündete die KVB die »Gründung einer Managementgesellschaft«. Im Text wird als Zweck der Gesellschaft »Teilnahme an Selektivverträgen« genannt. Weiter hinten im Text wird die Rechtsform als KGaA angegeben. Es handelt sich also um eine Kommanditgesellschaft auf Aktienbasis – die gleiche Konstruktion, die Borussia Dortmund wählte, als Schwarz-Gelb an die Börse ging. Man staunt: Eine Treuhandeinrichtung gründet unter der Hand eine Aktiengesellschaft? Eine solche Rechtsform wählt man häufig, um die Anteile ohne große Publizität verteilen zu können. Merkwürdig. Die KVB ließ wissen, es bestehe die Möglichkeit, dass sich Bayerns niedergelassene

Ärzte und auch weitere Partner an der Gesellschaft beteiligen. Dabei sollten die Ärzte die Mehrheit behalten. Die Botschaft an die irritierten Ärzte ist nicht etwa fundierte Aufklärung um das Wie und Warum – stattdessen die Botschaft: Leute, ihr dürft mitmachen! Aber das löst nun weitere Fragen aus:

1. Wie kann als Gründungszweck der Gesellschaft die »Teilnahme an Selektivverträgen« genannt werden? Ist das rechtlich zulässig?
2. Warum wird in der Presseerklärung vom Januar 2007 kein Wort über das auffällig (in jedem Fall *begründungsbedürftig*) hohe Stammkapital von 4,6 Millionen Euro verloren, obwohl der Erhöhungsbeschluss bereits vom 19. Dezember 2006 stammt?
3. Warum wird mit keinem Wort die jedem Wirtschaftsmann unmittelbar ins Auge springende Konstruktion erläutert, dass es zwei verschiedene Arten von Aktien gibt: 322 000 Kommandit-Stammaktien und 138 000 Kommandit-Vorzugsaktien ohne Stimmrecht, zu je 10 Euro Praxisgebühr, pardon Nennwert? Müssten die nicht Kommandit-Nachteilsaktien heißen – oder worin besteht der Vorzug, kein Stimmrecht zu haben?
4. Warum wird nirgends darauf hingewiesen, woher die 4,6 Millionen Euro Stammkapital stammen? Sind da KV-Gelder dabei? Gibt es etwas zu verschleiern? Wenn aber andere Finanziers drinstecken: Welche sind das? Wer hat sie geprüft? Muss man die Namen vielleicht verstecken? Weil sie bekannt/nicht bekannt sind?
5. Warum wurde vom Vorstand der KVB weder die Vertreterversammlung (quasi der »Aufsichtsrat« der KV) noch die Vertragsärzteschaft (die ausschließlichen Finanziers der KV) über die quasi in der »Black Box« erfolgte Gründung dieser Gesellschaft und insbesondere über die Kapitalerhöhung unterrichtet? Wie funktioniert die staatliche Rechtsaufsicht? Oder ist sie vielleicht Teil der *Black Box*?

6. Warum wird auch in der Presseerklärung nur von *einer* Tochtergesellschaft gesprochen, und warum wird nun wenigstens hier nicht klargestellt, dass gleich *mehrere* Gesellschaften gegründet wurden? In welchem Zusammenhang stehen die Gesellschaften? Wozu dieser ganze Aufwand mit den Geldern der Ärzte? Wem nutzt das? Warum diese Heimlichtuerei?

7. Was bezweckte man damit, dass darüber hinaus nicht dargestellt wurde, wozu bei der Gediselect-Dienstleistungs-GmbH ebenfalls ein auffällig hohes Stammkapital von 570 000 Euro erforderlich ist? Für eine GmbH reichen auch 25 000 Euro. Warum erfährt die Öffentlichkeit nicht, wozu Gelder in diesem Umfang gebunden werden? Am 22. Mai 2007 richteten Anwälte des Bayerischen Hausärzteverbandes eine Anfrage an die Aufsichtsbehörde der KVB, das Bayerische Sozialministerium. Die Anfrage bezog sich auf jene seltsame Gediselect-Dienstleistungs-GmbH mit dem Stammkapital von 570 000 Euro. Mehr war den Hausärzten zu diesem Zeitpunkt von dem Unternehmensverbund nicht konkret bekannt. Aus dem Haus von Ministerin Stewens kam auch eine Antwort. Doch trug sie nichts zur Klärung bei. Stattdessen machte sie die Vorgänge nur noch rätselhafter und warf neue Fragen auf:

8. Wozu wies das Bayerische Sozialministerium die Ärzte nicht schon damals darauf hin, dass die KV *mehrere* Gesellschaften gegründet hat? War sie am Ende Teil des groß angelegten Versteckspiels? Der Verdacht liegt nahe. Oder wusste die Ministerin von alledem nichts? Angesichts der Brisanz durch die rechtliche Tragweite und den ökonomischen Umfang der Vorgänge musste die Sozialministerin von erheblichem Interesse mindestens bei den Ärzten ausgehen, die in der KV Zwangsmitglieder von Staats wegen sind. Ob nun Unwissenheit, versehentliche Nichtinformation oder gezielte Desinformation: in jedem Fall hochnotpeinlich für die Ministerin!

9. Wozu wies das Bayerische Sozialministerium in seinem Schreiben an die Anwälte des Hausärzteverbandes nicht darauf hin, dass bereits bei der Gründung der Gediselect GmbH & Co. KGaA am 19. 12. 2006 eine Erhöhung des Stammkapitals von 4,6 Millionen Euro beschlossen wurde? Oder wusste man das gar nicht? Es musste übrigens erst ein Artikel über Gediselect in der Zeitschrift »Kassenarzt« veröffentlicht werden, damit sich die KVB im *Bayerischen Ärzteblatt* erstmals über die Gediselect GmbH & Co. KGaA äußerte. Sonst hätte die Öffentlichkeit wohl nie davon erfahren. Als Ziele dieser Gesellschaft werden hier nun angegeben: »Abschluss von Selektivverträgen nach § 73b und c und § 140a ff. SGB V«. Dr. Axel Munte wörtlich: »Mit der Gründung der Gediselect GmbH & Co. KGaA wurde eine Basis geschaffen, um die niedergelassenen Ärzte und Psychotherapeuten in Zukunft auch bei Versorgungskonzepten im Rahmen von Selektivverträgen unterstützen zu können.« Mit anderen Worten: Der »Treuhänder« der Ärzte macht ein Riesending für Ärzte, verschleiert es vor ebendiesen Ärzten, wird durch ärztliche Fachjournalisten gezwungen, sich vor Ärzten zu äußern – und kommt dann erst mit »gemeinnützigen« Absichten für die Ärzte über. Da frisst einer mehr Kreide als der Wolf.

Darüber hinaus wurde in der genannten Erklärung der KVB darauf hingewiesen, dass die KVB derzeit einziger Gesellschafter und Aktionär der Gesellschaft ist. Beruhigend? Durchaus nicht. Vorgesehen sei, die Aktien der Gediselect an niedergelassene Ärzte und Psychotherapeuten *sowie weitere mögliche Vertragspartner (d. Aut.)* auszugeben. »Die KVB wird dann keine Anteile an der Gesellschaft mehr halten, die Gediselect GmbH & Co. KGaA wird dann keine Tochtergesellschaft der KVB mehr sein.« Das muss man sich einmal auf der Zunge zergehen lassen. Eine KöR mit Treuhandfunktion entlässt hier – ohne dass es die meisten merken – unter der Hand ein an der Börse handelbares Unternehmen mit wichtigen Funktionen. So habe ich mir das vorgestellt, so könnte »Privatisierung im Gesundheitswesen« laufen. Eines Tages sind wir verkauft – und keiner hat's gemerkt, schon gar nicht die Ministerin. Dabei geht selbst aus den Gesellschaftsverträgen hervor, dass der Aufsichtsbehörde jederzeit Einblick in die gesamte Geschäfts- und Betriebsführung gestattet ist.

Vorzügliche Vorzugsaktien

Erstmals wird in der Erklärung darauf hingewiesen, dass es sowohl Stammaktien als auch Vorzugsaktien gibt. Was soll das denn nun? Der Leser des Artikels in der Fachpresse soll sich wohl sagen: »Na ja – das sind halt einfache Aktien und Aktien de luxe.« Wie würde der Leser aber staunen, erführe er, dass den Vorzugsaktien kein Stimmrecht zukommt. Das ist übrigens nicht automatisch so bei Vorzugsaktien – man muss ihnen das Stimmrecht extra entziehen. Ist das Hauslinie der KV: Die Ärzte, die sowieso nicht mitreden dürfen – kriegen sie die »Vorzugsaktien«? Sie hatten auch kein Stimmrecht, als die Firmenkonstruktion geplant wurde. Jedenfalls: Einen näheren Hinweis auf die Gründe für das »ohne Stimmrecht« schenkt man sich in der Pressemitteilung. Weiterhin wird Folgendes bekanntgegeben: »Alle Aktien lauten auf den Namen des Inhabers und können nur mit Zustimmung der Gesellschaft übertragen werden, um eine feindliche Übernahme der Gesellschaft auszuschließen. Die Ausgabe der Aktien wird derzeit vorbereitet.« Neue Fragen kommen auf:

1. Wozu wird es auch jetzt noch, anlässlich dieser öffentlichen Rechtfertigung, unterlassen, auf die Höhe des Stammkapitals von 4,6 Millionen Euro hinzuweisen und darzulegen, woher das Geld stammt?
2. Wozu um alles in der Welt gründet eine Körperschaft des

öffentlichen Rechts eine Aktiengesellschaft, die sie dann vollständig zu verkaufen beabsichtigt, ohne dass sie selbst noch Anteilseigner ist? Wem dient das? Wer hat etwas davon?

3. In Steigerung lässt sich fragen: Ist es der KV als Körperschaft öffentlichen Rechts – mithin als öffentlichem Treuhänder – erlaubt, ohne Wissen, wahrscheinlich sogar gegen den Mehrheitswillen der sie finanzierenden Vertragsärzteschaft, eine Tochtergesellschaft zu gründen, die sie dann auf Aktienbasis verkauft und die dann möglicherweise in Konkurrenz zu den Interessenverbänden der Ärzteschaft tritt oder gar zu deren Nachteil handelt? Handelt der Vorstand gar als »fünfte Kolonne« außenstehender Interessenten?

4. Wie ist es um die staatliche Rechtsaufsicht bestellt, die es hinnimmt, dass der Vorstand der Gesellschaft allein und ohne Einwirkungsmöglichkeit der Vertragsärzteschaft bestimmt, an wen die Aktien verkauft werden. Ist es somit möglich, dass die Stammaktien dieser Gediselect GmbH & Co. KGaA auch an Kapitalgesellschaften wie »Healthways« oder »Kaiser Permanente« verkauft werden?

Nun wird es noch lustiger

Die Gediselect GmbH & Co. KGaA wurde mit Beschluss vom 21. Februar 2008 umfirmiert in *Bonacur GmbH & Co. KGaA.* Zur Abwechslung mal in München statt in Buxtehude. Gewiss, der Name ist schöner. Oder ist das nun die Tarnung der Tarnung der Tarnung? Oder doch nur Muntes munteres Münchner Medizin-Mimikry, ein besonders abgefahrenes Hase-und-Igel-Spiel? Den Ernst der Sache erhellt eine »Hauptversammlung der Kommanditaktionäre«, die am 21. Februar 2008 vor einem Münchner Notar stattfand. Größere Räumlichkeiten waren nicht erforderlich, allerdings achtete man auf angenehmes Ambiente: In der Münchner Leopoldstraße 28a traf man sich. Die gewaltige Menge von 460 000 Aktien wurde vertreten von zwei jungen Damen der Jahrgänge 1981 und 1977. Sonja Froschauer war darunter, als Geschäftsführerin, und Stephanie Jahn; sie handelte für alle bayerischen Kassenärzte. Es kam zu einem gewichtigen Beschluss. So wurden aus 460 000 Aktien zu 10 Euro 46 000 Aktien zu 100 Euro.

Es kommt nun noch seltsamer: Natürlich braucht so ein schöner Name wie »Bonacur« auch den Schutz der Wortmarke. Und das geht so. Man sagt der Sekretärin: »Jetzt rufen Sie mal bei einem Markenschützer an, und lassen Sie ›Bonacur‹ für die KV schützen!« Fertig ist die Laube! Tatsächlich hat die KV bis heute nichts dergleichen schützen lassen. Vielleicht hat der Chef zur Sekretärin gesagt: »Gehen Sie mal zum Friseur, ich mach das selber!« Und siehe da: Keine drei Wochen nach der Umfirmierung, nämlich mit Datum vom 5. März 2008, wurde der Name »Bonacur« beim Patentamt in München als Wortmarke angemeldet. Und endlich lese ich einmal die Namen von richtigen Menschen. Die Inhaber des wohlklingenden Markennamens sind jedem Arzt wohlvertraut. Es sind die drei Chefs, die wohl so nett waren, der Sekretärin die Arbeit abzunehmen: Dr. Axel Munte, Grünwald (Vorstandsvorsitzender der KVB, Facharzt), Dr. Gabriel Schmidt, Grünwald (Zweiter Vorsitzender der KVB, Hausarzt) und Rudolf Bittner, ebenfalls Grünwald (Dritter Vorsitzender, Psychotherapeut). Gibt's da eine WG in »Grünwald«?

Blicken wir mal genauer hin: Sofern drei Menschen in München-Grünwald im Frühjahr 2008 nicht an kollektiver Schizophrenie litten, so firmierten sie in ihrer Eigenschaft als *KV-Vorstände* eine KGaA in ›Bonacur‹ um. Und kurz darauf ließen sie in ihrer Eigenschaft als *Privatmenschen* eine Wortmarke gleichen Namens schützen, angemeldet in Verbindung mit Waren und Dienstleistungen wie: »Organisatorische Beratung, Unternehmensberatung, Unternehmensverwaltung, Aufstellung von Kosten-Preis-Analysen, Elektronische Datenspeicherung, Erstellung wirtschaftlicher Gutachten, Mediation, Qualitätsprüfung, Wissenschaftliche Forschung, Zertifizierung, Dienstleistungen eines Arztes oder Krankenhauses, Therapeutische Versorgung und Betreuung«. Passt zur Firma.

Welche Fragen müssen wir uns denn nun stellen: Wollten die drei von der KV-Stelle der Firma auch noch per Lizenz die Marke andienen? Sozusagen »von privat«? Wollten Sie, dass der neue Name »Bonacur« das Firmenversteckspiel noch tiefer ins Dunkel rückt?

Wohin man blickt: Kuriositäten: Nicht nur die Geschäftsführerin der Gediselect GmbH & Co. KGaA ist eine Angestellte – auch der *Aufsichtsrat* besteht aus *Angestellten* der Kassenärztlichen Vereinigung Bayerns. Man kann sich das lebhaft vorstellen, wenn sich Munte über die Sprechanlage der KV beugt und mit sonorer Stimme anmahnt: »Die Damen aus der Buchhaltung in der Aufsichtsrat!« Huch, ist da ein Flattern! Doc Munte, der Herr über alle Mitarbeiter, schwebt über den Firmenverflechtungen. An der Universität spielen Studenten der Betriebswirtschaft »Aktiengesellschaft«. Da war mancher schon Aufsichtsrat. Hier sind die Aktien echt, die Folgen weitreichend.

Muntes Monopoly?

Ich stelle mir einmal folgendes Szenario vor, das nach Lage der Dinge ja nicht undenkbar ist: Die AOK Bayern bietet der KVB einen Hausarztvertrag nach § 73b SGB V mit Bereinigung der Gesamtvergütung an. Die KVB beauftragt die Gediselect GmbH & Co. KGaA, diesen Vertrag abzuschließen (Gesamtvolumen: geschätzte 2 Milliarden Euro). An die teilnehmenden Hausärzte werden »stimmlose« Vorzugsaktien von »Bonacur« ausgegeben (meinethalben sogar verschenkt – und wer würde da nicht zugreifen?), wodurch die Gediselect-Gesellschaft *zur Gemeinschaft von Hausärzten* nach den

Vorschriften des SGB V geworden wäre. Vielleicht sind es ja 7000 Ärzte, die diese stimmlosen Vorteilsaktien besitzen und damit pro forma (und ohne dass sie vielleicht ahnen, was mit dem Danaergeschenk der Vorteilsaktien eigentlich bezweckt wurde) zur »Gemeinschaft von Hausärzten« geworden sind. Gleichzeitig werden die Stammaktien (mit Stimmrecht) an Kapitalgesellschaften verkauft. Könnte ja sein.

Die Gediselect beauftragt die KVB zur Abwicklung des Vertrages, wofür die KVB von der Gediselect 1 % Verwaltungskosten erhält. Von den am Vertrag teilnehmenden Hausärzten fordert die Gediselect 3 % Verwaltungskosten. Somit verbleiben den Aktionären der Gediselect 2 % Verwaltungskosten (= 40 Millionen Euro) pro Jahr. Darf ich als Patientin noch fragen: Werden die Vorstandsmitglieder der KVB am Ende noch eine Lizenzgebühr auf den Namen »Bonacur« erhalten?

Aus der Luft gegriffen ist das alles nicht. Die Nichtinformation fordert mich geradezu auf, denkbare Folgen aufzuzeigen; sie sind nämlich Ausdruck meiner Sorge. Ich möchte einfach nicht, dass die künftigen Aktionäre der Gediselect GmbH & Co. KGaA über die KVB an die sensiblen Daten der KV gelangen. Die KV besitzt deutschlandweit die besten arztbezogenen Daten, was deren Verordnungstätigkeit betrifft, sowie die patientenbezogenen Daten, was deren Diagnosen, deren Medikation und deren Behandlungsverlauf betrifft. Diese Daten sind nicht nur hochsensibel, sondern auch von hohem materiellem Wert. Ich sehe die Gefahr, dass diese Daten über die Gediselect GmbH & Co. KGaA an die künftigen Aktionäre fließen könnten, da Geschäftsführung und Aufsichtsrat personenidentisch sind mit der Führungscrew der KVB und der Aufsichtsrat in seiner hauptberuflichen Tätigkeit in Abhängigkeit zum Vorstand der KVB steht.

Querbesetzt

Wie kann ein Institut »Kassenärztliche Vereinigung« heißen, wenn es in Wahrheit ein Kontrollorgan staatlicher Aufsicht und ein Steuerinstrument politischer Absichten für Ärzte ist? Antwort: Weil es die Politik so will (*und* weil es sich die Ärzte so haben gefallen lassen). Warum müssen Ärzte etwas bezahlen, was sie demokratisch weder steuern noch zureichend kontrollieren können. Antwort: Weil es die Politik so will (*und* weil es sich die Ärzte so haben gefallen lassen). Wie kann es sein, dass ein bestellter Treuhänder einer Körperschaft öffentlichen Rechts unbehelligt von der staatlichen Aufsichtsbehörde heimlich – so muss man ja wohl sagen! – Gelder ungeklärter Herkunft einsetzt und rätselhafte Firmen gründet? Antwort: Weil die politische Aufsicht nicht funktioniert (*und* weil es sich die Ärzte so haben gefallen lassen). Wie kann es in München eine Sozialministerin geben, die einen KV-Chef wie Munte nicht näher unter die Lupe nimmt? Weil Munte zum großen Spiel gehört (*und* weil die Ärzte nicht aufstehen wie ein Mann und sich wehren). Wie kann es sein, dass die Rechtsform der *Körperschaft öffentlichen Rechts*, die eigens zum Schutz öffentlicher Güter und zur Entflechtung von öffentlicher Hand und Privatwirtschaft geschaffen wurde, so haarsträubend aufgeweicht wird? Weil es die Politik so will (*und* weil die Ärzte nicht bei den ersten Anzeichen die Trommel schlugen, dass den Berliner Gesetzesschustern die Ohren klingelten).

Diese Fragen führen zur zentralen Frage: Wie kann es sein, dass in Deutschland Gesundheitsreformen durchgeführt werden, denen die Experten aller Experten auf diesem Gebiet, die Ärzte, ein vernichtendes Zeugnis ausstellen. Meine persönliche Antwort: Weil die Ärzte – sorry, liebe Freunde, jetzt kriegt ihr eins von Patientenseite übergebraten – *ihre Ruhe haben wollen*, weil sie eine so fürchterlich unpolitische, konservative Bande sind, die sich eher zur Schlachtbank führen lässt, als einmal mannhaft auf den Tisch zu hauen. Dieses Gewürge, Geschiebe und Gefilze zwischen öffentlicher Hand und Wirtschaft – es wäre schon dreimal vom Tisch, wenn Ärzte KerlInnen und Kerle wären. Streikrecht hin, Streikrecht her, sie könnten sagen: No! Nie! Niemals! Never! Nada! Nichts, aber auch gar nichts ginge gegen sie. Wir Patienten würden den Ärzten unseres Vertrauens – sie sind nun einmal unsere Anwälte, sie stehen auf unserer Seite – glauben und unser Kreuzchen schon an der rechten Stelle machen. Ärzte begreift doch: Ihr seid eine politische Macht. Wenn ihr nur wollt, geht an euch nichts vorbei! Doch wenn ihr zagt und zaudert, müssen wir Patienten eben vorangehen!

Aber nicht nur die Ärzte, auch wir Patienten müssen uns kritische Fragen stellen. Fragen Sie sich bitte, wenn Sie dieses Kapitel gelesen und ebenso herzlich gelacht haben, wie Sie hoffentlich erschrocken sind: Wollen Sie das? Dieses Gemauschel zwischen München, Tostedt und Buxtehude? Diese Schiebereien? Diese politisch gedeckten Versuche, Schäfchen ins Trockene zu bringen? Diese kleinen Fluchten ins Privatrecht? Diesen permanenten Umbau von Verteilerdosen in Stromabzapfanlagen? Oder wollen Sie nicht eher, dass *Transparency International* in der Münchner Staatskanzlei und der Elsenheimer Straße mal nach dem Rechten sieht? Ich will das. Ich will, dass der unsägliche Herr Munte möglichst schnell und kostenneutral in den Ruhestand geschickt wird. Ich möchte, dass die aufsichtführende Ministerin Stewens ebenfalls ihren Hut nimmt. Sie hatte mehrere Aufforderungen zur *Aufsicht,* hat sich aber eher als *Wegsicht* betätigt: Christa Stewens, die Dame von der *Rechtswegsicht* – ich möchte sie nicht mehr sehen.

Stiftung zur Machtsicherung

Geschätzte 700 Millionen Euro Überweisungen gehen jährlich in den Kassenärztlichen Vereinigungen der 16 Bundesländer ein. Die Summe stammt aus der Zwangsmitgliedschaft der niedergelassenen Ärzte. »Gebraucht« werden sie von den KVen für Honorarabrechnungen (z. B. Pünktchen auszählen, Regresse versenden, Akontozahlungen verschicken usw.), nicht zu vergessen die anfallenden Verwaltungskosten.

Die Uhr der KVen läuft je nach Wahlausgang 2009 oder 2011 ab. Was tun, überlegten die KV-Fürsten. So entstanden kuriose Gebilde, um die Domäne zu sichern. In Bayern fand man Lösungen, die Sie, lieber Leser, bereits kennen. In der Kassenärztlichen Bundesvereinigung (KBV) wurde eine andere Idee umgesetzt. Eine Stiftung war der Rettungsanker, der als Weihnachtsüberraschung 2007 an die einzelnen KV-Vorstände der Länder übermittelt wurde. Läppische 50 000 Euro sollte jeder der insgesamt 36 Vorstände einzahlen. Privat, und zwar bis 15. Januar 2008 auf das KBV-Konto der Ärzte- und Apothekerbank! Realistisch, bei einem Vorstandsgehalt von ca. 240 000 Euro! KBV-Chef Köhler erläuterte, weshalb die Vorstände privat Geld einlegen sollten. Durch das reformierte *Sozialgesetzbuch V* (Sie wissen schon, dieses Meisterstück der Legislative, bei dem das Grundgesetz zu frösteln beginnt) sei den Kassenärztlichen Vereinigungen zwar die Gründung von Dienstleistungsgesellschaften erlaubt, nur es stehe auch geschrieben, dass ausgeschlossen sei, dass deren Finanzierung aus Mitteln der KBV oder KV genommen werden dürfen. KBV-Köhler hielt sich an diese Vorgabe.

Wenn die Stiftung eine AG gründet, kann diese AG mit Krankenkassen und anderen Interessenten Verträge abschließen. Das Grundkapital soll fünf Millionen Euro betragen. So wollen die Ärztefunktionäre der Kassenärztlichen Vereinigungen ihrem drohenden Machtverlust vorbeugen, um im Geschäft zu bleiben. Die Stiftung mit dem bezeichnenden Namen

»Aesculap« (der griechische Gott des Heilens) wurde quasi im Eilverfahren aus dem Boden gestampft. Vielleicht kam es durch die laufenden Entwicklungen im Gesundheitswesen zu der Namensgebung: Quasi als Erinnerung für die kommende Generation der Ärzte.

Bruderkrieg im Ärztekittel

Lange habe ich mich gefragt, warum Ärzte so wenig Selbstbewusstsein haben. Schauen wir an, wie es einem jungen Menschen geht, der Arzt werden will! Weshalb entscheidet er sich nach dem Abitur für das Studium der Medizin? Warum setzt er sich über viele Jahre in die Uni und büffelt sich durch alle nur denkbaren Examina? Warum übersteht er das praktische Jahr und wird Arzt im Praktikum? Warum entscheidet er sich für eine Richtung und büffelt weiter für den Facharzt? Was war der Grund, weshalb sich ca. 120 000 Ärzte in unserem Land ihre Zulassung als Kassenarzt holten? Mag sein, dass es verschiedene Motive gibt, aber eins haben sie sicher gemeinsam, diese Ärzte – sie sind keine Menschenhasser!

Schon während ihrer fünf- bis sechsjährigen Facharztausbildung sind die jungen Mediziner auf Gedeih und Verderb von ihrem Chefarzt abhängig. Meist durch einen Zeitvertrag nur für ein Jahr angestellt, müssen sie sich den Vorgaben ihres Vorgesetzten komplett unterordnen, denn er entscheidet, ob der Arbeitsvertrag verlängert wird, bestimmt, wie rasch sie die Vielzahl der vorgeschriebenen Operationen erbringen können. Nur wer spurt, erhält die Facharzt-Qualifikation. Nun sind sie Ärzte, aber sie finden nicht etwa ein gerechtes System vor, in dem Wissen anerkannt und Leistung honoriert wird. Wer Arzt ist und als Arzt praktizieren möchte, findet sich plötzlich in einem System wieder, in dem er Teil eines politischen Spiels ist. Die Freiheit, endlich selbst Patienten zu behandeln, hat kurze Beine. Durch Berechnungssysteme,

Unterbezahlung und Überbürokratisierung werden viele Mediziner zu stromlinienförmigen Abnickern erzogen.

Aber es kommt noch etwas hinzu. Ärzte werden gegeneinander ausgespielt – und zwar systematisch. Freie, niedergelassene Ärzte gegen angestellte Ärzte, Hausärzte gegen Fachärzte, Zahnärzte gegen den Rest der Welt. Das System, in das sie seit Jahrzehnten über Gesetze und Verordnungen gepresst werden, fördert den Bruderkrieg – und genau dieses System haben die Politiker aller Farbnuancen zu verantworten. Die Politik und die Strategen des gesundheitspolitischen Umbaus haben ein vitales Interesse daran, dass sich die einzelnen Gruppen von Ärzten die Butter auf dem Brot nicht gönnen, dass sie verfeindet und in allerhand Scharmützel verstrickt sind. Das Ganze geht nach einem uralten Prinzip: »Divide et impera!« – Teile (zu) und herrsche! Man könnte auch sagen: Es ist wie bei der Hundedressur: Stellen Sie sich einfach eine Schüssel vor, in der für jeden Hund genügend Futter ist. Um die Hunde aufeinander scharf zu machen, nehme ich jetzt den Inhalt dieser Schüssel und teile ihn in kleine Schüsseln auf. Gezielt wird das Fressen reduziert. Der Hunger treibt das Rudel auseinander, und jeder wird des anderen Feind. Gegenüber dem Fressnapffüller gibt es die Hunde, die sich anpassen, die winseln und sich dadurch erhoffen, ein paar Fleischbrocken mehr zu erhalten. Und es gibt welche, die werden aggressiv und greifen ihre Artgenossen an. Hinter allem steht ein System! Nur durch die Rationierung der Futtertöpfe kann das Ziel der Dressur – gegeneinander statt miteinander – funktionieren!

Bei den Ärzten erfolgt die Dressur über den Honorarkuchen (die ca. 150 Milliarden, die jährlich von uns Beitragszahlern einbezahlt werden). Davon geht ein kleines Stück an die Ärzte, aber nicht direkt, sondern über die Kassenärztlichen Vereinigungen. Die verteilen nun das Ministück des Kuchens, ähnlich dem der Hundedressur. In vielen kleinen Töpfchen werden die Pünktchen verteilt, rationiert und mit Auflagen versehen. Männchen machen ist angesagt bei der KV-Dressur. Und sie spuren, unsere Ärzte! Zanken sich wegen der Pünktchenvergabe, erkennen zwar diesen entwürdigenden Dressurakt und knurren ab und zu, sind aber letztlich fixiert auf das kleine Kuchenstück in dem ihnen zugewiesenen »Fressnapf«!

Bei den Hunden führt das im Extremfall dazu, dass sie sich selbst zerfleischen. Der Hundehalter kommt dabei völlig ungeschoren davon. Und genauso verhält es sich bei den Ärzten: Seit Jahren »zerfleischen« sie sich in einem unsinnigen Grabenkampf um das bewusst zu knapp gehaltene Futter. Anstatt sich gemeinsam und solidarisch gegen die Verursacher dieses gezielten Aushungerns aufzulehnen, auszusteigen aus dem System und die Verursacher für den entstandenen Schaden zur Verantwortung zu ziehen, warten sie. Worauf?

KAPITEL 8

Blühende Kassen – oder:
Von der Verteilerdose zum Stromschlucker

W enn wir uns nun den gesetzlichen Krankenkassen zuwenden, wird es immer wieder zu inhaltlichen Überschneidungen mit den Kassenärztlichen Vereinigungen kommen. Das hat einen sachlichen Grund.

Die Black Box der Demokratie

Beide Institutionen hängen zusammen wie siamesische Zwillinge, genauer gesagt: Die Politik, die beide Einrichtungen (mehr als uns allen lieb sein kann) im Griff hat, hat es per Sozialgesetzgebung so eingerichtet, dass zwischen ihnen eine Art symbiotischer Verbindung besteht. Auf gut Deutsch: Die Beitragszahler wissen nichts. Diejenigen, die über dieses System für ihre Arbeit bezahlt werden, wissen auch nichts. Sie sind beide draußen. Auf diese kuriose Weise sind die »Reinzahler«: wir Patienten, und die »Rausnehmer«: Ärzte, Schwestern und Pflegekräfte, in *einem Boot*, mithin über 70 Millionen Bundesbürger, denn so viele Bürger sind in der GKV versichert bzw. werden von ihr für Leistungen honoriert.

Sie alle haben mit der Steuerung unserer gesetzlichen Krankenkassen (und der mit ihnen vielfach strategisch und funktional verbundenen Kassenärztlichen Vereinigungen) nicht wirklich etwas zu schaffen. Auf dem Papier gibt es bei den Kassen zwar die Mitwirkung der Betroffenen – etwa durch das weitgehend stumpfe Instrument der Sozialwahl – im Endeffekt aber sind die Zwillinge unter sich und machen *ihr Ding:* weitgehend intransparent, nach außen hin abgeschottet wie eine Sekte, politisch immunisiert gegen wen auch immer. Ich nenne diese symbiotische Beziehung *die Black Box der Demokratie*. Ich kenne nämlich keine Einrichtung, die es so nachhaltig geschafft hat, von fast allen finanziert und von fast niemandem kontrolliert zu werden. Patienten, immerhin die Finanziers der Krankenkassen, sind nur Bittsteller, und die Ärzte verhalten sich, als wären sie zu Leibeigenen dieser Einrichtung dressiert worden. Unterwürfig bitten sie, die GKV möge sie doch wahrnehmen. »Auf Augenhöhe« möge man seitens der Kassen doch bitte mit ihnen verhandeln, wie es das Prinzip dieser Selbstverwaltung ursprünglich vorsah – ich weiß nicht, in wie vielen Stellungnahmen von Ärzten ich diesen Begriff gelesen habe. Die Politik benutzt die siamesischen Zwillinge, um in einer Art Zangenangriff unser gewachsenes, am Patienten orientiertes, wohnortnahes Gesundheitssystem aus den Angeln zu heben.

Sie sollten immer daran denken: Die Politik will den lückenlosen Kreislauf der »integrierten Versorgung«, den Ausverkauf von Gesundheit an das Kapital! Um das zu verhindern, braucht es den Schulterschluss zwischen Patienten, Ärzten, Schwestern und Pflegekräften. Die Politik wird über 70 Millionen Menschen nicht ignorieren können, denen langsam klar wird, dass sie verkauft werden.

Eine der zentralen Aufgaben dieses Bündnisses wird es sein, die *Black Box der Demokratie* zu knacken. Bei Wikipedia lese ich Erhellendes: »Der Begriff ›Black Box‹ (engl. schwarze Kiste) stammt ... ursprünglich aus der militärischen Fernmeldetechnik und bezeichnete erbeutetes Feindgerät, das wegen der möglicherweise darin enthaltenen Sprengladung nicht geöffnet werden durfte.« Nur Mut! Ran!

Wozu ist eine Krankenkasse da?

Um den Zweck einer Einrichtung zu begreifen, schaut man sich sinnvollerweise ihren Ursprung an. Am 17. November 1881 trat Kanzler Bismarck vor den Deutschen Reichstag, um eine »Kaiserliche Botschaft« zu verlesen. Es war in der Tat eine große, eine historische Stunde, in der die sozialen Sicherungssysteme geboren und »den Hilfsbedürftigen größere Sicherheit und Ergiebigkeit des Beistandes, auf den sie Anspruch haben«, versprochen wurde.

Bismarck, der eigentliche Architekt der Kranken-, Unfall-, und Rentenversicherung, war zur Einsicht gekommen, man könne soziale Unruhen auf Dauer nur verhindern, wenn der Staat selbst die Absicherung der Bürger übernimmt, und zwar »nicht als Almosen, sondern als Recht auf Versorgung«. Als Bismarck 1884 schließlich die gesammelten Gesetzesentwürfe vorstellte, mit denen Arbeiter gegen Krankheit, Unfall, Invalidität und Alter abgesichert wurden, kleidete er die Intention in die Worte: »Geben Sie dem Arbeiter das Recht auf Arbeit, solange er gesund ist, geben Sie ihm Pflege, wenn er krank ist, sichern Sie ihm Versorgung, wenn er alt ist.« Von da an war es noch ein weiter Weg zur gesetzlichen Krankenversicherung (GKV) in der heutigen Form. 1892 gab es 22 000 Kassen im Deutschen Reich mit ca. 7 750 000 Mitgliedern. Im Jahr 1900 gab es in Deutschland ca. 31 000 Ärzte, allerdings auch 13 000 Kurpfuscher – auch ihre Leistungen wurden von den Kassen honoriert (alle Angaben: Heinrich Schipperges, *Der Arzt von morgen*).

Heute kennt Deutschland ein differenziertes System von zurzeit ca. 220 gesetzlichen Krankenkassen, die nach Maßgabe Sozialgesetzbuch V die gesetzliche Krankenversicherung sicherstellen. Ungefähr 70 Millionen Bürger sind über die Kassen der GKV freiwillig und pflichtversichert. Alle diese Kassen sind Körperschaften des öffentlichen Rechts und unterliegen einer Selbstverwaltung. Die öffentliche Mitwirkung im Vorstand dieser Kassen soll durch die sogenannte Sozial-wahl sichergestellt werden. Die reale Bedeutung der Mitwir-kung von Arbeitnehmern und Arbeitgebern wird jedoch nicht nur von Skeptikern als außerordentlich gering eingeschätzt. Faktisch liefert eine kontinuierlich angewachsene Fülle von gesetzlichen Regelungen nur einen minimalen Spielraum für Mitentscheidung. Entsprechend gering ist das Interesse auf Bürgerseite zur Mitarbeit. Den Leuten ist die Zeit zu schade, als Abnicker und demokratisches Feigenblatt missbraucht zu werden. Das wiederum macht die Krankenkasse zum klas-sischen Feld von Funktionären und in immer stärkerem Aus-maß auch zum strategischen Instrument gesundheitspoli-tischer Veränderungen. Meine Meinung: Wer wissen will, wo die Politik strategisch hinwill, der schaue nicht auf die Worte aus Politikermund, er schaue sich die operativen Bewegungen der Instrumente an. Wie sie benutzt oder nicht benutzt wer-den, was dort gewährt und verweigert, mit wem kooperiert und mit wem nicht kooperiert wird – das sagt alles.

Zusammenfassend kann man feststellen: Gesetzliche Kran-kenkassen sind Einrichtungen des Staates, die einen Solidar-auftrag zugunsten aller jeweils Versicherten wahrnehmen, indem sie die Budgets für Gesundheit und/oder Pflege, die sich aus Arbeitnehmer- und Arbeitgeberbeiträgen zusam-mensetzen, personen- und sachgerecht sowie im Verfahren preisgünstig ihrem unmittelbaren Zweck zuführen: *Gesund-heit* und *Pflege*.

Der Krieg der Verteilerdosen

Krankenkassen sind also gewissermaßen Verteilerdosen, die Strom durchleiten und Strom verteilen sollen. Eine andere Aufgabe haben sie nicht. Von Verteilerdosen sollte man ei-gentlich bei der alltäglichen Energienutzung nicht viel mer-ken. Die besten sind die, von denen man überhaupt nichts merkt, weil sie sinnvoll funktionieren und also effektiv den Strom dorthin leiten, wo er hinsoll. Schon gar nicht sollten Verteilerdosen den Strom zwischen sich und anderen Verteilerdosen hin- und herschieben. Das wäre eine klassische Fehlschaltung. Erst recht nicht sollten sie Strom in erheblichem Umfang absorbieren, ihn ins Nichts ableiten und/oder für sich selbst verbrauchen.

Nun reibt man sich die Augen. Nach dem neuen Wettbewerbsstärkungsgesetz von 2007 (viele Abgeordnete wussten gar nicht, wie ihnen geschah: abends erhielten sie das Hunderte Seiten starke »Reform«-Konvolut, tags darauf durften sie darüber abstimmen; wer will das bis dahin gelesen, geschweige denn verstanden haben?) dürfen die GKV-Krankenkassen Urlaubszuschüsse gewähren. Sie müssen nur ein bisschen Wellness und zwei Skistöcke durch die Gegend tragen, vorher können Sie beim Pizzabäcker zum halben Preis speisen, danach sich beim Friseur ondulieren lassen – alles sponsert die »Gesundheitskasse« AOK. Kassen dürfen auch Urlaubsreisen als Provision für die Werbung neuer Mitglieder ausloben. Wer sich auf den Homepages der gesetzlichen Krankenkassen umtut, findet eine Fülle von Angeboten und Maßnahmen, mit denen man sich gegenseitig die Mitglieder abwirbt. Ein Heidengeld wird investiert, um die Jungen und Gesunden von Kasse A nach Kasse B zu locken. Es scheint fast, als sei es das primäre und wesentliche Ziel der ca. 220 Kassen, in diesem Konkurrenzkampf zu überleben. Die Aufmerksamkeit der Krankenkasse richtet sich mehr auf die Gesunden als auf die Kranken. So requiriert die AOK auch gleich das schöne Wort »Gesundheitskasse« für sich. Zur Abschreckung für die Kranken, oder? Dr. Wolfgang Hoppenthaller, der Chef des Bayerischen Hausärzteverbandes, steht nicht allein mit seiner Einschätzung: »Den Kassen ist die absolute Höhe des Beitragssatzes gleichgültig; wichtig ist für sie nur der Abstand zur Konkurrenz. Die Qualitätsdiskussion verkommt zur Alibidiskussion. Man sagt Qualität und meint Einsparung. Normale Versicherungsleistungen des Systems wie zum Beispiel die hausärztliche Versorgung wollen die Kassen zum Dumpingpreis haben, damit ihnen genügend Finanzmittel für ihre Lockangebote an ihre Zielklientel zur Verfügung steht. Die hausärztliche Versorgung ist eine Selbstverständlichkeit, mit der man keine Werbung betreiben kann.«

Mit anderen Worten: Die Verteilerdosen kämpfen, politisch angeordnet, mit allen Mitteln um den Strom, jagen ihn von Verteilerdose A nach Verteilerdose B und von B nach C und von C nach D. In diesem Krieg der Verteilerdosen verbrauchen sie jede Menge Strom. Schließlich scheint ihr primäres Ziel zu sein, ihre immer komplexere Selbsterhaltung zu gewährleisten und auszubauen. Ihre Durchlässigkeit für Energie lässt zu wünschen übrig. Sie rationieren den Strom. Bei Patienten kommt jedenfalls immer weniger Gesundheit an. Ärzten, Schwestern und Pflegekräften wird auf empörende Weise der Strom abgestellt.

Patienten gucken in die Röhre

Dass etwas nicht stimmen kann mit den Krankenkassen, merkt heute jeder Versicherte, wenn er ernsthaft krank wird, oder auch nur, wenn er beim Optiker sitzt und eine neue Brille braucht. Wer das Geschäft betritt, tut es ohnehin schon im Gefühl:»Das kostet ... Von der Kasse wird es nicht viel geben.« Es könnte noch schlimmer kommen. »Bei welcher Kasse sind Sie?«, fragt der Optiker. »Bei der BKK.« – »Vergessen Sie's! Pech gehabt. Aber ich könnte Ihnen eine ›Spezialbrille für Tätigkeit am PC‹ abrechnen, dann können Sie es wenigstens von der Steuer absetzen.« Analoge Erfahrungen macht man beim Zahnarzt, beim Kieferorthopäden, beim Hausarzt. Nahezu jeder Arztbesuch mit Maßnahmefolgen führt zu Telefonaten mit der jeweiligen Kasse: »Übernehmen Sie das? ... Warum nicht? ... Aber Sie haben doch ...«

Was für normale Patienten ärgerlich ist, wird bei chronisch Kranken zum Skandal. Schwerstkranke müssen Anwälte einschalten, um ohne Zuzahlung an lebenswichtige Medikamente heranzukommen, während Gesunde auf Kassenkosten zur Wellness an die Adria fahren. Zu meinen Vorträgen kommen immer wieder kranke, oft sogar schwerkranke Menschen. Gestern reichte mir ein alter Mann einen Zettel: »Weitermachen! Bleiben Sie nur ja gesund! Bin sehr schwer herzkrank (3 OPs), kann nicht ans Mikro!« Viele kommen mit Gehhilfen oder sogar in Rollstühlen. In Friedberg meldete sich ein Mann im Rollstuhl, um vor Hunderten von Zuhörern seine unglaubliche Odyssee bekanntzumachen. Dem Mann fehlt ein Fuß ganz, der andere ist zur Hälfte amputiert, außerdem fehlt ihm ein Arm. Für seine spezielle Art der Behinderung brauchte er einen Spezialrollstuhl, um den es eine richtige Schlacht mit der Kasse gab – eine Schlacht, die der Mann verlor. Hätten nicht sein Arzt und sein Physiotherapeut sich vorbildlich für ihn eingesetzt, hätte es nicht Spender gegeben (u. a. der örtliche Lionsclub), der Mann wäre heute noch nicht mobil.

Selbst Neugeborene spüren schon den menschenverachtenden Sparfanatismus der Kassen. Ein Sanitätshaus aus dem Landkreis Neu-Ulm kämpft seit mehr als fünf Wochen (April 2008) mit den Entscheidungsträgern der AOK Bayern um das Bereitstellen eines lebenswichtigen Monitorgeräts für ein Baby in kritischem Zustand. Das Kind kann nur zu Hause betreut werden, wenn sein Puls, seine Atmung, seine Herztöne laufend überwacht werden. Nach fünf Wochen wurde der Vorgang dem medizinischen Dienst der Kasse vorgelegt. Die Entscheidung steht immer noch aus. Der Sanitätshändler hielt diese Ungeheuerlichkeit nicht aus. Er stellte der Familie auf eigenes Risiko das Gerät zur Verfügung. Sollte die Kasse den Antrag ablehnen, bleibt er – die Eltern sind nicht in der Lage, die Summe aufzubringen – auf den Anschaffungskosten sitzen.

Nicht wenige meiner Zuhörer sind in Selbsthilfeverbänden organisiert. Keiner von ihnen, der nicht eine leidvolle Geschichte über »seine« Krankenkasse zu erzählen hätte. Einige bitten flehentlich um Rat und Hilfe. Andere flüchten sich in Ironie und Zynismus; einige ballen die Fäuste, lassen Dampf ab ...

Mein Eindruck: Hier wächst eine unglaubliche Welle von Volkszorn heran. Ich weiß ihn leider nicht wirklich zu entkräften! Den Kassenmitarbeitern – sofern sie nicht durch ein Callcenter vom Patientenkontakt abgeschnitten sind – müssen doch die Ohren klingeln! Diese Angestellten, die von Kranken abwechselnd beschimpft oder um Erbarmen gebeten werden, müssen ausbaden, was die Chefetagen anrichten. Immer wieder höre ich das eine Wort: »ungerecht«. Einige sagen es klagend, andere stoßen es mit bitterer Gewalt hervor: Ungerecht! Ungerecht! Ungerecht!

Das Wort trifft den Kern der Sache. Es geht nicht um ein paar kosmetische Korrekturen, damit die in den Rollis und an den Dialysegeräten endlich den Kassen nicht mehr auf den Nerv gehen. Das *Ganze* ist ungerecht. So empfinden die Leute.

In Frankreich zum Beispiel ...

In Deutschland wird den Leuten suggeriert, es gebe eine Kostenexplosion im Gesundheitswesen! Das ist im Kern richtig, muss aber für jede politische Grausamkeit, jede Infamie und jede Dummheit als Begründung herhalten. Wie sieht es denn in anderen Ländern aus? Nehmen wir nur einmal Frankreich. Dort gibt es nur eine einzige Krankenkasse für alle – und diese eine Krankenkasse hat Verwaltungskosten, die etwa einem Drittel unserer ca. 220 Kassen entsprechen. Das ist ja auch logisch. Jede neue Bürokratie, so modern und kostensparend sie auch immer konstruiert sein mag, frisst Geld. Erst recht, wenn diese zusätzlichen Bürokratien einen großen Teil ihrer Energie darauf verwenden müssen, den Nachbarbürokratien die Kunden abspenstig zu machen. Mit anderen Worten: Sie beschäftigen sich damit, Leistungen zu generieren, die für junge attraktive Beitragszahler verlockend sein könnten, um die Kasse zu wechseln. Sie beschäftigen sich also weniger mit der Durchleitung von Strom als mit dem Aufhalten und Aufbereiten von Strom. Ein Arzt stellt in einem *Thread* fest:»Allein die Kosten der Pseudokonkurrenz und des Risikostrukturausgleichs belaufen sich auf eine zweistellige Milliardensumme, werden aber größtenteils als ›Leistungsausgaben‹ verbucht (!). Hochgradiger Unfug, der mit einer Einzelkasse ebenso entfiele wie der Fonds.«

Gemeint ist hier der sogenannte Gesundheitsfonds, eine Bürokratie der Bürokratie der Bürokratie, die Union und SPD mit Gewalt noch obendrauf setzen wollen, damit zwischen den Einzelkassen die Risiken ausgeglichen werden, die eben dadurch entstehen, dass Kassen sich die attraktiven Mitglieder gegenseitig abwerben können, was dann zu der Schieflage führt, dass in der einen Kasse nur noch die teuren Risiken (nämlich die Kranken) und in der anderen Kasse nur noch die Renditeobjekte (nämlich die Gesunden) sind.

Die Franzosen sagen: *Eine* Kasse – und ihr seid alle Sorgen los!

Wo bleibt das Geld der Beitragszahler?

Inzwischen machen sich freilich immer mehr Menschen so ihre Gedanken zum Verbleib der ca. 150 Mrd. Euro Kassenbeiträge, die von den gesetzlich Versicherten jährlich entrichtet werden – und die scheinbar überall ankommen, nur immer seltener bei den Patienten. Sollte die GKV eine Art Sickergrube für unsere Patientengelder sein? Selbst Fachleute durchschauen den Verhau zwischen Politik und GKV nur schwer. Ich möchte gern genau wissen: Was machen die Kassen eigentlich mit dem Geld der Beitragszahler? Stimmt es etwa nicht,

... dass die gesetzlichen Krankenkassen im Gefolge des Wettbewerbsstärkungsgesetzes (2007) Jahr für Jahr mindestens ca. 7–8 Milliarden Euro an Versichertengeldern z. B. für Werbung, Marketing, Sportstudio, Wellness und Urlaubsgestaltung ausgeben?

... dass sich die »Kassenfürsten« (sie heißen bei den Leuten nicht umsonst so) großzügig selbst bedienen und Vorstands-Jahresgehälter bis zu 215 000 Euro beziehen, zzgl. diverser Nebeneinkünfte und »Bonus«-Zahlungen bis zu 105 000 Euro pro Jahr? Wenn das stimmt, so wären das Angestellten-Gehälter, die deutlich über vergleichbaren Einkünften liegen.

... dass die (offiziell ausgewiesenen) Verwaltungskosten der gesetzlichen Krankenkassen allein im Zeitraum von 1991 bis 2004 um 72 % gestiegen sind? Stimmt es, dass diese Zahl trotz der Reduzierung von zwischenzeitlich mehr als 1000 auf aktuell ca. 220 Kassen zutrifft?

... dass Krankenkassen, allen voran die AOK, zum Zweck der eigenen »Beitragsstabilität« über Jahre hinweg Schulden in zweistelliger Milliardenhöhe aufgehäuft haben, ohne dass es den nominell zuständigen, jedoch mit den gesetzlichen Krankenkassen »blutsverwandten« Aufsichtsbehörden auffiel? Gibt es am Ende gar keine Aufsicht?

... dass gesetzliche Krankenkassen es (wiederum unter Schonung oder besser Verschönerung der Beitragsprämien) »vergessen« haben, für die betriebliche Altersversorgung der eigenen Bediensteten Rücklagen zu bilden – mit der Folge ungedeckter Verpflichtungen in der Größenordnung von 12,4 Mrd. Euro? Stimmt es, dass allein die AOK mit 8,2 Mrd. Euro dabei ist? Werden die Verantwortlichen dafür zur Rechenschaft gezogen? Plant man, Restschulden und vergessene Pensionsrückstellungen demnächst im sogenannten Gesundheitsfonds zu »vergesellschaften« und »umzuschulden« –

auf Kosten der gesetzestreuen Krankenkassen, also letztlich aller Versicherten? Bezahlen wir – Sie und ich – diese Machenschaften?

... dass gesetzliche Krankenkassen hohe Millionenbeträge an Versichertengeldern für »externe Beraterverträge« aufwenden (ich vermute: zum Fenster hinaus-, vielleicht sogar gezielt in ein bestimmtes Fenster hineinwerfen)? Kann es sein, dass die zuständige Aufsichtsbehörde, das Bundesgesundheitsministerium, noch nicht einmal dem Parlament gegenüber offenlegt, wohin die Gelder konkret gingen/gehen und für welche »Leistung« sie aufgewendet wurden/werden? Könnte es sich um Verschwendung und missbräuchliche Verwendung handeln?

... dass es die gesetzlichen Krankenkassen trotz mannigfaltig belegter »Unregelmäßigkeiten« und eines ganz offensichtlich ungenügenden Controllings in Hinsicht auf korrekten Umgang mit den rund 150 Mrd. Versichertenbeiträgen bis dato – wohl mit Unterstützung des Bundesgesundheitsministeriums – erfolgreich verhindern konnten, dass der Bundesrechnungshof die Kassen der Krankenkassen unter die Lupe nimmt? Gibt es bei Körperschaften des öffentlichen Rechts etwas, was unbedingt versteckt werden muss? Das gibt's doch gar nicht. Das ist doch *mein Geld, unser Geld!*

... dass an einer zentralen Position im Gesundheitsministerium mit Franz Knieps ein Stratege der AOK sitzt, der auf diese Weise maßgeblich an der Gestaltung der Gesetze beteiligt ist? Und wie verträgt es sich mit der politischen Hygiene, dass Ulla Schmidts Gesundheitsvordenker, der SPD-Abgeordnete Prof. Karl Lauterbach, auf der Bundestagshomepage unter »Entgeltliche Tätigkeiten neben dem Mandat« auch angeben muss, dass er noch 2006 für AOK Bayern, AOK Rheinland und BARMER gearbeitet hat?

Nebenbei gesagt: Gerade lese ich in der *Süddeutschen*, 4. 4. 08, einen unfreiwillig komischen Beitrag über die Buchpräsentation eines mutmaßlich verdienstlichen Werkes gegen Lobbyismus im Bundestag. Der Text beinhaltet die folgende köstliche Stelle: »›Ich bin überrascht, wie weit das geht‹, sagt der SPD-Abgeordnete Karl Lauterbach, den die Autoren zu ihrer Buchvorstellung eingeladen haben, ›ich habe das Problem unterschätzt.‹ Hauptsache sei, so Lauterbach, dass die Abgeordneten, die über die in den Ministerien verbreiteten Gesetze abstimmen, gar nicht wüssten, welche Gesetzesformulierungen im Spiel gewesen seien.« Da spricht ein Insider.

Apropos Beraterverträge

Zu den Zeiten, als die CDU noch auf den harten Bänken der Opposition saß, lieferte man sich einen harten Schlagabtausch mit dem Gesundheitsministerium in seiner Funktion als Aufsichtsbehörde der AOK. Die intelligenten Journalisten der Fernsehsendung FAKT waren der AOK im Februar 2004 auf die Spur gekommen. Es musste in den Jahren 2000–2003 saftige Beraterverträge ohne Ausschreibung gegeben haben – und zwar im Volumen von ca. 50 Millionen Euro. Entdeckt wurde es, weil den Journalisten ein internes Papier aus dem Jahr 2000 in die Hände gefallen war: FAKT: »Allein die Berater von McKinsey kassierten über 56 Millionen DM für ihre Dienste bei der Sanierung verschuldeter Kassen.« Und jetzt ging es gleich um die doppelte Summe und vielleicht noch viel mehr. Eine *Black Box* – nur dieses Mal mit Beteiligung der Bundesregierung.

Im Raum stand immerhin der Tatverdacht der »Untreue«. Wer Gelder, die letztlich dem Bürger gehören, bewusst an den strengen Vergaberichtlinien vorbei irgendwelchen »Freunden« zuschustert, veruntreut Geld und handelt kriminell. Die FAKT-Leute verbreiteten keine heiße Luft; sie hatten gut recherchiert. So konnten sie sogar ein Schreiben eines AOK-Verwaltungsrates vorlegen, dem der Kragen geplatzt war. Der Mann hatte sich an die aufsichtsführende Bundesministerin Ulla Schmidt gewandt und geschrieben: »... Hinzu kommt, dass weder die IT-Leistungen – mit einem Kostenvolumen von mehreren hundert Millionen Euro – noch die Beratungsleistungen (...) ausgeschrieben worden sind und deshalb massiv gegen geltendes Recht verstoßen.«

Ein gefundenes Fressen für die damalige Opposition. Es entfaltete sich daraufhin ein gepflegtes parlamentarisches Hickhack mit einer »Kleinen Anfrage zur Vergabepraxis ...« (Bds 15/2356) und hinhaltenden Antworten der Bundesregierung. Schließlich konstatierte der Bundestagsabgeordnete Austermann: *»Wenn man sich die Dimension anguckt und die Auswirkungen auf die Beitragszahler, dann kann nicht gerechtfertigt und nicht geduldet werden, dass man hier Rechtsverstöße offensichtlich stillschweigend zur Kenntnis nimmt. Ich denke, dass das Parlament die Frage stellen muss, ob die Gesundheitsministerin hier ihre Rechtsaufsicht ordentlich wahrgenommen hat, und wenn das nicht der Fall ist, welche Konsequenzen daraus zu ziehen sind. Wir können das nicht akzeptieren, dass diejenigen, die im Amt sind, ihr Amt nicht wahrnehmen oder so wahrnehmen, dass es zum Schaden der Beitragszahler geschieht.«*

Die Gesundheitsministerin heißt noch immer Ulla Schmidt. Nur sitzt die damalige Opposition heute mit im Boot. Sie hat auch schon das Bundesversicherungsamt, die Aufsichtsbehörde der bundesweit tätigen Kassen, mit einem der Ihren besetzt. Von weiteren Konsequenzen in dieser Geschichte habe ich dennoch nichts vernommen.

Wo das Geld hinwandert

Wer sich etwas mit den Strukturen der Geldverteilung bei den gesetzlichen Krankenkassen vertraut macht, erkennt die ökonomische Hinterfütterung des großen Umbaus. Betrug der Anteil der Gesamtausgaben der GKV für ambulante ärztliche Behandlung anno 1970 noch 22,7 %, so war er anno 2005 auf 15,04 % zurückgegangen. Im gleichen Zeitraum wird für Krankenhausbehandlung von 1970 25,2 % bis 2005 ein Zuwachs auf 34 % ausgewiesen.

Zusätzlich muss noch berücksichtigt werden, dass über die duale Finanzierung weitere Milliarden aus Steuermitteln in den stationären Bereich fließen, nicht eingerechnet die Milliarden Euro von Nachzahlungen, mit denen die Träger die rein aus dem laufenden Betrieb resultierenden Defizite ausgleichen müssen. Aber das ist noch nicht alles. Jeder Kenner der Materie weiß von der forcierten Leistungsverlagerung aus dem stationären in den ambulanten Versorgungsbereich, z. B. über ambulantes Operieren, Chemotherapie usw. Zu Deutsch: Was früher die Kliniken machten, wird nach draußen geschoben. Die draußen kriegen aber nicht mehr Geld dafür. In den Krankenhäusern fehlt es auch. Um kostendeckend mit den knappen Fallpauschalen auszukommen, müssen sie – so der zynische Jargon – die frisch operierten Patienten »blutig raushauen«, die von den Kollegen draußen für einen Apfel und ein Ei weiterbehandelt werden sollen. So werden die einen gegen die anderen ausgespielt.

Den freien, niedergelassenen Ärzten wird übel mitgespielt. Zwar gibt es in der Gebührenordnung festgelegte Honorare für die (unter strenger Mengenbudgetierung) erbrachten ärztlichen Leistungen. Tatsächlich aber klafft zwischen diesen Vorgaben und den dafür von den gesetzlichen Kassen ausgegebenen Beträgen eine Lücke von jährlich (2006) ca. 8,5 Mrd. Euro. Bei einem fiktiv konstanten (22,7 %igen) Anteil an diesem GKV-Haushalt von 145,74 Mrd. Euro entspricht das

7,7 %ige Defizit für die ambulante ärztliche Versorgung derzeit 11,22 Mrd. Euro im Jahr. Es ist folglich Desinformation, wenn die gesetzlichen Krankenkassen den freiberuflichen Ärzten die Schuld an der angespannten Finanzlage der Kassen in die Schuhe schieben. Wer, außer den Krankenkassen selbst, bedroht die Finanzsituation der GKV und deren Beitragssatzstabilität?

Der Griff in die Kasse

Seit Jahren vergreift sich der Gesetzgeber selbst an den zweckgebundenen Beiträgen der gesetzlich Versicherten, sei es bei der Rente, sei es beim Thema Gesundheit. Die desaströsen Folgen sind bekannt. Ich frage mich: Tut der Staat das, um die Löcher in anderen Sozialsystemen zu stopfen oder um die eigenen Haushaltsprobleme zu kaschieren? Der Gesetzgeber bedient seit vielen Jahren andere Sozialsysteme aus Geldern der GKV und reduziert damit die Einnahmen der GKV um einen jährlich zweistelligen Milliardenbetrag.

Jüngstes Beispiel: Hartz IV. Arbeitslose werden zu beitragsfrei Mitversicherten. Allein die Arbeitsmarktreform belastet die GKV jährlich mit etwa 600 Mio. Euro. Die Kassen streichen ihrerseits kurzerhand diese Summe bei den Ausgaben für die ambulante ärztliche Versorgung, obwohl die Personen unverändert die Versorgung in Anspruch nehmen.

Ein nicht unbeträchtlicher Teil der GKV-Finanzen wurde und wird zur Mitfinanzierung der Folgekosten der deutschen Einheit verwendet. »Ohne Wiedervereinigung Krankenkassenbeitrag wie 1991«, stellte die Studie *Drabinski/Beske* im Mai 2003 fest.

Der Gipfel politischer Heuchelei ist aber die Tatsache, dass in Deutschland Medikamente mit dem vollen Mehrwertsteuersatz belegt werden; die Erhöhung anno 2007 um 3 % belastet die GKV erneut mit 900 Mio. Euro im Jahr. Den Playboy und Katzenfutter gibt's für 7 % MwSt. Alle Medikamente haben einen Zuschlag von 19 %. Fazit: Die Steuererhöhungen verursachen Kostensteigerungen im Gesundheitswesen.

Hier bleibt mir nur die Frage: Wann wird endlich eine unabhängige Kontrollinstanz mit Veröffentlichungspflicht (!) installiert, die das Finanzgebaren der Krankenkassen unter die Lupe nimmt?

Kleiner Ausflug zu Herrn Parkinson

Der Bundesrechnungshof, eine Behörde, die (wir sahen es) nicht immer und überall erwünscht ist, ist immer für die eine oder andere Trouvaille gut. So entdeckte er vor einigen Jahren eine lokale Schifffahrtsbehörde, von der die Prüfer fanden, sie sei überflüssig. Eine Nachprüfung hatte nämlich ergeben, dass die einst rege Schifffahrt in der fraglichen Region quasi zum Erliegen gekommen war. Wäre der Bundesrechnungshof nicht auf den naheliegenden Gedanken gekommen, dass hier eine Art »Nichts« verwaltet wurde, es gäbe die Behörde vermutlich immer noch. Alle Reformen hätte sie überstanden, alle Qualitätssicherungsmaßnahmen vorgenommen, und wahrscheinlich hätte man dem Amtsleiter, der unter den Anforderungen zu ersticken drohte, weiteres Personal zugestanden. Ich weiß nicht, ob der Amtsleiter und seine Kollegen nun in anderen Behörden nichts verwalten oder ob man sie nach so viel anstrengendem Nichtstun nun in den einstweiligen Ruhestand versetzt hat. Es gibt eben mehr *Black Boxes,* als man denkt. Wo man nicht genau hinsieht, blühen Bürokratien auf. Manchmal geschieht in ihnen glücklicherweise nichts. Es gibt auch *Black Boxes,* in denen unglücklicherweise jede Menge geschieht.

Das sozialpsychologische Gesetz, nach dem sich so etwas ereignet, entdeckte man schon vor einem halben Jahrhundert. Es heißt nach seinem Erfinder das *Parkinsonsche Gesetz* und hat nichts mit der gleichnamigen Krankheit zu tun. Der Soziologe Cyril Northcote Parkinson stellte darin zwei Lehrsätze auf: 1. Arbeit dehnt sich in genau dem Maß aus, wie Zeit für ihre Erledigung zur Verfügung steht – und nicht in dem Maß, wie komplex sie tatsächlich ist. 2. In Diskussionen werden diejenigen Themen am ausführlichsten diskutiert, von denen die meisten Teilnehmer Ahnung haben – und nicht die Themen, die am wichtigsten sind. Daraus zog Parkinson zwei wichtige Folgerungen, aus denen sich die inflationäre Vermehrung unkontrollierter Bürokratien überall auf der Welt erklärt – mithin auch die inflationären Wucherungen der Krankenkassen: 1. Jeder Angestellte wünscht die Zahl seiner Untergebenen, nicht jedoch seiner Rivalen zu vergrößern. 2. Angestellte schaffen sich gegenseitig Arbeit.

Blühende Black Box

Wenden wir diese weisen Einsichten auf das Wettbewerbsstärkungsgesetz an, so kann es nicht ausbleiben, dass in jeder einzelnen Kasse blühende Kulturen entstehen: Aufwand, der verwaltet werden muss, Hierarchien, die aufgebaut, und Besitzstände, die gewahrt werden müssen. Kassenfürsten brauchen Unterkassenfürsten, diese Unterkassenfürstenzuarbeiter und diese wiederum Unterkassenfürstenzuarbeiterassistenten, die mit emsigem Aufwand nachweisen müssen, dass der Posten, den sie gerade einnehmen, von nachgerade unersetzlicher Bedeutung für das Ganze, darum anstrengend, darum allein nicht zu packen ist. Da Behörden sich nach innen durch die Menge der Arbeit definieren, die sie nach außen verteilen, entstehen so fixe Ideen wie Qualitätssicherung für Zweipersonenpraxen oder genial-komplexe Abrechnungssysteme, die so abgefahren sind, dass sie selbst durch Computerleistung niemals umgesetzt werden können. Natürlich kostet das Ganze auch Geld. Nach diesem Schema konnten sich gesetzliche Krankenkassen in der *Black Box* staatlicher Nichtkontrolle nach Belieben entfalten und Strom fressen. Nie, nie hatte man je vernommen, dass eine Krankenkasse in Insolvenz geht. Im Notfall kann eine Krankenkasse ja alle Geldhähne zudrehen, außer den einen, mit dem sie sich selbst am Leben erhält.

Wie ein Kulturschock muss daher die Nachricht in die heile Welt der Kassen eingebrochen sein, mit Einführung des Gesundheitsfonds sollte auch die Haftungsfrage im Fall einer Insolvenz einer gesetzlichen Krankenkasse geklärt werden. Was? Insolvenz? Wo gibt es denn so was? Der weitsichtige Gesetzgeber führt uns mit sanfter Hand ans Unaussprechliche. Nur mal so hypothetisch! Letztlich müsse – einer muss ja! – der Beitragszahler für eine in die Pleite gegangene Kasse haften, so die jüngste Eingebung der Bundesregierung.

Was steckt dahinter? Die Kassen sollen sich gegenseitig Wettbewerb machen. Wettbewerb heißt: Es gibt Gewinner und Verlierer. Einige werden nicht nur draufzahlen – sie werden ganz plattgemacht werden. Verluste sollen künftig aber letztlich alle Versicherten tragen. Dies geht so: Verschuldet sich etwa die AOK Berlin, müssen zunächst die übrigen Ortskrankenkassen das Defizit ausgleichen. Sind diese nicht dazu imstande, werden alle 220 Kassen zum Verlustausgleich herangezogen. Das bedeutet: Alle Beitragszahler müssen bluten, wenn Kassenvorstände mit dem treuhänderisch gegebenen Geld nicht umgehen können. Und wieder haben sich die Gesundheitsministerien in Bund und Ländern ihrer Verantwortung entledigt. Sie müssten durch ihre Aufsicht garantieren, dass eine Kasse nicht in die roten Zahlen rutscht.

Aber vielleicht kommt ja kurz vor diesem unangenehmen Moment der Wahrheit – er kommt ja nie, ist nur mal so rein hypothetisch gedacht – der liebe Herr Kaiser von »Kaiser Permanente« und macht ein nettes Übernahmeangebot.

Da würden doch alle aufatmen – oder?

KAPITEL 9

Pünktchen sammeln – oder:
Eigene Währung für Ärzte?

Mit keiner Frage erntete ich bei Ärzten mehr lächelndes Unverständnis als mit folgender: »Sagen Sie mal, wie viel verdienen Sie eigentlich?« So kann nur ein blutiger Laie fragen. Kein Arzt weiß es, kein Arzt kann es wissen. Warum? Weil er zu einem Abrechnungssystem gezwungen wird, das an Intransparenz mit nichts verglichen werden kann. Nicht nur, dass der Arzt nicht weiß, was er verdient. Auch der Patient weiß nicht, wie der Arzt von der Kasse für seine erbrachte Leistung honoriert wird.

Wetten, dass …?

Das sage nicht nur ich. Eine Organisation wie *Transparency International* fordert: »Transparenz für die Patienten: Sämtliche Verträge, nebst Anlagen und Protokollnotizen, Nachverträge, rückwirkende Vereinbarungen, Schiedsentscheidungen müssen eingesehen werden können. Bisher sind weder Kassenärztliche/Kassenzahnärztliche Vereinigungen noch Krankenkassen verpflichtet, Patienten und Beitragszahler (also Arbeitnehmer und Arbeitgeber) über die bestehenden Verträge auf Landes- bzw. Bundesebene in Kenntnis zu setzen. Die Versicherten sind zwar zur Beitragszahlung verpflichtet. Es werden ihnen aber keinerlei Rechte bei der Entscheidung über deren Verwendung eingeräumt ...«

Mein Vorschlag für »Wetten, dass ...?«: In einer deutschen Stadt werden 50 freie, niedergelassene Ärzte in den Saal gebeten und mit 50 Patienten konfrontiert, die ihnen jeweils eine erbrachte ärztliche Leistung benennen. Meine Wette ist: Keiner der Ärzte kann sagen, was er für seine Leistung am jeweiligen Patienten in Euro und Cent bekommt.

Verwirrspiel mit Zahlen

Man schrieb das Jahr 1977, als der Gesetzgeber ein Krankenversicherungskostendämpfungsgesetz (KVKG) einführte. Grund waren die unterschiedlichen Gebührenordnungen der verschiedenen gesetzlichen Krankenversicherungen. Der Gesetzgeber wollte eine stärkere Ausgabenbegrenzung; so kam es ab 1978 zu einem »einheitlichen« Bewertungsmaßstab (EBM) für alle ambulanten Krankenkassenanwendungen. Bei den Zahnärzten heißt das Instrument »Bewertungsmaßstab zahnärztlicher Leistungen« (Bema).

Wie kann es anders sein, die Grundlage für den EBM, wie er heute Anwendung findet, ist wieder einmal das Sozialgesetzbuch V (SGB V). In § 87 Abs. 2 heißt es: »Der einheitliche Bewertungsmaßstab bestimmt den Inhalt der abrechnungsfähigen Leistungen und ihr wertmäßiges, in Punkten ausgedrücktes Verhältnis zueinander; soweit möglich, sind die Leistungen mit Angaben für Dienst- und Leistungserbringung erforderlich und mit dem Zeitaufwand des Vertragsarztes zu versehen.«

Heißt im Klartext: Das Verwirrspiel um die Zahlen beginnt. Kein Arzt weiß, was er an der an uns erbrachten Leistungen verdient, außer er ist überdurchschnittlich gut im Kopfrechnen, hat ein gigantisches Zahlengedächtnis oder ist überhaupt ein wandelnder Taschenrechner.

Klicker mit Krankenkassen

Spielen wir es einfach einmal durch. Ich sage allerdings gleich: Es ist ein kompliziertes Spiel – und wenn Ihnen am Ende der Kopf brummt, haben Sie nicht *Confusionitis* im fortgeschrittenen Stadium, sondern einen korrekten Eindruck von dem System. Es ist, als habe man McChaos den Auftrag gegeben: Leute, erfindet bitte einen Abrechungsmodus, den keiner versteht, der Leistung bestraft, der für Patienten bezüglich erbrachter Leistung und Honorare komplett undurchschaubar ist, der Arztpraxen zum Kollabieren bringt, der Ärzte dauerhaft von der Arbeit abhält, der eine ständige Quelle von Abrechnungspannen ist, der Leistungserbringer zu Bittstellern macht, dessen Variablen jederzeit einseitig veränderbar sind, der frühestens nach drei Jahren zu berechnen ist, der jede Planungssicherheit für Ärzte zerstört, der Heerscharen von Verwaltungsbeamten in Lohn und Brot bringt, der mindestens die doppelte Anzahl von Kontrolleuren erfordert und der überdies noch einen Zufallsgenerator für Bestrafungen enthält! *Geht nicht?*

Geht nicht, gibt's nicht. Einigen Spielekonstrukteuren ist es nämlich tatsächlich gelungen, ein solches Meisterstück zu bauen. Die Kassenärztlichen Vereinigungen sind mächtig stolz auf die Lizenz an diesem vermeintlichen kindischen (in Wahrheit kriminellen) Spiel; und sie zwingen freie, niedergelassene Ärzte, es jeden Tag mit den Krankenkassen zu spielen, wobei viele Kassen sich noch besonders knifflige Spielvarianten ausgedacht haben, die die Ärzte regelmäßig schlecht aussehen lassen.

Ärzte hassen es – und sind doch aus existenziellen Gründen gezwungen, es mitzuspielen. Das ist nun ein Punkt, den ich wirklich nicht verstehe. Hinter vorgehaltener Hand lästern sie völlig zu Recht über diesen »Oberquatsch« und beklagen sich wortreich über einen »Jahrhundertskandal« – aber einen Stopp dieses absurden Systems kriegen sie seit Jahr und Tag nicht auf die Reihe. Gewiss werden sie vom Dreigestirn aus Politik, KV und Kassen auf eine skandalöse Weise erpresst, indem ihnen grundgesetzwidrig sogar Berufsverbot droht, wenn sie sich weigern, die einseitig aufgestellten, demokratischer Kontrolle entzogenen Unrechtsregeln zu befolgen.

Wenn das aber so ist – wieso stehen sie dann nicht auf *wie ein Mann* und sagen gemeinsam ein einziges Wort, das Wort: *nein* – und steigen aus!? Es gibt ein Zitat von John F. Kennedy, das ich Ärztinnen und Ärzten gern auch zuzahlungsfrei auf Kassenrezept ausstelle: »Wann, wenn nicht jetzt? Wo, wenn nicht hier? Wer, wenn nicht wir?«

Exkurs für solche, die nicht mitspielen wollen

Den berühmt-berüchtigten § 95b (»Kollektiver Verzicht auf die Zulassung«) muss man hier zitieren, im Zusammenhang mit den Abrechnungsmodalitäten von KV und Krankenkassen. Ich halte ihn für einen Schurkenparagraphen – und zwar nicht erst, seit beim Bundesverfassungsgericht ein Antrag auf Verbot dieser Bestimmung läuft. Ich zitiere: »(1) Mit den Pflichten eines Vertragsarztes ist es nicht vereinbar, in einem mit anderen Ärzten aufeinander abgestimmten Verfahren oder Verhalten auf die Zulassung als Vertragsarzt zu verzichten. (2) Verzichten Vertragsärzte in einem mit anderen Vertragsärzten aufeinander abgestimmten Verfahren oder Verhalten auf ihre Zulassung als Vertragsarzt und kommt es aus diesem Grund zur Feststellung der Aufsichtsbehörde nach § 72a Abs. 1, kann eine erneute Zulassung frühestens nach Ablauf von sechs Jahren nach Abgabe der Verzichtserklärung erteilt werden ...«

Im Endeffekt diente dieser von Horst Seehofer eingebrachte Paragraph dazu, die damals revoltierenden Zahnärzte an die Kandare zu nehmen. Er wurde aber so formuliert, dass er heute der Strick an der Gurgel eines jeden freien, niedergelassenen Arztes ist. Für die KVen wurde er zum Schutzschild. Hinter ihm versteckt und politisch geschützt, üben sie ihr Diktat über die Ärzte aus. Beim Ärztetag in Hannover wurde am 9. 2. 2008 auf meinen Antrag die folgende Resolution zur Abstimmung gestellt. »Der Ärztetag der Basis fordert die ersatzlose Streichung des § 95b SGB V.« Sie wurde – bis auf eine Enthaltung – einstimmig angenommen.

Der Arzt als Erbsenzähler

Nun – wie geht dieses Spiel? Der Patient kommt in die Praxis, meldet sich an, und die Maschine beginnt zu laufen. Man nennt dem Arzt seine Beschwerden. Für jede abrechenbare Leistung gibt es eine Ziffer, einen **e**inheitlichen **B**ewertungs-**m**aßstab (daher die sogenannte EBM-Nummer) und eine Punktzahl. EBM-Nummern können mit Richtzeichen versehen sein, die nach der Abrechnung für eine Plausibilitäts-prüfung benötigt werden. Zum Beispiel beginnen allgemeine diagnostische und therapeutische Leistungen (nehmen wir einmal Leistungen wie »Punktion« oder »Gipsanlage«) mit den Ziffern 02. EBM-Nummern mit den eigentlichen Betreuungsleistungen sowie spezifischen Komplexen gibt es für jedes Fach und für jeden Arzt. Hausärzte haben 03, Kinderärzte 04, Urologen 26 usw. Es sieht dann so aus: Der Arzt gibt GOP 03111 ein – das ist die einmalige Pauschale im Quartal für Patienten vom 5. bis zum 59. Lebensjahr, und das heißt: 900 Punkte.

Das ärztliche Honorar errechnet sich aus der Punktzahl, multipliziert mit dem Punktwert, der – und da beginnt man zu staunen - nun freilich variabel ist. Zwar lag im April 2005 beim EBM ein kalkulatorischer Punktwert von 5,11 Cent zugrunde, ausgezahlt wurden aber tatsächlich je nach Fachgruppe und Region verschiedene Punktwerte zwischen 5,11 und 5,2 Cent.

Wenn der Arzt mich jetzt in Behandlung nimmt, weiß er zwar beim Eintippen in den PC, dass er 900 Punkte bekommt. Um jedoch auszurechnen, was das in Euro ist, bedarf es dann schon eines Rechners. Im Moment bedeuten die 900 Punkte, dass der Arzt sie mit ca. 3,5 Cent multiplizieren muss. Übermorgen kann es sein, dass er sie mal 2,9 nehmen muss. Es geht zu wie an der New Yorker Börse. Ergänzende Information: Sinkt der Punktwert von 2,9 Cent auf 2,7 Cent, wären das dann knapp 7 % weniger Honorar. Nehmen wir also den Taschenrechner! Der sagt mir: Punktzahl mal gerade laufende Cent-Vergütung, hier: 3,5 Cent × 900 Pkt. = Euro 31,50. Das ist der aktuelle Tagespreis für die Grundpauschale pro Quartal für diesen Patienten.

Die Weimarer Art, den Ärzten zu helfen

Fakt ist: Die Honorare der Ärzte schrumpfen. Durch die Budgetierung wird gedeckelt. Es gibt zwar mehr Punkte, aber der Punktwert fällt. Das ist wie beim Murmelspiel. Eine große Murmel ist mehr wert als viele kleine. Oder erklären wir es noch anders: Es ist wie mit der Inflation in der Weimarer Republik. Da kamen die Arbeitgeber nach Hause und jubelten: »Schaut mal, es geht aufwärts! Vier Millionen! Letzten Monat waren es nur zwei Millionen!« Am nächsten Tag entdeckten sie, dass da wieder wer an der Währung geschraubt hatte. Real hatten sie weniger in der Tasche als je zuvor. So ungefähr muss man sich EBM 2000*plus* vorstellen. Die Schrauber verkünden einen Anstieg des Punktwerts. In Wahrheit nutzen sie die Währungshoheit, die sie gepachtet haben, um die Inflation noch weiter anzuheizen. Schon mit einem Bruchteil an Hintergrundwissen dreht sich einem der Magen um, wenn unsere Gesundheitsministerin stolz bilanziert, dass das Honorar der Praxisärzte sei 2007 um 3,3 % gestiegen sei, oder wenn sie prophezeit, die »wirtschaftliche Situation in den Praxen wird sich in den nächsten Jahren deutlich verbessern«. Die Ärzte von Kiel bis Garmisch entgegnen: Es kam 2007 nicht mehr Geld an, sondern deutlich weniger!

Ärztebesuch zur Unzeit

Aber ich kann Sie noch nicht aus der Mathematikstunde der Gesundheitspolitik entlassen. Irgendwie müssen die Ärzte doch auf ein paar Euro kommen. Dabei können Sie helfen! Sagen wir, Sie kommen zufällig zur *Unzeit* zum Arzt. Das Wort habe ich zuletzt in der Tanzstunde gehört – *Unzeit:* »Man klingelt nicht zur *Unzeit* an!« Unzeit – das kommt jetzt wieder. Dafür gibt es eine »Unzeit-Ziffer«, und zwar die Nummer 01100-01102. Eine geniale Sache! Diese Unzeit-Ziffern gelten zwischen 19.00 und 22.00 Uhr, an Samstagen, Sonntagen und gesetzlichen Feiertagen, aber auch – wer hätte es gedacht? – am 24. 12. und am 31. 12. – aber nur zwischen 7.00 und 19.00 Uhr. Alles klar?

Nein? Hilfestellung gibt der »Schnellcheck für Niedergelassene« - komplizierte Systeme rufen Berater (siehe Kap. 14) auf den Plan. Ich zitiere: »Voraussetzung dafür, dass der Arzt diese Ziffern abrechnen kann, ist aber immer, dass die Inanspruchnahme tatsächlich unvorhergesehen erfolgt.« Weil ja kein Mensch wissen kann, was *unvorhergesehen* bedeutet, gibt es weitere nützliche Praxishilfe: »Unvorhergesehen bedeutet: Die Initiative muss vom Patienten ausgehen und keinesfalls vom Arzt.« Es könnten gewiefte Ärzte ihre Praxen ja nur zwischen 19.00 und 22.00 Uhr öffnen sowie am 24. 12. und 31. 12. – da allerdings länger, nämlich zwischen 7.00 und 19.00 Uhr. Was für ein perverses System! Wer sagt, das deutsche Steuerrecht sei kompliziert, kennt die Abrechnungshürden für Ärzte nicht.

Spielregeln für Fortgeschrittene

Für eine Leistung, die mit 100 Punkten bewertet ist, erhält ein Arzt doppelt so viel wie für eine, die mit 50 Punkten bewertet ist. Ist ja auch logisch. Aber nicht zu früh freuen! In diesem System hat leider nicht jeder Punkt denselben Wert! Ergo, wenn ich bei meinem Arzt sitze und ihm meine Beschwerden erzähle, er mich untersucht, mir dann hilft, steht nur eins fest – ich bin Patient, er ist Arzt, da ist ein PC.

Der Arzt, der die Punkte eingegeben hat, weiß zum Zeitpunkt meiner Untersuchung nicht einmal, was sie tatsächlich wert sind! Warum? Weil der durchschnittliche Punktwert in einem bestimmten Abrechnungszeitraum ermittelt wird und erst danach feststeht, wie viel ein Punkt wert ist! Bestellen Sie einmal einen Handwerker, eröffnen Sie ihm, er werde nach Punkten bezahlt, und sagen Sie ihm: Was ein Punkt wert ist, erfahren Sie bei Gelegenheit. Er wird Ihnen die Rohrzange auf die Füße fallen lassen.

Das kann nicht sein? Das habe ich zu meinem Arzt auch gesagt. Als er dann eine Woche später mit einem halben Dutzend Kollegen bei uns war, schwirrte mir vor Zahlen der Kopf. Mein erster Gedanke: Das ist doch völlig bescheuert! Kompliziert! Irreführend! Bürokratisch! Ich wusste zu diesem frühen Zeitpunkt (Februar 2007) noch nicht, was EBM ist: der *Verdunkelungsmechanismus der Black Box.* Arzt und Patient sollen komplett den Überblick über die Relation zwischen Bezahlung und Leistung verlieren. Bei Privatpatienten ist der Vorgang ja ganz einfach: Es kommt die Gebührenordnung für Ärzte zum Tragen. Ich erhalte eine Rechnung, ich kann sie nachprüfen, und die Versicherung zahlt. Der EBM hingegen, der für alle Kassenpatienten zur Anwendung kommt, ist ein äußerst kompliziertes, völlig verschachteltes Verteilungssystem eines vorher festgelegten Gesamthonorarvolumens auf verschiedene Ärzte! Das Ganze wird dann noch durch ein Praxisbudget »gedeckelt«, und die vom Arzt gegenüber der

KV abrechenbaren Punkte werden für jede Praxis von der KV festgelegt. Im Endeffekt bedeutet das Punktesystem dann: Tatsächlich erbrachte Leistungen, die über das Praxisbudget hinausgehen, werden nicht vergütet. Nehmen wir wieder den Mann mit der Rohrzange. Sagen Sie ihm: Jetzt bauen Sie mal noch ein Fallrohr an die Fassade, ich habe ja einen Pauschalbetrag mit Ihrer Firma vereinbart – ich sage Ihnen aber gleich, ob das noch vergütet wird, entscheidet sich nach Weihnachten. Da fällt die Rohrzange auch noch auf den anderen Fuß.

GOÄ – von Ordnung keine Spur!

Der Staat legt eine amtliche Gebührenordnung für Ärzte fest: Diese nennt man GOÄ! Für das Jahr 2008 umfasst sie für Privatpatienten 850 Seiten! Dazu kommt der einheitliche Bewertungsmaßstab (EBM) für Kassenpatienten mit 1166 Seiten. Diese beiden monströsen Abrechnungssysteme hält nur der Buchdeckel des Gebührenhandbuches für Ärzte zusammen. Damit sind die Gemeinsamkeiten erschöpft. Aus welchem Grund der Arzt bei der Behandlung eines Privatversicherten (dazu gehören unsere Beamten und Politiker) seine Leistung definiert und in Euro ausgewiesen bekommt, und bei Kassenpatienten nicht, sollten wir hinterfragen.

Für einen Normalsterblichen gilt: Die Einkommensgrenze, bis zu der Beiträge in die gesetzliche Krankenversicherung erhoben werden, beträgt im Jahr 2008 genau 43 200 Euro p. a. bzw. 3600 Euro brutto monatlich. Die Höhe des Beitrags ist abhängig von der Höhe des Beitragssatzes Ihrer gesetzlichen Krankenversicherung. Für einen Wechsel in die private Krankenversicherung ist die Versicherungspflichtgrenze (Jahresarbeitsentgeltgrenze) relevant; sie beträgt 48 150 Euro p. a. bzw. 4012,50 Euro monatlich. Um in die private Krankenversicherung wechseln zu können, muss man dieses Einkommen in drei aufeinanderfolgenden Jahren überschritten haben. Wenn Ihr Einkommen also seit 2006 über der Pflichtgrenze liegt, können Sie über einen Wechsel nachdenken.

Ja, alles ist geregelt in unserem Land. Sogar die Sonderrechte für Beamte. Denn viele verdienen gar keine 4000 Euro im Monat und hätten darum logischerweise auch keine Berechtigung, privat versichert zu sein. Der Staat will seine Diener nicht nach Pünktchen berechnen lassen und gewährt sogar nach Beamtenrecht Beihilfe. Beihilfe ist eine finanzielle Unterstützung im Krankheits-, Geburts-, Pflege- und Todesfall für deutsche Beamte und Berufsrichter sowie deren Ehepartner und Kinder, soweit diese nicht selbst sozialversicherungspflichtig sind. Diese Beihilfe wird auf Antrag des jeweiligen Dienstherrn prozentual bzw. pauschal nach Vorlage der vom Beamten bezahlten Arzt-, Zahnarzt-, Apotheken- und Krankenhausrechnungen gewährt. Es werden 50–80 % der Aufwendungen erstattet, je nach Familiensituation und Bundes- bzw. Landesrecht. In der Regel werden dabei nur beihilfefähige Aufwendungen berücksichtigt und Eigenanteile abgezogen. Wie in Deutschland üblich, gibt es auch da nichts Einheitliches, also auch kein einheitliches Beihilferecht. Die einzelnen Länder haben einzelne Beihilfeverordnungen (BVO), das sind Rechtsverordnungen.

Ganz klar wird die Beihilfe in den Ländern definiert, z. B. in Baden-Württemberg heißt es im § 101 LBG (Landesbeihilfegesetz): »Die Beihilfe soll grundsätzlich zusammen mit Leistungen Dritter und anderer Ansprüche die tatsächlich entstandenen Aufwendungen nicht übersteigen. Sie soll die notwendigen und angemessenen Aufwendungen unter Berücksichtigung der Eigenversorgung und zumutbaren Selbstbehalte decken. In der Regel umfasst die zumutbare Eigenversorgung beim Beihilfeberechtigten 50 % der Höhe seiner Einkünfte, bei wirtschaftlich nicht unabhängigen Ehegatten sowie bei Versorgungsempfängern 30 % und bei Kindern 20 % dieser Aufwendungen« usw.

Das bedeutet, jeder Beihilfeberechtigte (Beamte) zahlt nur 50 % seiner Privatversicherung, für seine Frau nur 30 % und für seine Kinder 20% selbst! Den Rest zahlt der Steuerzahler! Komplizierter geht's ja nicht mehr! Ungerechter aber auch nicht. Wozu wird ein Beamter von Staats wegen automatisch privat versichert, und das restliche Fußvolk *muss* sich als Arbeitnehmer dem Punktespiel der KV und Kassen aussetzen?

Erkältung nach Pünktchen und Euro

Lieschen Müller ist erkältet, hat Schluckbeschwerden und Kopfweh. Es ist Winter, und Max Meier, von Beruf Lehrer, hat die gleichen Symptome wie Lieschen Müller. Irgendwie haben sich die Viren verbreitet, und Karin Huber vom Finanzamt ist auch erkältet. Alle drei sitzen in der Praxis des Facharztes für Allgemeinmedizin (Hausarzt). Husten und niesen vor sich hin. Es ist Januar 2008. Bei der Anmeldung gibt Lieschen Müller ihre Versicherungskarte ab. Die Arzthelferin kassiert 10 Euro, und damit wiegt sich Lieschen Müller in Sicherheit, mit ihrem Beitrag in die gesetzliche Krankenversicherung würde ihr Arzt für die Behandlung wohl gut bezahlt werden.

Ab dem Einlesen der Kassenkarte beginnt das Pünktchenspiel für den Arzt. Zu Recht erwartet Lieschen Müller von ihrem Arzt, dass er sich Zeit nimmt für Diagnose und ein Gespräch. So wie er es eben immer macht in all den Jahren, seit sie Patientin bei ihm ist. Er schaut ihr in den Hals, tastet die Lymphknoten ab, spricht mit ihr und schreibt ihr Lutschtabletten für den Hals, etwas zum Gurgeln und ein fiebersenkendes Schmerzmittel auf. Noch braucht sie keine Antibiotika. Die notwendigen verordneten Medikamente sind bei ihr als Kassenpatientin auf der Selbstzahlerliste. Dafür erhält sie ein »grünes« Rezept: Lieschen Müller verabschiedet sich, geht in die Apotheke und zahlt aus ihrem Geldbeutel 21,50 Euro.

Unter Berücksichtigung der 10 Euro »*Praxisgebühr*« investiert sie als Kassenpatientin wegen ihrer Erkältung 31,50 Euro!

Inzwischen ist der Lehrer Max Meier mit seiner Erkältung im Sprechzimmer. Bei ihm gibt es kein Pünktchenspiel. Er wird nach GOÄ abgerechnet. Als Privatpatient gilt hier der 2,3-fache Satz der GOÄ, d. h., der Arzt erhält 21,44 Euro. Der Arzt weiß innerhalb von Sekunden, was er verdient. Auch Max Meier bekommt die Medikamente wie Lieschen Müller, geht in die Apotheke und zahlt 21,50 Euro, lässt sich eine Rechnung geben und holt sich in der Regel das Geld bei seiner Privatversicherung zurück. Auch bei der Finanzbeamtin gibt es eine klare Berechnung für den Arzt, auch sie rechnet ihre Erkältungsmedikamente in der Regel mit der Versicherung ab. Kurz vor Ende der Sprechstunde, gegen 19.30 Uhr, quält sich der Malermeister Franz Huber mit seinem Infekt zum Arzt. Auch bei ihm zeigt das Gebührenhandbuch klar, dass der Arzt bei ihm Leistungen für exakt 21,44 Euro erbracht hat. Auch er holt sich seine Medikamente in der Apotheke für 21,50 und bekommt diese zu 100 % von seiner Versicherung erstattet.

Was heißt das jetzt? Lieschen Müller muss als Sachbearbeiterin mit Bruttoeinkommen von monatlich 2800 Euro einen Eigenanteil am Kassenbeitrag (14,9 % – davon zahlt sie 7,9 und der Arbeitgeber 7,0) in Höhe von 221,20 Euro bezahlen, damit sie abgesichert ist bei Krankheit. Wird sie krank und geht zum Arzt, zahlt sie als Erstes 10 Euro pro Quartal, die sogenannte Praxisgebühr – die in Wirklichkeit eine indirekte Erhöhung des Krankenkassenbeitrages darstellt. Der Arzt zieht die 10 Euro auf seine Kosten ein und verwaltet sie (natürlich wird diese Dienstleistung von der Kasse gegenüber dem Arzt nicht honoriert, weshalb? Er macht schon so viel umsonst, da kann er das auch noch übernehmen). Ergo hat Lieschen Müller an diesem Tag – zu ihrem Kassenbeitrag – 30 Euro und ein paar Zerquetschte ausgegeben, die sie von niemandem mehr bekommt!

Der Lehrer, die Finanzbeamtin und der Handwerker mit derselben Diagnose bekommen ihre 21,50 Euro für die Medikamente von der Privatversicherung im Regelfall wieder zurück. Und der Arzt? Der rechnet für die beiden Beamten jeweils den 2,3-fachen Satz GOÄ ab, also 21,44 Euro, und wenn die Beamten wiederkommen, weil die Erkältung nicht besser wurde, sondern schlimmer oder sonstige Symptome auftreten, wird die Arztleistung von der Versicherung für jede Behandlung wieder bezahlt.

Nur die Kasse von Lieschen Müller zahlt einmalig 900 Punkte mit der zurzeit geltenden Centgebühr von 3,5 pro Punkt! (Bis das Buch erscheint, können das aber auch schon wieder 3,2 Cent sein oder 2,7 oder, oder, oder.) Kommt nun Lieschen Müller wieder, weil ihre Erkältung schlimmer wird oder weil sie noch andere Beschwerden hat, dann bleibt es bei der einmaligen Pauschale von 900 Punkten, also nach Adam Riese 3,5 × 900 Punkte ist 31,50 Euro! Mehr gibt es nicht für den Arzt, egal ob Lieschen Müller einmal oder zehnmal im Quartal kommt!

Jetzt stelle ich mir natürlich die Frage, aus welchem Grund wird eigentlich die Erkältung der beiden Beamten oder eines Privatversicherten anders berechnet als die Erkältung eines gesetzlich Krankenversicherten?

Stellen Sie sich einmal ein paar Minuten vor, Sie seien der Arzt, und dieses Lieschen Müller kommt im Quartal mehrfach (Hexenschuss, Pillenrezept, Erkältung und Darmgrippe). Aber die Punkteverteiler haben ihnen verwehrt, die Leistung an Lieschen Müller berechnen zu dürfen. Es bleibt bei den 900 Punkten pro Quartal. Und? Wann würden Sie sagen: »Weshalb wird meine Leistung nicht bezahlt?« Beim zweiten Mal, beim dritten Mal ... gar nicht? Dann haben Sie Ihren Beruf verfehlt und sind wie die Ärzte einfach ein Menschenfreund. Und die Palastfürsten in Kassen und KVen freuen sich, dass Ärzte dazu schweigen und die Patienten es bisher nicht wussten. Nur, ab heute wissen Sie es!

Im Grunde müsste ein Gremium diesen Irrsinn in der Gesetzgebung durchforsten, und das Ganze könnte innerhalb kürzester Zeit völlig neu geordnet werden. Zum Beispiel Lieschen Müller kommt mit ihrer Karte zum Arzt. Auch für sie gilt die GOÄ. Sogar wenn der Arzt den GOÄ-Einfachsatz nehmen würde (das sind in dem Fall ca. 10 Euro), wäre das fairer gegenüber Arzt und Patient. Der Arzt weiß, was er für die Behandlung bekommt, und am Ende des Quartals wird genau wie bei den beiden anderen Versicherten zusammengezählt und abgerechnet! Weshalb haben wir Patienten nie erfahren, wie kompliziert diese Abrechnungsmodalitäten sind? Damit wir uns nicht dagegen wehren? Weil die Politiker uns für dumm verkaufen? Oder weil wir, einmal mehr, einfach akzeptieren, was mit uns getrieben wird!

Diese kleine Betrachtung hat nur ein Ergebnis: Der ganze bürokratische Wasserkopf führt sich selbst ad absurdum.

Praxis zu! Es wird abgerechnet!

Jedes Vierteljahr bekommt die regionale kassenärztliche Vereinigung von allen Kassenpatienten der letzten drei Monate den Namen, die Diagnosen und die erbrachten Leistungen, versehen mit der EBM-Ziffer. Diese Abrechnungsmodalitäten sind mit einem so hohen organisatorischen Aufwand verbunden, dass Praxen oft über Tage schließen müssen. In der Kassenärztlichen Vereinigung wird nun nach noch etwas komplizierteren Regeln das Geld, das ihr von den Krankenkassen zur Verfügung gestellt wird, den verschiedenen Fachgruppen (Hausärzte, Fachärzte, Kinderärzte ...) zugeteilt. Diese Töpfe sind mit wechselnden Geldmengen gefüllt. Jeder niedergelassene Kassenarzt erhält eine vierteljährliche Abschlagszahlung, und erst nach vielen Monaten erfährt er über einen Wust von Papieren, was er pro Patient für seine Leistungen wirklich erhält.

Leistung wird bestraft

Es klingt kurios, aber es ist so eingerichtet: Je öfter ich als Kassenpatient zu meinem Arzt komme, desto weniger verdient mein Arzt. Hat er die vierteljährliche Grundpauschale abgerechnet, geht jeder weitere Arztbesuch von mir auf seine Kosten, es sei denn, er rechnet irgendwelche spezifischen Leistungen ab, für die es wie in der ersten Klasse »Pünktchen« gibt. Nur Notdienst, Hausbesuch, Ultraschall, Belastungs-EKG, Impfungen können noch extra abgerechnet werden. Weiß man, dass der weitaus überwiegende Teil von Diagnostik und Anamnese eigentlich aus Gespräch und Beobachtung besteht, indem der Arzt also durch seine offenen Augen, seine taktilen Fähigkeiten, sein Gehör (und oft genug auch seine Nase) feststellt, was ist, so wird es spannend. Denn all dies wird nicht mehr honoriert. Besser für den Doc, er macht noch ein EKG oder eine Ultraschalluntersuchung. Ist zwar diagnostisch häufig völlig überflüssig – aber dabei kann der Arzt wenigstens honoriert mit mir reden, wenn sein Budget nicht überschritten ist.

Die Patienten, die das umfangreiche Gespräch mit einem Arzt brauchen, weil sie ein Suchtproblem haben, einen längeren Krankheitsverlauf erzählen müssen oder auf eine bestimmte komplexe Diät eingestellt werden, sind auch schlecht bedient. Eigentlich müsste der Arzt, der sich ihnen aufmerksam zuwendet, alle drei Minuten auf die Uhr schauen. Eine schwerkranke Freundin sagte mir: »Mein Arzt ist zwar klasse. Er gibt mir das Gefühl, jede Zeit der Welt zu haben. Aber mich blockiert es, wenn ich weiß, im Hintergrund läuft der Ticker der Kasse.« Und da spätestens sind wir an dem Punkt, an dem die skandalösen Abrechnungsmodalitäten der Kassenärztlichen Vereinigungen *mich als Patientin* betreffen. Ich zahle Monat für Monat jede Menge Geld für meine Krankenversicherung und muss es mir nicht gefallen lassen, wenn Funktionäre meinen Arzt mit einem albernen Pünktchengetue ökonomisch fernsteuern und ihn via Geldhahn zu inadäquatem diagnostisch-therapeutischem Tun verleiten wollen.

Trickreiche Ärztefrauen – oder was?

Nun denkt sich so mancher Patient: »Gott sei Dank, bei dem ist die Praxis voll – das holt der Arme doch locker mit seinen vielen Patienten wieder auf!« Falsch: Denn nur bis 800 Patienten im Quartal wird das oben genannte Geld bezahlt. Für 801 bis 1200 Patienten gibt es 20 % weniger und ab 1201 Patienten nochmals 30 % weniger. Erwirbt sich der Doktor einen guten Ruf, sprechen sich seine Qualitäten herum, hat er ein Problem. Er sollte schnellstens das Wartezimmer verkleinern, die Sitzpolster abmontieren, die Sprechzeiten halbieren, stundenweise abtauchen. Sonst kommt ihn sein guter Ruf teuer zu stehen. Er könnte wegen Patientenandrang Leistungen erbringen, die über den Standard hinausragen – ein strafwürdiges Vergehen!

Man müsste der Sache einmal auf den Grund gehen. Wahrscheinlich ist die 800-Patienten-Regel auf den Einfluss missgünstiger Ehefrauen zurückzuführen. Freie, niedergelassene Ärzte sind – eine Weltneuheit – der erste Berufsstand, bei dem Ehepartner bei Ebbe in der Haushaltskasse sagen können: »Aha – hast du wieder zu viel gearbeitet!?« Das erhöht die Verweildauer in der Wohnküche.

Wo das Geld hingeht

Seit zehn Jahren baut die Politik mit unseren Versichertengeldern in der Kassen-KV-Black-Box systematisch das Solidarsystem um. EBM2000*plus* ist gleichzeitig 1. ein *Dehonorierungsverfahren* für klassische ambulante Leistungen von freien, niedergelassenen Ärzten, wie es 2. ein *Dequalifizierungs-*

verfahren dieser Einrichtungen ist (die Leute sollen sich sagen: »Was können die denn noch!«) und es 3. die Mimikry der gigantischen *öffentlichen Geheimspardose* für Dinge ist, von deren kostenträchtigen Folgen tunlichst weder Patienten noch Ärzte allzu viel allzu früh erfahren sollen.

In Tateinheit mit dem Einhämmern neuer Schlagworte wie Integrierte Versorgung, Wettbewerb, Qualitätssicherung, Eigenverantwortung, Effizienz, Care- und Casemanager (zu Deutsch: Betreuungs- und Fallmanager) wird die Gesundheitsszenerie der Zukunft vorbereitet. Das Wettbewerbstärkungsgesetz macht aus Kassen verlockende Spaß- und Wellnessbuden, die sich mit Lockangeboten und Locktarifen gegenseitig die Klientel abspenstig machen und manchmal nicht einmal vor Handgeld bei Kassenwechsel zurückschrecken. Es geht zu wie auf dem Spielermarkt kurz vor Start der Bundesliga. Millionen fließen in Projekte, mit denen Fitness- und Wellness-Angebote bezuschusst werden. Es gibt sogar Kassen, die Wellness-Reisen ins EU-Ausland finanzieren. Wie viel die Kassen tatsächlich für Werbung aufwenden, ist unklar, wird bilanztechnisch mehr oder weniger geschickt verborgen. Das Kassenhopping, um günstigere Beiträge zu erhaschen, entzieht bereits jetzt jährlich dem Solidarsystem bis zu 1 Milliarde Euro. Die Bundesregierung weiß dies alles, ändert jedoch nichts. Ulla Schmidts Rezept steht fest. Mit der Monotonie einer kaputten Schallplatte wird uns eingebleut: Die »Integrierte Versorgung« muss kommen. Um jeden Preis! Alles aus einer Hand! Kaisers Permanente lässt grüßen.

Lutschbonbons für Herrn S.

»Ob sich ein Mensch ohne Phantasie die Wirklichkeit vorstellen kann?« (Stanislaw Jerzy Lec). Rund um ein bestimmtes Stichwort, nämlich »DMP«, kann man eine Menge studieren: Sowohl die Art, wie unser Geld sinnlos durch die Gegend geschoben, wie auch die Tatsache, dass es als strategisches Mittel von der Politik eingesetzt wird und die Gesundheitspolitik dafür sorgt, dass die gesetzlichen Krankenkassen mit allerhand geschickten Maßnahmen genuin ärztliche Aufgaben auf sich ziehen, damit den Patienten an sich binden und so tun können, als würde man damit Kosten sparen und den Hausarzt ein bisschen entlasten.

DMP (= Disease-Management-Programm) bezeichnet die Behandlung von Patienten anhand standardisierter Vorgaben in Bezug auf einige klassische Krankheitsbilder (Diabetes, Herzinsuffizienz, Asthma etc.). Der Arzt bekommt, bewegt er einen Patienten mit einem bestimmten Krankheitsbild zur Teilnahme an DMP, von der Kasse ca. 50 Euro, die sich zusammensetzen aus einer Erst- und Folgedokumentation sowie Beratungen im Rahmen der Einschreibung. Der Patient wird mit Erlass der Praxisgebühr, in manchen Kassen sogar mit einem Geldschein in dieses DMP gelockt.

Wie das in der Praxis aussieht, entnehme ich der einschlägigen Homepage eines Anbieters: »Durch eine regelmäßige Erfassung des Gewichts lassen sich Wassereinlagerungen schnell erkennen. Wir stellen Ihren Versicherten telemedizinische Waagen zur Verfügung, die das Gewicht per Modem an unser Medizinisches Servicecenter übertragen, so dass unsere Betreuer sofort reagieren können. ArztPartner Almeda fokussiert eine leitliniengerechte Therapie, Medikamenten-Compliance sowie Änderung eines ungesunden Lebensstils hinsichtlich Ernährung und Bewegung.« Big Brother is watching you. Es rührt zu Tränen, zu welchen kostengünstigen Medikationen der Anbieter bei Herrn S. (»67 Jahre, ist seit 6 Monaten im Programm«) gekommen ist: »Unsere Empfehlung lautete: aus 1 Liter Wasser und dem Saft von 2 ausgepressten Zitronen handliche Eiswürfel herstellen und diese Eiswürfel bei großem Durst langsam im Mund zergehen lassen. Herr S. ging auf den Vorschlag ein. Er wandelte das Rezept nach seinem Geschmack um, fügte noch etwas Johannisbeersaft hinzu und hielt sich für den Rest des Sommers an die Flüssigkeitsbeschränkung. Interventionen waren nicht mehr erforderlich, und Herrn S. blieben Krankenhausaufenthalte erspart.« Ich kann es nicht beweisen, aber ich habe den Eindruck: Das Einzige, was hier ausgepresst wurde, waren wir – die Beitragszahler der gesetzlichen Krankenkasse. Für chronisch Kranke ist der Nutzen solcher Programme kaum zu erheben. Es geht auch gar nicht um treusorgende Maßnahmen für die armen Kranken. Es geht um Politik.

Zunächst aber entstehen einmal Kosten: Beobachter der Szene erwarten von DMP schlicht und ergreifend eine weitere Aufplusterung des Apparats mit geschätzten Bürokratiekosten in drei Jahren von bis zu 3 Milliarden Euro. Damit man das nun nicht einfach für eine weitere Spinnerei des etwas technikverliebten Dr. Lauterbach (SPD) hält, muss man das Kassengerangel im Hintergrund kennen. Nachdem sich aufgrund neuer Gesetzeslage eine Vielzahl neuer Kassen am Markt etablieren konnten, die den Klassikern die attraktiven jungen Patienten wegnahmen und sie mit dem »kranken Rest« zurückließen, kam es zum berühmten Risikostrukturausgleich zwischen den Kassen. Der Hausarzt, der nun über das DMP-Programm der Kasse mit dem »kranken Rest« ein »Risiko« meldet, spült ihr per Risikostrukturausgleich ein hübsches Sümmchen Geld in den Topf. Die Kasse erhält zum Beispiel für jeden Diabetiker, der am DMP teilnimmt, rund 5000 Euro.

Fazit: Berge kreißen. Geboren wird ein Mäuschen. Es wird alles komplizierter. Neue Bürokratien werden geschaffen. Und letztlich ist es ein Refinanzierungstrick für benachteiligte gesetzliche Krankenkassen.

Pünktchen für Pünktchen wird umgebaut.

Wer hat was davon?

Sie dürfen sicher sein: Hier tobt sich nicht etwa eine losgelassene parkinsonsche Bürokratie aus, die auf komplexe Maßnahmen für unterbeschäftigte Buchhaltungsabteilungen aus ist. Hier ist was faul im Staate Deutschland. Wer so abrechnet, hat ein *Motiv*.

Nicht in amerikanischen Filmen, sondern durch meine Biographie habe ich gelernt, dass man nach dem Motiv immer bei denen suchen muss, die einen Vorteil von einem bestimmten auffälligen, durch sie bewirkten Arrangement der Wirklichkeit haben. *Wer hat was davon?* Das war und ist stets meine erste Frage. Also – wer hat was davon, dass die Black Box so eingerichtet ist, wie sie ist: unnahbar, unkontrollierbar, uneinsehbar?

Man muss sich nur die Verwaltungssitze unserer Kassen und Kassenärztlichen Vereinigungen ansehen, die es an Chrom und Glas jederzeit mit dem arroganten Protz unserer Banken und Versicherungen aufnehmen können. Sie sind nur die Verteilerdose, der (wiederum aus bestimmten Motiven) niemand auf die Steckverbindungen schaut. Aber sie tun (schon heute) so, als seien sie großkapitale Renditebringer, Schöpfer eigener Werte und Produzenten von etwas, das in sich einen Wert hat. Auf jeden Praxisarzt kommt mehr als ein Kassenmitarbeiter. Die Verwaltungskosten der gesetzlichen Krankenkassen liegen offiziell bei 8,1 Milliarden Euro. 6,4 Milliarden waren es vor 10 Jahren. Achtung! Wie viele Gelder in Projekten und Beratungshonoraren versenkt werden, wird nirgends aufgeschlüsselt. 2007 nahmen die Kassen mehr als 155 Milliarden Euro ein. Übrigens 30 Milliarden mehr als vor 10 Jahren. Die Einnahmen sind definitiv stetig gestiegen und nicht gesunken. Nur das, was bei uns als Zuteilungsmedizin ankommt, wird immer weniger. Vielfach sind es die Kassen- und KV-Fürsten selbst, die sich die Verwaltung dieses bürokratischen Wasserkopfes versilbern, oft sogar vergolden lassen. Und im Dunkeln, dort, wo Ärzte und Patienten partout nicht hinschauen sollen, tun sich noch ganz andere Quellen auf – für die, die nahe genug dran sitzen. Wie sich gleich zeigen wird ...

KAPITEL 10

Raus aus dem System! – oder:
Der Aufstand der Ärzte

Ä rzte sind normalerweise bodenständige, dem Staat ver-
bundene Bürger. Sie krakeelen nicht, gehen nicht auf
die Straße, zetteln keine Revolutionen an. Sie suchten immer
nach dem Ausgleich, dem Arrangement mit den Verhältnissen; sie wollten immer eher in Ruhe ihrer heilenden Berufung nachgehen, als Rabatz zu machen und zu verletzen. Bis
Ärzte einmal die Brandfackel anstecken, muss viel passieren.
Aber nun scheint es so weit zu sein. Ärzte machen mobil,
gehen auf die Straße, treten eine Revolte los. Was ist passiert?
Niedergelassene, freie Ärzte fühlen sich dem Würgegriff von
Politik und Gesundheitsindustrie ausgesetzt. Es geht – sagen
sie – um ihre nackte ökonomische Existenz.

Was sie sagen, stimmt. Der freie, niedergelassene Arzt soll
abgeschafft werden. Seine Eliminierung ist längst beschlossene Sache, beschlossen vom Dreigestirn der Vollstrecker –
Politik, Krankenkassen und Kassenärztliche Vereinigungen.
Um dieser Hinrichtung zu entgehen, greifen die freien, niedergelassenen Ärzte – unter ihnen an prominenter Stelle
die bayerischen Hausärzte – zu einem letzten verzweifelten
Mittel: dem gemeinsamen Ausstieg aus der Zwangsmitgliedschaft in den Kassenärztlichen Vereinigungen, der Rückgabe
der kassenärztlichen Zulassung.

»Ausstieg« heißt ...

»Ausstieg« heißt: Ärzte einer Region hinterlegen bei einem
Treuhänder (Anwalt) heimlich eine schriftliche Absichtserklä-

rung, dass sie ihre Kassenzulassung zurückgeben wollen, sofern auch eine große Menge von Kollegen (etwa 70 %) dies auch tun. Das ist der berühmte »Korb«, von dem man in den Zeitungen liest. Ist der Korb voll, also sind beispielsweise 70 % erreicht, könnte das sogenannte Systemversagen festgestellt werden. Die Kassenärztliche Vereinigung, deren Aufgabe es ist, die ärztliche Versorgung einer bestimmten Region sicherzustellen, müsste eingestehen, dass sie eine flächendeckende ambulante Versorgung nicht mehr gewährleisten kann. Ausreichend viele Ersatzärzte einzufliegen dürfte auch unmöglich sein. Der Sicherstellungsauftrag geht an die Kassen über, die sich etwas einfallen lassen müssen. Die Ärzte würden sich in diesem Fall mit den Kassen direkt verständigen und neue Lösungen finden, mit denen sie besser leben können als unter der erdrückenden Knute der KVen. Der Patient würde im Idealfall von dem Gezerre hinter den Kulissen überhaupt nichts merken.

Staatliche Kulissenschieber

30. Januar 2008: Mehr als 7000 Hausärzte versammeln sich in der Nürnberger Arena, um über ihren Systemausstieg zu beraten. Ein Anwalt und Notar aus Kiel wird eingeflogen. Weshalb von der Waterkant? Gibt es vor Ort keine qualifizierten Juristen? Doch, die gibt es. Notare in Bayern unterstehen dem bayerischen Justizministerium. Doch die Uhren im Freistaat gehen einfach anders. Oder vielmehr die politischen Gepflogenheiten. Den Damen und Herren an der Staatsspitze passt nämlich nicht, dass sich die Ärzteschaft da formiert, dazu noch unmittelbar vor den Kommunalwahlen im März und der Landtagswahl im Herbst. Doch wie soll man den Hausärzteverband und seine Mitglieder stoppen? Erster Versuch: Das bayerische Justizministerium tritt in Aktion, von wem auch immer aufgefordert. Es ergeht eine Anordnung an die Notariatskammer mit dem Hinweis, dass der von den Hausärzten

ausgesuchte bayerische Notar den Systemausstieg aufgrund der Gesetzeslage (SGB V) nicht begleiten darf, will er seine berufliche Existenz nicht gefährden. Der Notar kündigt kurz vor dem Ärztetreffen sein Mandat auf. Ihm ist die ministerielle Warnung, er beteilige sich an einer Rechtswidrigkeit, zu heikel, obwohl er dies nicht nachvollziehen kann. Recht hatte er damit. Dieser Warnhinweis aus dem Haus der promovierten Juristin und CSU-Ministerin Beate Merk entbehrt jeder Grundlage. Den Ärzten ist es laut Sozialgesetzbuch durchaus gestattet, ihre Kassenzulassung zurückzugeben. Dort heißt es in § 95b nur: »Mit den Pflichten eines Vertragsarztes ist es nicht vereinbar, in einem mit anderen Ärzten aufeinander abgestimmten Verfahren oder Verhalten auf die Zulassung als Vertragsarzt zu verzichten.« Wo steht da etwas von rechtswidrig? Nirgends. Dann kann auch ein beamteter bayerischer Notar wohl nicht gegen Gesetze verstoßen, wenn er die Ausstiegserklärungen entgegennimmt und treuhänderisch verwaltet. Ein Blick ins Notariatsgesetz genügt, um festzustellen, dass dies sogar zu seinen ureigenen Aufgaben gehört.

Was steckte also hinter dem Drohbrief aus dem Münchner Justizpalast? Ich wollte es wissen. Deshalb besuchte ich am 7. Februar 2008 das traditionelle »Ascherdonnerstagstreffen« der Neu-Ulmer CSU. In einem Sechs-Augen-Gespräch am Rand der Veranstaltung fragte ich Frau Dr. Merk nach den Beweggründen. Antwort: Sie habe den Auftrag, ihre Notare zu schützen. Doch wovor nur? Sie wich mir aus. Mein Fazit der Maßnahmen gegen die Hausärzte: Die Staatsregierung wollte das Treffen mit allen Mitteln vereiteln.

Nun bestehen unter Juristen erhebliche Zweifel, dass der § 95b überhaupt mit dem Grundrecht auf freie Berufsausübung vereinbar ist. Doch davon einmal abgesehen: Wenn Ärzte, mit oder ohne Verband, ihren Kassenvertrag kündigen, verhalten sie sich nie und nimmer rechtswidrig. Wer dies erklärt, kriminalisiert einen Berufsstand, der seit Jahrzehnten ein hohes Ansehen genießt. Medizinerrechtler schütteln ob dieses ungeheuerlichen Missbrauchs staatlicher Macht nur ungläubig den Kopf. »Dass so etwas in Deutschland möglich ist!«, sagt eine Medizinrechtsexpertin.

Zweiter Versuch: Bis heute ungeklärt blieb, wie ausgerechnet der große Gegner der Hausärzte, der bayerische KV-Chef Dr. Axel Munte, an Unterlagen gelangt sein konnte, mit denen sich der Hausärzteverband vor weiteren Blockaden seiner Ausstiegsversammlung schützen wollte. Munte zitierte bei einer Pressekonferenz am 30. Januar 2008 in Nürnberg, 14 Uhr, Hotel Mercure, aus einer Schutzschrift, die bei mehreren Gerichten am Vortag hinterlegt worden war. Mit dieser wollten die Hausärzte verhindern, dass ein Dritter versucht, bei Gericht per einstweiliger Verfügung ihr Treffen zu verhindern. Inzwischen hat sich herausgestellt, dass niemand eine solche Verfügung beantragte. Doch wie kommt Munte an den Inhalt der Schutzschrift, die nur das Gericht kennen konnte? Wie blind ist Justitia in Bayern eigentlich? Oder soll ich fragen: wie unabhängig? Rechtsexperten sind sich jedenfalls sicher: Der Inhalt einer Schutzschrift kann legal nur an Kläger oder Beklagte ausgehändigt werden. Munte war weder das eine noch das andere.

Die Gesundheit ist sicher

Der Ausstieg der Ärzte aus dem System der KVen ist alles andere als eine Bagatelle am Rand. Sieht man die heftigen bis panischen Reaktionen der Politiker und der Funktionäre von Kassen und KVen, so scheinen sie sehr gut zu verstehen, was das ist: Es ist die Rebellion gegen ein Zwangssystem. Es ist die Erstürmung der Bastille. In Bayern und anderswo bauen die Politiker ein Drohszenario auf, als würde sich ein neuer Abgrund von Landesverrat auftun, als gäbe es eine Staatsbedrohung, der man nur mit einer Generalmobilmachung begegnen könne.

Wer sich aus der Deckung wagt, bekommt die Faust der Macht zu spüren. Ärztliche Standesvertreter werden zu Vier-Augen-Gesprächen gebeten und unter massiven Druck gesetzt. Drohbriefe schwirren durch die Luft. Ärzte werden mit brutalen Angstkampagnen überzogen. In kleinen, konspirativen Zirkeln hocken sie beisammen und fragen sich: Will der Staat uns tatsächlich in den Ruin treiben? Wird man ein Berufsverbot über uns aussprechen? Und dann erzählt einer: »Heute schon werden Ärzte aus Weißrussland in Schnellkursen auf die deutsche Sprache vorbereitet, um im Osten Deutschlands eingesetzt zu werden ...«

Wo ein Politiker ans Mikrofon tritt, verteilt er rhetorisches Valium: Man sei absolut auf der Seite der Ärzte und Patienten. Man werde es doch nie zulassen ... Die bayerische Sozialministerin Stewens behauptet: »Wir wollen, dass die hausärztliche Versorgung erhalten bleibt.« Die Leute lachen nur noch, glauben ihr so wenig wie seinerzeit Norbert Blüm, als er landauf, landab verkündete: »Die Rente ist sicher!« Frau Stewens, wie wär's mit dem Slogan: »Die Gesundheitsversorgung ist sicher!«? Hektisch wird eine Expertenkommission einberufen. Alle Varianten von Zuckerbrot und alle Arten von Peitschen sind im Einsatz.

Und dabei geht es doch nur darum, dass eine relativ kleine Gruppe von Menschen – ein paar tausend Ärzte – anders für erbrachte Leistungen abrechnen möchte: Nicht mehr über die KVen (Kassenärztliche Vereinigungen), sondern direkt mit der Kasse. Der Bürger fragt sich: Steht der Aufwand des politischen Frontalangriffs auf die freien, niedergelassenen Ärzte denn in irgendeiner Relation zum Anlass? Warum der Einsatz der schweren politischen Artillerie?

Ein Politiker, einer wenigstens, ermutigt die Ärzte, den Weg der Rückgabe der Kassenzulassung zu gehen. Friedrich Merz schrieb einem der Köpfe des Widerstands, dem bayerischen Hausärztechef Wolfgang Hoppenthaller: »Ich weiß, dass dieser Schritt Ihnen und vielen Berufskollegen sehr schwerfällt.

Er ist ja auch sozusagen ›ultima ratio‹ (letzte Lösung) in Ihrem Protest gegen die jahrzehntelange Fehlentwicklung in unserem Gesundheitssystem. Aber leider haben alle Proteste gerade der niedergelassenen Ärzte gegen die sog. ›Gesundheitsreformen‹ der letzten Jahre so gut wie nichts bewegt. Stattdessen werden Sie von einer immer stärker werdenden Bürokratie gegängelt und bevormundet. Das ist von großen Teilen der Politik so gewollt und bewusst herbeigeführt. Das Berufsbild eines verantwortlich handelnden freiberuflichen Arztes, der seinem beruflichen Ethos verbunden und seinen Patienten verpflichtet ist, wird abgelöst von der Vorstellung eines Angestellten der öffentlich-rechtlichen Krankenkassen, die – gedeckt vom Gesetzgeber – das Gesundheitssystem Schritt für Schritt verstaatlichen sollen. Für freiberufliche, eigenverantwortlich im Dienst der Patienten handelnde Ärzte ist in diesem System kein Platz mehr. Das Gleiche gilt für die private Krankenversicherung. Dagegen müssen sich die Betroffenen zur Wehr setzen ... Ihr Protest und die massenweise Rückgabe der Kassenzulassung könnte eine der letzten Chancen sein, die Politik zum Umdenken zu zwingen ...« (aus einem Schreiben vom 26. 2. 2008).

Krampfadern und Goldadern

Friedrich Merz formuliert mit solcher Präzision, dass ich Partien seines Briefes Ärzten und Bürgern zum Auswendiglernen empfehle. Besser kann man es nicht sagen. Nur in einem entscheidenden Punkt widerspreche ich Friedrich Merz: Der Zug fährt nicht in Richtung Pankow. Er fährt nach Amerika. Der Zugriff der Politik und ihrer Helfershelfer auf unser Gesundheitswesen will nicht die Restauration der DDR-Staatsmedizin – er will die Macht über *alles*, damit *alles* verkauft werden kann. Das Endziel der »sog. Gesundheitsreformen« ist nicht die Herrschaft der Bürokraten über die Krampfadern, sondern die Herrschaft der Fondsgesellschaften über die Goldadern.

Weder die Ärzte noch die Bürger haben bis heute wirklich verstanden, was sich vollzieht. Die Damen und Herren in Weiß gehen derzeit auf die Straße, weil sie den Fressnapf weggenommen bekommen. Ihr Widerstand wird zusammenbrechen wie ein Kartenhaus, wenn sie zwischenzeitlich mit ein paar politisch-strategischen Fleischbröckchen ruhiggestellt werden. Und die Bürger verstehen genau dies: Den Ärzten, denken sie, geht es um ein bisschen mehr Geld, eine etwas angemessenere Honorierung, dann löst sich die Revolte in Luft auf. Sie wollen mindestens AUDI fahren, wenn es denn kein Porsche mehr sein kann.

Wofür ich kämpfe

Um keinerlei Missverständnisse aufkommen zu lassen: Vor diesen Karren werde ich mich nicht spannen lassen. Ich kämpfe nur dann für unsere Ärzte, wenn und solange es ihnen um das Ganze geht, die Rettung des Sozialauftrags vor den Zähnen der Haie. Ich kämpfe nicht für ein einträglicheres Punktesystem, nicht für die Aufbesserung der Saläre, nicht für die Geltendmachung ärztlicher Lobbyinteressen und nicht für die Bewahrung von Erbhöfen. Ich kämpfe für die Erhaltung unseres Sozialstaates, der gerade in seiner Grundstruktur zerstört wird. Ich kämpfe gegen den neuen Totalitarismus der Weltmacht Geld. Ich greife die Politik und ihre Kumpane an, die sich aus Dummheit oder Geldgier (oder einem Mix aus beidem) korrumpieren lassen und uns Patienten verraten und verkaufen, indem sie unser Geld, für das wir Gesundheit wollen und sonst nichts, veruntreuen. Ich kämpfe gegen die Handlanger, die uns Patienten – unsere Daten, unsere ökonomischen Ressourcen, unsere Freiheit – an die Plünderer aus Amerika und anderen Ländern ausliefern, Konzerne, die uns künstlich krank machen, damit sie uns mit Pseudoleistungen ausnehmen können, während die wirklich Kranken draufgehen.

Und nur weil es die freien, niedergelassenen Ärzte sind, bei denen das Krebsgeschwür namens Gesundheitsreform hässlich und stinkend aufplatzt, bin ich an ihrer Seite und gieße Essig in die Wunde.

Gehen wir ins Detail!

Wer die Vision versteht, versteht die Arroganz der Macht

Lassen Sie mich zunächst beschreiben, welcher Vision die politisch handelnden Kräfte folgen. Dann werden Sie eine ganze Reihe von Dingen auf einen Schlag verstehen. Ihnen wird es einleuchten ...

- warum die freien, niedergelassenen Ärzte das Letzte sind, »was das System« gebrauchen kann,
- warum die Ärzte aussteigen *müssen*, wenn sie ihre berufliche Existenz retten wollen,
- warum durch den Ausstieg der Ärzte der antidemokratische, die Freiheit im Ganzen bedrohende Charakter unseres Gesundheitssystems demaskiert wird und die Beiträger und Profiteure der »Reform« bloßgestellt werden,
- warum der Ausstieg der Ärzte die Lunte an der Zerstörung der »sog. Gesundheitsreform« ist und deshalb von den Politikern und Funktionären mit aller Gewalt verhindert werden soll,
- warum der Schulterschluss der Patienten mit den freien, niedergelassenen Ärzten mehr als ein Akt der Solidarität und der demokratischen Zivilcourage, vielmehr auch ein Beitrag zur Rettung unseres Gesundheitssystems im Ganzen ist,

- warum der Ausstieg der Ärzte die einzige Chance für uns Patienten ist, die Solidargemeinschaft im Gesundheitswesen (jung für alt, gesund für krank), die freie Arztwahl und das Arztgeheimnis zu erhalten.

Vorspiel: Neue Worte für die »Vision«

Wer sich über die Medizin der Zukunft informieren will, findet sich wieder in einer Welt von Worthülsen. Von *Integrierter Versorgung* ist da beispielsweise die Rede und von *Case Managern*. Die Szene hat sich Worte auf den Leib geschneidert, einen vielfach mit Anglizismen durchsetzten Jargon entwickelt – und wie bei allen Totalitarismen ist die Übernahme von Wörtern schon ein Stück Übergabe von Macht. Ich kann nur sagen: Klopfen Sie die Worte ab, jedes einzelne von ihnen! Seien Sie misstrauisch bei allen Wortbildungen mit den Silben oder Wörtern *sana, medical, t(h)era, monitoring, health, service, center, case, care, coach, call*. Oft stecken Unternehmen oder Konzerne dahinter, die sich mit diesem mild timbrierten, professionell daherkommenden Neusprech karitativ-therapeutisch tarnen, in Wahrheit aber auf nichts anderes aus sind als auf unsere Ersparnisse.

So steckt beispielsweise hinter dem Wort *Integrierte Versorgung,* das sich scheinbar mühelos im Gesundheitswesen durchgesetzt hat, nichts anderes als der Versuch, eine lückenlose Wertschöpfungskette im privatisierten Gesundheitswesen zu schaffen – ein Netz, aus dem Sie, liebe Patientin, lieber Patient, nicht mehr herausfinden, bis Sie Ihres Geldes beraubt sind. *Integrierte Versorgung* ist der Tarnname für den Tropf, an den Sie gehängt werden sollen. Ich habe mich lange genug mit Manipulationstechniken und der Umdeutung von Begriffen auseinandergesetzt, als dass mir die Untertöne von solchen Schönwetterwörtern wie *Integrierte Versorgung* entgingen. In Psychosekten ist davon die Rede, man müsse eine Person, eine Gruppe, ein Unternehmen »auf Linie bringen«. *Integrierte Versorgung* will auch »auf Linie« bringen. *Integrierte Versorgung* kann ganz schön böse werden, wenn partout jemand nicht »auf Linie« will. Das spüren gerade unsere Hausärzte.

Case Manager statt Hausarzt

Und damit Sie aus dem einmal eingefädelten Abhängigkeitsverhältnis auch ja nicht mehr herauskommen, dass Sie aus dem Firmenverbund nicht nach rechts und nicht nach links ausbüchsen, stellt man Ihnen einen Aufpasser zur Seite. In Neusprech heißt er *Case Manager*. Er steuert Ihren »Fall«. Und er steuert im Auftrag einer *Firma*, die Ihren Fall mit einer Logistik versieht, wie sie für die Steuerung einer Kuh in der Käse- und Fleischproduktion passt. Sprich: Die Investition des Unternehmens ist in einer Renditerechnung auf das Werkstück, das Sie sind, heruntergebrochen. Es muss eine bestimmte, vorher geplante Rendite hängen bleiben, wenn Sie alle für Sie anwendbaren Stationen der Wertschöpfungskette durchlaufen haben. Sie sind ein Renditeobjekt. Patient waren Sie früher.

Natürlich erklärt das System das Berufsbild *Case Manager* ganz anders. Vom »Lotsendienst im Hilfenetz« ist die Rede. Wikipedia lässt uns wissen, ein *Case Manager* sei »ein junges, aus den USA übernommenes Berufsbild im Gesundheitswesen. Die Position wird vorwiegend von Pflegekräften besetzt, die im Interesse des Patienten handeln, um eine durchgängige Behandlung über Sektoren, Fachgebiete und berufliche Kompetenzen hinweg sicherzustellen ... Case Manager helfen also sparen. Mehr noch: Sie sorgen dafür, dass der Hausarzt alle Informationen für die weitere Therapie bekommt, und stimmen die geplante Behandlung mit der Versicherung ab. Case Manager vernetzen so stationäre und ambulante Behandlung, sie verzahnen die gesamte medizinische Behandlungskette. Entsprechend kennen sie sich mit den Abläufen zwischen Patient, Hausarzt, Krankenhaus, Rehabilitation und Krankenkasse bestens aus. In der Regel arbeiten sie in Krankenhäusern oder Reha-Einrichtungen, inzwischen auch schon für Krankenkassen.«

War es nicht einmal der freie, niedergelassene Hausarzt, der als neutraler Anwalt des Patienten dafür sorgte, dass dieser die richtige Überweisung zum richtigen Facharzt oder in die Klinik erhielt, damit eine Kurmaßnahme, eine Mutter-Kind-Erholung angeordnet wurde? War er es nicht, sagt uns der gesunde Menschenverstand, der vor Ort mit Rat und Tat zur Seite war, wenn die Angehörigen einen Schwerkranken zu Hause pflegten? Kam er nicht auf Hausbesuch, wenn die Kinder krank waren? War er nicht der Vertrauensmensch, bei dem man sogar in Sucht- und Ehefragen Hilfe fand? Hat er nicht im Interesse des Patienten den Vermittler zur Krankenkasse gespielt?

Ein Funktionär – nein, ein *Führungsoffizier* soll ihn ersetzen. Wir sollen nämlich nicht beraten und betreut – wir sollen gegängelt und ferngesteuert werden. Erst darf sich ein undurchsichtiges System heimlich vernetzter Abzockanstalten breitmachen – und wenn keiner (außer den Architekten dieser Komplexität) mehr versteht, wozu was da ist, wird der Fremdenführer namens *Case Manager* eingeflogen, der uns fürsorglich von Entgeldung zu Entgeldung begleitet. Falls wir aber kein Geld haben (oder vielleicht ernsthaft krank sind), gibt er auch noch den Rambo, der uns arrogant abblitzen lässt am Portal, das in die schöne neue Welt der Gesundheit führt.

Tante Ella und das System

Ich möchte das heraufziehende System erklären, und ich möchte es so simpel und plastisch erklären, dass jedermann durch den Dschungel der schönen neuen Gesundheitswelt findet. Wie würde ich Tante Ella erklären, was gerade geschieht? Ich würde sagen:

In ein paar Jahren, Tante Ella, wird es in deinem Dorf keinen Arzt mehr geben. Wenn es dir schlechtgeht, hast du ein Telefon. Am anderen Ende sitzt der Automat vom Callcenter. Er beglückwünscht dich zunächst, dass du zu den Menschen gehörst, die am erfolgreichen Selbstmanagement ihrer Erkrankung mitarbeiten. Dann sagt die Stimme: »Wenn Sie Beschwerden im Kopf haben, drücken Sie die 1 ... Sie haben die 1 gedrückt – Wenn Sie nun Beschwerden im Hinterkopf haben, drücken Sie die 4. Sind Ihre Beschwerden aber im Vorderkopf, drücken Sie die 7. Sie können übrigens durch Drücken der Ziffer 999 immer wieder in das Menü zurück ...« Wenn du Glück hast, wirst du auch mit einem echten Menschen verbunden. Er sitzt vielleicht in Frankfurt an der Oder, vielleicht aber auch in Tschechien. Das ist aber nicht wichtig, sofern er deutsch spricht und dich mit einem Case Manager verbindet. Der übernimmt deinen Fall.

Ihm darfst du die Nummer auf deiner Gesundheitskarte sagen. Der Case Manager klickt sich in die Datenbank ein, in der es dich als »gläsernen Menschen« gibt – d. h., alles, was mit dir gesundheitlich unternommen wurde, findet sich erfasst, alle deine persönlichen Daten, deine Kassendaten, deine Lebenssituation.

Möglicherweise, Tante Ella, ist der Case Manager sehr nett zu dir. Aber du solltest doch wissen: Wie nett er auch immer ist – er ist in erster Linie der Angestellte eines *Unternehmens!* Er arbeitet für das Unternehmen, er folgt den Weisungen des Unternehmens, er schaut auf den Erfolg des Unternehmens. Sonst fliegt er nämlich raus (und es gibt viele, die gern seinen Job als Case Manager haben möchten). Dieser Case Manager sitzt in einem »Medizinischen Versorgungszentrum« (MVZ) in der nächstgrößeren Stadt, und dieses MVZ, das so offiziell aussieht wie ein Landratsamt, ist keineswegs eine staatliche oder behördliche Einrichtung, sondern gehört – erfinden wir mal was – der Firma HEALTHY-POP-WEALTHY.

Nehmen wir einmal an, der Case Manager hat, nachdem er sich deine Wehwehchen angehört und einen Blick auf deinen Punktestand geworfen hat, den Eindruck, du solltest mal ins MVZ kommen, dann ruft er – nett, wie er ist – eine Ambulanz, die dich da hinfährt. Was du nicht wissen kannst: Natürlich ruft er nicht irgendeine Ambulanz an, sondern eine der vielen HEALTHY-POP-WEALTHY-Partnerfirmen oder HPW-Tochterunternehmen, in diesem Fall die Firma SANA-ZACK-MOBIL.

Wenn du dann zum MVZ kommst, Tante Ella, findest du viele Ärzte und Diagnoseeinrichtungen in einem Haus versammelt, und du denkst dir: »Fein, dann muss ich nicht so viel laufen. Die checken mich durch und schicken mich gleich zum Spezialisten, und ich kriege die optimale Behandlung.« Leider ist es nicht ganz so. Der Arzt, der dich anschaut, hat ein Käppi auf. Die drei dekorativen Buchstaben HPW verraten dir: Das ist ein HEALTHY-POP-WEALTHY-Arzt – gut ausgebildet, aber miserabel bezahlt. Er ist nicht etwa frei und unabhängig in seinem Rat und seinen Entscheidungen. Er denkt nur für seine Firma – und die will Geld verdienen. Er will auch Geld verdienen, er hat nämlich ein Grundgehalt und bekommt eine Erfolgsbeteiligung.

Deshalb schaut er länger auf die Daten deiner Gesundheitskarte als dir in den Rachen. Als ehemaliger freier Arzt weiß er zwar, »dass für 90 Prozent aller Diagnosen eine ausführliche Krankenbefragung und die körperliche Untersuchung reichen. Augen, Ohren, Nase, Mund und Hände« sind immer noch das beste Handwerkszeug eines Arztes« (Dr. Werner Bartens). Aber das wäre nun überhaupt nicht in seinem und schon gar nicht im Interesse von HEALTHY-POP-WEALTHY. Deine Gesundheitskarte, das hat der Case Manager längst für den Arzt ermittelt, gibt noch wenigstens eine Röntgen- oder gar eine Kernspin- und Computertomographie-Untersuchung her. Also darfst du in die Röhre. Aber morgen erst. Erst mal mit SANA-ZACK-MOBIL nach Hause, nicht ohne einen Zwischenstopp bei der Partnerapotheke APO-SANA zum Einkauf eines zuzahlungspflichtigen Präparats der Partnerfima HEALTH-PHARM.

SANA-ZACK-MOBIL bringt dich am nächsten Tag wieder in das MVZ. Du wirst durch die 2,5 Millionen Euro teure Röhre geschoben (wer sie gebaut, geliefert, montiert hat und wer sie wartet, wollen wir jetzt mal außen vor lassen). Der Schlechtbezahlte mit dem Käppi schaut sich jedenfalls sorgenvoll das CT-Bild an: »Hm, gefällt mir gar nicht – dieser Schatten da, links oben.« – »Und was jetzt?«, fragst du deinen Case Manager. »Sie haben die Wahl«, klärt er dich dann auf: »Man kann die Sache auf sich beruhen lassen, oder aber wir tun Sie mal für ein paar Tage ins HEALTHY-Resort!« – »In *was* wollen Sie mich tun?«, wirst du fragen. »Na, in die Diagnoseklinik! Mit ein paar Beziehungen könnte ich da ganz schnell ein Bett für Sie frei machen«, antwortet dein Case Manager, wobei er dir (wo ihr euch nun so lange kennt) auch mal sagen könnte, dass das HEALTHY-Resort wie all die anderen Firmen, von denen ich dir gerade erzählt habe, eigentlich dieser bunten italienischen Kleiderfirma gehört, mir fällt der Name nicht gleich ein. Du interessierst dich doch für Mode, nicht wahr?

Mehr noch möchtest du wissen: »Ist das gefährlich, was ich da habe … und: Übernimmt das die Kasse?« Du hast großes Vertrauen in den netten Case Manager; immerhin hat er sogar Medizin studiert. Und dann bekommst du es mit der Angst zu tun; er schaut nämlich über seine randlose Brille und sagt: »*Also ich, an Ihrer Stelle … ich würde das abklären lassen!*« – »Und was ist mit der Kasse? Bezahlt die das?« – »Habe ich für Sie schon abgefragt«, wirst du dann hören, »und ich habe eine positive Nachricht: Die zahlen – aber leider nur für die ersten beiden Tage, abzüglich natürlich eventuell anfallender Laborleistungen. Das ist kundenseitig zu erbringen …« Du überhörst den letzten Halbsatz. »Und das dauert länger?«, willst du wissen. Er soll dir auch sagen, was das in Euro und Cent schließlich kosten könnte, ... na, wenigstens so ungefähr, genau kann man das ja nicht wissen.

Ich will es kurz machen, Tante Ella. Es kostet dich ein paar tausend Euro, die du vielleicht gar nicht hast. Aber weil Gesundheit das Wichtigste in deinem Leben ist, setzt du alles auf eine Karte. Man kann das Materielle ja sowieso nicht mit ins Grab nehmen. Der nette Case Manager, der sich wirklich, wirklich um alles kümmert, verschafft dir sogar einen günstigen Kredit bei der SANA & SANELLA-Bank. Du wirst ein bisschen medikamentiert, ein bisschen operiert, ein bisschen in Reha geschickt, was deine Karte eben ausschöpfungstechnisch hergibt. Schließlich (wenn du noch ein Häuschen hast, das man versilbern kann) zur finalen Pflege in eines dieser feinen ST.-SANA-Seniorenheime vermittelt. Sonst musst du zur Arbeiterwohlfahrt, zur Caritas oder zum Paritätischen Wohlfahrtsverband. Da stirbt sich's ja auch. Hast du keine Mühe mit, macht alles der nette Case Manager. Jedenfalls ist sicher: Eins greift in das andere. Alles wird dir abgenommen, wie du es dir immer schon für dein Alter erträumt hast.

Und, liebe Tante Ella, wenn die noch ein Stück weiter sind mit ihrem hilfreichen Firmenverbund und der Integrierten Versorgung, gehört eines Tages auch noch ein Bestatter dazu.

Anpassen oder ausschalten!

Für diese Art von Rundum-Erlösung, wie ich sie Tante Ella einmal skizziert habe, sind die Pflöcke längst eingeschlagen. Ein letztlich rein wirtschaftlich gesteuertes Gesundheitssystem korrespondiert auf das schönste mit dem, was der Kölner Arzt und Psychotherapeut Manfred Lütz »Gesundheitsreligion« nennt. Für deren Anhänger ist Gesundheit das höchste Gut; sie würden *alles dafür geben*. Hier ist das System, das sagt: Wenn das so ist – *ich nehme alles!* Schon frohlockt Ex-senator Ulf Fink auf der Apollon-Hochschule der Gesundheitswirtschaft: »Wir haben jetzt die Chance, dass Politik und Gesellschaft einen neuen Blick auf das Gesundheitswesen einnehmen: nicht mehr nur als Kostgänger, sondern als einen gigantischen Wirtschaftszweig, in dem 10 Prozent des Sozialprodukts erwirtschaftet werden und in dem über vier Millionen Menschen beschäftigt sind.« Der bayerische AOK-Chef Platzer prophezeite bereits im November 2003: »Der Gesundheits-Dienstleistungs-Broker ist ein Job mit glänzenden Perspektiven.«

Es ist dieser Wechsel von Gesundheit als sozialem Auftrag hin zu Gesundheit als Wirtschaftsfaktor, der die freien, niedergelassenen Ärzte zum Abschuss freigegeben hat. Noch vor ein paar Wochen dachte ich: Es ist wie bei den Tante-Emma-Läden. Als die Discounter kamen, war für sie kein Platz mehr. Aber es ist noch ganz anders: Freie, niedergelassene Ärzte sind nicht nur Konkurrenten, die in einem freien Markt ein Stück vom Kuchen beanspruchen, das ihnen die große Gesundheitsindustrie nicht gönnen will. Die Ärzte stören in einer viel fundamentaleren Weise. Sie sind der unberechenbare Faktor X. Sie torpedieren die Idee, das Gesundheitswesen ließe sich als Markt strukturieren. Sie behindern den absoluten Zugriff der Investoren auf das Renditeobjekt Mensch. Sie sind die skandalösen Unterbrecher eines vollständigen Wertschöpfungskreislaufs. Der Kreislauf kann nur Zahnräder gebrauchen, damit eines ins andere greift. Ein Arzt, der sich von niemand in der Welt beeinflussen lässt und einzig und allein kraft seines Gewissens für seine Maßnahmen einsteht – das ist die Provokation schlechthin. Ärzte, die sich als Anwälte von Patienten verstehen, ihnen – altes Wort – gar *dienen* wollen, wechseln die Seiten. Sie sind der Feind.

Das System schlägt zurück. Es lässt nur eine Alternative zu: *anpassen* oder *ausschalten*. Darüber möge sich kein Arzt täuschen: Solange die Politik Stück für Stück das gesamte Gesundheitswesen dem freien Markt ausliefert, wird es nie wieder eine Nische für den Arzt klassischer Prägung geben. Entweder er setzt das Käppi auf und spielt mit – oder er ist für immer weg.

Wie man die Ärzte in die Knie zwingen will

Verantwortlich für die Malaise sind die Kassenärztlichen Vereinigungen. Die KVen bevormunden die Ärzte wie eine Domina ihre Kunden; sie drohen mit Liebesentzug, spenden süße Gaben oder geben die Peitsche. Jahrelang brauchten die Ärzte das wohl, denn sie haben sich das frivole Spiel namens EBM durchaus gefallen lassen. Gemeint ist damit das bereits beschriebene Punktesystem, das statt eines leistungsgerechten Honorars in den Praxen eingeführt wurde. Mittlerweile gräbt sich das EBM-Halsband so tief in den Hals, dass der Masochismus lebensgefährlich wird. Die Ärzte bekommen keine Luft mehr. Über EBM lässt man die selbständigen Arztpraxen finanziell ausbluten, ja der gesamte ambulante Medizinsektor wird mit List und Tücke in ein profitables Geschäftsfeld für Konzerne umgewandelt – und dabei greifen nun die Kassen ein.

Auch sie spielen mit politischer Rückendeckung das Spiel gegen die freien, niedergelassenen Ärzte. Es fließen inzwischen nur noch 15 % der Kassenbeiträge von gesetzlich Versicherten in die ambulante ärztliche Versorgung. Die DAK – um nur ein Beispiel zu nennen – arbeitet nicht für, sondern gegen die freien, niedergelassenen Ärzte; sie hat ab 1. 1. 2008 für Bayern und Baden-Württemberg einen Vertrag mit der amerikanischen Healthways AG abgeschlossen und lässt chronisch Kranke per Callcenter betreuen. Ersatz für den Hausarzt? Dieselbe Kasse betreibt Patientenausforschung über Fragebogen (der DAK-Bogen vom 12. 2. 2008 liegt mir vor). Sind wir schon so weit wie in den USA, wo Ablehnungen von Kostenübernahmen mit Fehlern im Fragebogen begründet wurden?

Längst ist der Arzt nur Bittsteller bei den Kassen, statt als fairer Partner wahrgenommen zu werden.

Entgegen aller Beteuerung betreibt die Politik das Ende des freien, niedergelassenen Arztes: Anstatt die freie Arztwahl, die Therapiefreiheit und ein vertrauensvolles Arzt-Patienten-Verhältnis zu schützen, ist die Gesundheitspolitik auf dem Weg, dies alles zu vernichten. Selbständige Arztpraxen werden durch Überregulierung und eine vertrackte Attacke namens »Qualitätssicherung« zu bürokratischen, nicht mehr steuerbaren Monsterunternehmen. Die Therapiefreiheit wird unterminiert und abgeschafft. Praxen werden durch Strafzahlungen für verordnete Medikamente in die Pleite getrieben. In Summe gibt es – bedingt durch Überbürokratisierung, Ausbeutung, Unterbezahlung und Knebelparagraphen (wie 95b SGB V) den gewünschten Hausarztschwund. Und der teuer ausgebildete Nachwuchs wird verprellt. Die Honorar- und Arbeitsbedingungen sind für junge Ärzte unannehmbar. Zu Tausenden fliehen sie ins Ausland oder in die Arme der Pharmaindustrie.

Was der Schulterschluss
zwischen Arzt und Patienten ist ...

Allein in den ersten zwei Wochen einer Unterschriftenaktion haben sich in Bayern eine halbe Million Bürger(innen), Patienten(innen) gegen diese Politik der gezielten Wegrationalisierung der Hausärzte ausgesprochen und sich mit den Ärzten solidarisiert. Wir Patienten wollen keine MVZ und keine Polikliniken; wir legen bei Callcenter-Anrufen den Hörer auf und reden nicht mit Case Managern; wir lassen unsere Daten nicht per Gesundheitskarte verbreiten und verweigern unser Konterfei; wir wollen endlich präzise wissen, was in den Kassen mit unseren Beitragsgeldern passiert und wo diese Gelder bleiben. Wir wollen auch keinen Börsengang unserer Gesundheitseinrichtungen; wir wollen schlicht *un-*

seren Arzt behalten! Wir wollen nicht, dass unsere Ärzte in Bürokratie und Arbeit ersticken und für unsere Behandlung einen Hungerlohn bekommen!

Wir Patienten werden an der Seite der Ärzte bleiben und den Kampf bis zum Ende ausfechten – wenn nur die Ärzte den Mumm haben und vor der Drohkulisse nicht wegknicken! Wir haben verstanden, dass der Schulterschluss zwischen Patient und Arzt mehr ist als ein Stück Solidarität mit einem bedrohten Berufsstand. Er ist die Artikulation von wehrhafter Demokratie. Er ist Zivilcourage und ein Dokument kreativen Ungehorsams. Er ist aktiver Widerstand gegen die jämmerliche Resignation der Politik vor dem Ansturm der Konzerne. Er ist das NEIN zu amerikanischen Verhältnissen im deutschen Gesundheitswesen. Informierte Patienten lassen sich nicht länger desinformieren. Und sie lassen sich schon gar nicht am Gängelband in die Ausplünderung führen.

Sie fordern das, was ich *Patientenmedizin* nenne: therapeutisches Handeln, das auf dem nicht weiter kommerzialisierbaren Vertrauensverhältnis zwischen einem freien Patienten und einem freien, ethisch verantwortungsvollen Arzt basiert. Alles andere ist Dreingabe.

KAPITEL 11

Der organisierte Datenangriff auf den Patienten – oder: Was hinter der elektronischen Gesundheitskarte steckt

Klicken Sie doch einfach einmal auf www.die-gesundheits-karte.de! Mit ihrem strahlendsten Lächeln blickt Ihnen Ulla Schmidt entgegen und wirbt um Ihr Vertrauen:»Die elektronische Gesundheitskarte ist ein wichtiges Instrument zur Verbesserung der Lebens- und Versorgungsqualität der Patientinnen und Patienten.« 80 Millionen Patienten in Deutschland sollen in Zukunft statt einer Versichertenkarte eine Gesundheitskarte erhalten – vom Baby bis zum Greis. Die Homepage verbreitet Optimismus pur:»Mit der Einführung (dieser E-Card) wird die Weiterentwicklung des Gesundheitssystems in Deutschland einen entscheidenden Schritt weiterkommen.«

Dieser Auffassung bin ich allerdings auch. Es gibt im Leben immer den *einen entscheidenden Schritt.* »Treten Sie doch bitte noch ein Schritt zurück«, sagte der Fotograf in der Sekunde, bevor ich in die Schlucht stürzte.

Frank und frei gesagt, halte ich den Versuch der Einführung der Gesundheitskarte für die größte Ungeheuerlichkeit der mit Ungeheuerlichkeiten nur so gepflasterten deutschen Gesundheitspolitik. Ich stehe nicht allein da. Der Deutsche Ärztetag in Münster hat die E-Card im Mai 2007 nüchtern, entschieden und ohne jeden Schaum vor dem Mund abgelehnt. »... den Ärztinnen und Ärzten geht es bei ihrem Widerstand gegen die Einführung der E-Card nicht um materielle Interessen, sondern um die Sicherung ihres ärztlichen Entscheidens und Handelns in einem von Vertrauen geprägten Verhältnis zu ihren Patientinnen und Patienten.« Bürger-

rechtsorganisationen, Datenschützer, Patienten- und Ärzte-
verbände haben sich zum Stopp des Projekts elektronische
Gesundheitskarte zu einem Bündnis zusammengeschlossen.
Dem Bundesministerium für Gesundheit und der Betreiberor-
ganisation Gematik scheint das völlig egal zu sein. In Kreisen
von IT-Beobachtern ist es ein offenes Geheimnis, dass alle
regionalen Tests verheerende Mängel offenbart haben. Auch
das kümmert sie nicht. Frank Rosengart vom *Chaos Computer
Club* bringt es auf den Punkt. Derzeit sehe es so aus, als ob
»mit technischen Mitteln Fakten geschaffen würden«!

Ob Datenschützer, Patienten oder die geballte deutsche
Ärzteschaft – es kümmert die verschworene Phalanx der Ge-
sundheitskartler nicht. Das Ungetüm ist nun einmal ange-
schoben, es rollt und walzt alles platt, was sich ihm in den Weg
stellen will. Wo immer irgendein skeptischer Bürger auch nur
einen Hauch von Kritik an dem heranrollenden milliarden-
teuren Monsterprojekt zu äußern wagt – bereits die Projekt-
phase der Gesundheitskarte hat Unsummen verschluckt –,
wird er mit Brachialgewalt weggeblasen: »Fakt ist ..., die elektronische Gesundheitskarte wird kommen. Daran führt kein
Weg vorbei«, mandelte sich Dr. Monika Stolz (CDU), Ministerin für Arbeit und Soziales in Baden-Württemberg, bereits im
April 2006 auf. Ein CDU-Bundestagsabgeordneter setzte im
Dezember 2007 anlässlich einer Podiumsdiskussion in Aalen
zum Thema E-Card – der Ärzteverband Medi hatte ihn organisiert – noch ein demokratisches Highlight obendrauf: »Egal
was sie diskutieren, egal was sie sagen, die E-Card kommt,
das ist beschlossen, basta!«

Die verantwortlichen Politiker und Funktionäre, welche die
Weichen in Richtung Gesundheitskarte gestellt haben, haben
auch allen Grund, so zu tun, als seien alle Einsprüche Unsinn,
als sei jeder Widerstand zwecklos und als bliebe allen Beteiligten nur die Resignation vor einer fertigen Wirklichkeit.
Die Sachlage ist: Die gesundheitspolitisch Handelnden haben
hinter den Kulissen bestimmte Verträge abgeschlossen und

weitreichende, ökonomisch bindende Aufträge erteilt, die eine klar definierte Wirklichkeit herbeiführen *sollen.*

Das Ganze hat nur einen kleinen Schönheitsfehler. Die Bürger ahnen noch nicht, was auf sie zukommt. Das Stück ist fixfertig inszeniert. Die Akteure sind engagiert. Ein Heidengeld ist ausgegeben. Die Beleuchtung ist montiert. Jetzt zittert die Theaterleitung, dass nicht irgendeiner daherkommt und das Publikum zu einer Preview-Vorstellung einlädt. Dann könnte es nämlich sein, dass das Stück noch im letzten Moment aus dem Programm genommen werden muss.

Bitte – wenn sich sonst keiner findet –, ich übernehme gerne die Rolle des Vorführers. Hier sehen Sie die Preview-Vorstellung zum Projekt »elektronische Gesundheitskarte«.

Der Deal mit den Daten

Die Politiker schreien: »Die Gesundheitskarte kommt. Todsicher!« Ich sage: »Und sie kommt *nicht.* Kein Patient wird sich das gefallen lassen!« Patienten brauchen nur ein bisschen ungefilterte Information – und sie werden die Gesundheitskarte als das durchschauen, was sie ist: *Die E-Card ist das Instrument der individualisierten Machtübernahme über den Patienten durch die Möglichkeit zum universalen Abgriff aller seiner relevanten Daten.*

Nichts ist in der IT-Gesellschaft kostbarer als Daten. Daten sind das Gold der technisierten Welt. Wer die Daten besitzt, kann alles machen. Kein Investor muss mehr Autofabriken kaufen – das ist Business von gestern. Er braucht nur Daten und Lizenzen, dann laufen irgendwo die Teile vom Band. Wenn der Patient die Ware ist, die gehandelt wird – so viel dürfte klar sein –, dann interessiert internationale Investoren nur eines: Daten, Daten, Daten! Wer die Daten hat, hat die Macht. Um das geht es – *den Deal mit den Daten.* Nur darum.

Vielleicht werden Sie fragen: Wen könnten denn meine kleinen Gesundheitsdaten interessieren, mein Geburtsdatum, mein Geschlecht, meine Rückenprobleme, mein Schnupfen, meine Rezeptverordnungen? Datenspezialisten lächeln über so viel Naivität. Aus der Summe und der Kombination vermeintlich belangloser Details lesen sie alles. Sie erstellen für interessierte Unternehmen ein hochdifferenziertes Kundenprofil, das 1 : 1 in eine Strategie eingeht, wie Sie mit Produkten und Dienstleistungen bedacht – man könnte auch sagen: umfassend geschröpft – werden.

Und nun stellen Sie sich vor: Die neue »Gesundheitskarte« – auch das ein bedenkenswertes Stück Neusprech – wird zum Schlüssel für Ihre gesamten Gesundheitsakte. Und was ist da nicht alles versammelt: Art und Anzahl Ihrer Erkrankungen, welche Anamnesen da sind, wann, wie, wo, welche Diagnosen stattgefunden haben, zu welchen Ergebnissen die jeweiligen Untersuchungen führten, dazu Röntgenaufnahmen, Vermerke, dann, welcher Aufwand mit Ihnen getrieben wurde über die ganzen Therapien hinweg und so weiter. Gespeichert sind auch psychische Auffälligkeiten und – hochprekär – Prognosen und Einschätzungen – zu Deutsch: wie lange Ihnen der Doktor noch gibt und ob es sich lohnt, noch etwas in Sie zu investieren. Das steht da natürlich nicht so, sondern in einer Verklausulierung, die dem »Lesekundigen« sagt, was er wissen will. Aber damit nicht genug. Gespeichert sind auch eine Fülle von Angaben über Ihre persönlichen Umstände, ihre familiäre, Ihre berufliche, Ihre finanzielle Situation, Ihre Krisen und Abstürze – eben alles, was man dem Arzt seines Vertrauens so auf die Seele bindet.

Und nun kommen Menschen ja nicht immer in bester Verfassung zum Arzt. Sie haben beispielsweise ein Alkohol- oder Drogenproblem. Sie sind fremdgegangen und unterziehen sich nun aus Angst einer HIV-Untersuchung. Sie haben vielleicht eine Erkrankung, die ihren Arbeitgeber, ihre Versicherung, ihre Bank nichts angeht. Es gibt Dinge im Leben, die so persönlich sind, dass man sie nur zwei Gruppen von Menschen offenbart: Priestern und Ärzten. Es gibt ja das Beichtgeheimnis und die ärztliche Schweigepflicht. Rede mit deinem Arzt, sagen wir, ihm kannst du alles anvertrauen! Er schweigt wie ein Grab.

Ärzte sind die Hüter unserer Daten!

Die ärztliche Schweigepflicht, die so alt ist wie die ärztliche Ethik und schon im Eid des Hippokrates eine bedeutende Rolle spielt, begründet bis heute eine fundamentale Pflicht für den Arzt zu Verschwiegenheit. Er kann zivil- und standesrechtlich auf das schärfste belangt werden, wenn er Vertrauensmaterie aus dem Arzt-Patienten-Verhältnis an Dritte weitergibt. Ihm drohen Gefängnis und Berufsverbot. Andererseits schützt ihn der Gesetzgeber auch: Er hat ein klar definiertes Aussage- und Zeugnisverweigerungsrecht. Ärztliche Schweigepflicht – das würde man heute vielleicht »ärztliche Datenschutzverpflichtung« nennen. Und Ihnen wird deutlich, was das Ganze mit dieser schönen neuen E-Card von Frau Schmidt zu tun hat.

Die E-Card ist nach meiner Einschätzung der *entscheidende Treiber*, warum momentan die freien, niedergelassenen Ärzte so brachial niedergemacht werden (Ulla Schmidt: »Es muss endlich Schluss sein mit der Ideologie der Freiberuflichkeit«): Die Ärzte sitzen auf den Daten.

Ich kann den freien, niedergelassenen Ärzten immer wieder nur zurufen: »Werden Sie sich bewusst, dass Sie einen Schatz besitzen. Dieser Schatz heißt ›Daten‹! Achten Sie darauf, dass Sie in keiner Weise das Arztgeheimnis aus der Hand geben! Das ist Ihr ganzes Kapital – und übrigens auch Ihr letztes und einziges Machtmittel! Solange Sie die Daten hüten, sind Sie ein Faktor, stehen Sie auf der Agenda, sind Sie ein Objekt der Begierde. Wenn Sie die Daten abgeben, sind

Sie nur noch Pipifax für das mahlende Ungetüm der Gesundheitsindustrie. Wenn Sie es zulassen, dass irgendeine Stelle außerhalb Ihrer Praxis an die Daten herankommt, die nur Sie und Ihre Patienten etwas angehen, haben Sie verloren. Dann verkaufen Sie uns Patienten und sich selbst. Dann können Sie gehen! Über das Thema ›Qualitätssicherung‹ und auf tausend andere Weisen versuchen externe Stellen in das heiße Herz der freien Praxen vorzustoßen. Die Industrie will mit aller Gewalt an die Daten heran, die Ärzte mit dem Grundgesetz im Rücken verteidigen – und hoffentlich mit Zähnen und Klauen! Liebe Ärzte – Sie sind die *Hüter unserer Daten!* Vergessen Sie das nie!«

Ulla Schmidt gegen das Grundgesetz

Viele Ärzte wissen noch nicht, in welchen Konflikt sie bereits geraten sind oder binnen kurzem geraten werden: Ärzte, die Hüter unserer Daten, werden sich neu mit dem Thema »ärztliche Schweigepflicht« auseinandersetzen müssen. Notfalls werden wir Patienten sie daran erinnern, äußersten Notfalles sogar auf dem Klageweg. Mit Hilfe der elektronischen Gesundheitskarte ist bundes-, später europaweit geplant, alle Krankheitsdaten via Internet und einer Online-Telematik-Plattform in Zentralservern direkt bei den Krankenkassen zu speichern. Wie diese politische Absicht mit dem Grundgesetz in Deckung zu bringen ist – darauf bin ich gespannt. Ulla Schmidt gegen das Grundgesetz: Wer wird da wohl den Kürzeren ziehen?

Die Politiker, die sich einen Durchmarsch in Sachen E-Card versprochen haben, sollen sich wappnen. Bürger und Patienten wachen gerade auf. Sie entstauben ihr Grundgesetz. Mit Argusaugen werden sie jede Maßnahme prüfen, ob sie nicht insgeheim zum Abbau unserer bürgerlichen Freiheiten beiträgt. IT ist Alltag, häufig genug prekärer Alltag. Millionen von Menschen wissen mittlerweile, was »Daten« bedeuten, was man damit machen kann, wie man nicht nur Kunden- und Bewegungsprofile erstellen, Geschäfts- oder private Beziehungen identifizieren, persönliche Interessen, sogar einzelne Lebenssituationen ausforschen kann.

Weg damit!

Weil kein unabhängiger Arzt die Gesundheitskarte, die ihn zum Bruch des Ärztegeheimnisses zwingt und überhaupt aus dem Spiel kegelt, wollen und weil auch kein Patient ein Interesse daran haben kann, dass er unter der Hand zum »gläsernen Patienten« wird, der auf vielfältige Weise gesteuert, manipuliert und zum Objekt der neuen Medizinwirtschaft werden kann – darum prophezeie ich: *Dieser Deal wird nicht stattfinden*. Es wird krachen, spätestens bei den nächsten Wahlen. Und dann wird klar sein: Das Ding wird beerdigt! Und zwar komplett. Weg damit! Ersatzlos streichen!

Der Ausstieg aus diesem ungeheuerlichen Stück wird zwar Milliarden kosten, außerdem hoffentlich den Rücktritt der kompletten Theaterleitung bewirken, aber es lohnt jeden Euro, der uns vor dem von Schmidt & Co. inszenierten Megagau bewahrt.

Datensicherheit? – Ein Witz!

Inzwischen gibt es eine Phalanx von IT-Experten, die allein aus Gründen der Datensicherheit das Projekt einer E-Card für nicht machbar halten. Was sie meinen, heißt übersetzt: Selbst wenn diese Karte von lauter Heiligen und Engeln und in alleredelster Absicht benutzt werden würde (»damit keine Doppeluntersuchungen stattfinden«), könnte Missbrauch nicht ausgeschlossen werden – mehr noch: wird es Missbrauch definitiv geben. Dennoch will uns die Politik seit Jahren glauben machen, im Fall der neuen E-Card sei Computersicherheit möglich. Aber das glauben wohl nur noch Ulla Schmidt & Co. selbst. Sie *müssen dran glauben,* sonst droht ihr Lieblingsprojekt zu scheitern, der Katzenjammer wäre groß, die Häme noch größer und vollends unerträglich die Begleitmusik, die dieser milliardenschwere Kollateralschaden in den Medien auslösen würde.

Das hilft aber nicht. Die nüchternen Einsprüche der Zunft lassen sich nicht wegwischen. Einer, der sich seit 30 Jahren mit Computertechnik und Computersicherheit auseinandersetzt und in der Wirtschaft zu IT-Sicherheitsfragen als Experte gehört wird, ist der Diplomingenieur Thomas Maus. Er, der als IT-Pionier sein Berufsleben lang für den Einsatz elektronischer Möglichkeiten gekämpft hat, steht gewiss nicht in Verdacht, zu den ideologischen Verhinderern von Technik und Kommunikation zu gehören. Thomas Maus ist heute einer der führenden Warner vor der Einführung der E-Card. Allein die Tatsache, so Maus, dass das System notwendig eine gigantische Zahl von mehr oder weniger Befugten vorsieht, denen Zugriffe in unterschiedlicher Intensität ermöglicht werden, öffnet dem Missbrauch Tür und Tor. Sicherheitspannen ohne Ende, kleine und große, werden die Folge sein, unbefugte Eingriffe, informationelle Attacken und Datenraub in bisher nicht gekanntem Ausmaß werden sich ereignen.

Die Karte ist ein großer Bluff

Sie dient als Türöffner für ein gigantisches Computernetzwerk, dem sich alle im Gesundheitswesen befindlichen Teilnehmer anschließen müssen (Stichwort *Integrierte Versorgung)* – alle Krankenhäuser, Arztpraxen, Zahnärzte, Apotheken, bis hin zu Psychotherapeuten, Krankengymnasten, eben alle, die sich mit Gesundheit beschäftigen. Manchmal fehlt einem die Vorstellung, dass damit ca. zwei Millionen Menschen aus dem gesamten Gesundheitsbereich Zugriff auf Krankheitsdaten erhalten werden!

Die Mehrzahl der Bürger weiß zudem wohl nicht, dass wir im Zug der Kartenerstellung eine lebenslang gültige »Personenkennziffer« erhalten. Wenn Sie in Zukunft sterben, heißt das für die zentrale Datenbank: Kennziffer löschen! Bei diesem Wort Kennziffer muss ich immer an Westernfilme denken, in denen Kühe mit Brandzeichen versehen werden. Jetzt sind wir endgültig eine Nummer! Man könnte uns die Personenkennziffer ja gleich auf die Stirn tätowieren. Wirksamer aber ist es, sie in die zentrale Datenbank einzugraben. Unter dieser Ziffer in einem externen Speicher wird sich dann nicht nur unsere gesamte Krankenbiographie finden. Sie ist gedacht als universaler Schlüssel für eine Person. Über diese Nummer bin ich per Knopfdruck identifizierbar und gläsern präsent bei allen Ämtern und Behörden. Orwell 1984? Legalize it!

Natürlich werden nicht nur die Berufenen zugreifen und A mit B verlinken. Intimste Daten werden in Firmencomputern landen. Das kann nicht sein! Maus spricht von einem »Totalschaden« dieses Projekts, bevor es überhaupt in den *full run* gegangen ist, und empfiehlt schlicht seine Beendigung. »Wir riskieren«, erläutert Thomas Maus, »sonst nach den ersten Sicherheitspannen im hochsensiblen Gesundheitswesen tatsächlich einen Maschinensturm, der weit mehr vernichten wird als nur ein paar Chancen des IT-Einsatzes in der Medizin: nämlich das unverzichtbare Vertrauen der Bevölkerung für einen sinnvollen, nutzbringenden IT-Einsatz überhaupt.«

Warnungen eines überspannten Computerfreaks? Keineswegs. Ein Blick auf den real existierenden Horror in der Wirklichkeit lässt hoffentlich jeden informierten Bürger zusammenzucken. Laut einem Bericht aus Holland gelang es professionellen Sicherheitstestern, unbemerkt 1,2 Millionen Patientenakten elektronisch zu entwenden! Wer sagt's denn?

Geht doch. In Amerika gibt es einen schwarzen Markt für Gesundheitsakten. Eine einzige dieser Akten besitzt für Kriminelle einen Wert von ca. 2600 $. Preise, die Lust machen!

Gesunde Wirtschaft

Unsere Altvorderen haben gesagt: »Wo Rauch ist, ist auch Feuer.« Ich würde sagen: Wo in der Gesellschaft ein milliardenschweres Großprojekt trotz ernsthaftester Einsprüche durchgeboxt werden soll, stecken andere, machtvollere Betreiber dahinter als eine Ulla Schmidt und ihre Einflüsterer. Sofern das Gesundheitsministerium nicht ohnehin bereits eine Unterabteilung des Wirtschaftsministeriums geworden ist, könnte man sagen: Hier ereignet sich Wirtschaftsförderung im großen Stil. Das Sozialwesen löst sich nicht in Luft, sondern in ein gigantisches Sponsoring der Gesundheitswirtschaft auf. Gesponsert werden allerdings nicht Produzenten von Stützstrümpfen oder von Heftpflaster. Die neuen Bedürftigen heißen IBM, SAP, Siemens, arvato oder Microsoft. Die IT-Industrie ist der Ort, an dem sich die schleichende Verwandlung des Sozialwesens in Gesundheitsindustrie ereignet. IBM, SAP, Siemens, arvato und Microsoft sind es, die an der »elektronischen Gesundheitskarte« arbeiten – und dies, wie man weiter unten sieht, nicht gerade zum Sozialtarif. Mit diesen Firmen ist man vertraglich im Benehmen.

Feine Firma

Einmal auf die E-Card angespitzt, liest man bestimmte Pressemeldungen mit neuen Augen: »Im Siemens-Schmiergeldskandal hat das Landgericht München eine Geldbuße von 201 Millionen Euro gegen Deutschlands größten Elektrokonzern verhängt. Damit werden dubiose Geldströme in der früheren

Telekommunikationssparte Com geahndet.« – »Siemens akzeptiert die gerichtliche Sanktion und übernimmt damit die Verantwortung bezüglich des Fehlverhaltens im Bereich Com in der Vergangenheit, teilte der Konzern am heutigen Donnerstag in München mit. Siemens habe daher auf weitere Rechtsmittel verzichtet. Zusätzlich muss der Konzern eine Steuernachzahlung in Höhe von 179 Millionen Euro leisten.« Hm? Siemens? Telekommunikation? War da nicht was mit der E-Card?

Natürlich. Die E-Card-Entwicklung war bis Ende 2006 ein wesentliches Geschäftsfeld im Unternehmensbereich ICN/Com, dort bezeichnet als Com ESA Vertical Solutions Practices (VSP). Im Unternehmensbereich Com fand der größte Teil der bekannten Schmiergeldaffäre statt. Verantwortlich war ein Sektor Vertical Health Care (HCS), Dr. Günther Braun, von dem auch in einer Presseerklärung geäußert wurde, dass das Geschäftsfeld EC einer der interessantesten zukünftigen Goldgräbermärkte des Hauses Siemens sei. Ab 1. 1. 2007 wechselte das Geschäftsfeld zum Unternehmensbereich Med by Medical Solutions in Erlangen, nachdem der ursprüngliche skandalträchtige Unternehmensbereich Com aufgelöst worden war.

Die Staatsanwaltschaft München ermittelt seit 2006 umfangreich gegen den Siemens-Geschäftsbereich Com, eben auch im Zusammenhang mit Ereignissen rund um die E-Card. Dies gestaltete sich schwerer als gedacht, weil die leitenden Siemens-E-Card-Manager, nämlich Dr. Braun, Martin Britorius und Michael Kollak, im Zuge der Umstrukturierung zum Jahresende 2006 innerhalb kurzer Zeit auf Grundlage von einvernehmlichen Auflösungsverträgen das Unternehmen verlassen hatten. Da diese Manager bislang nicht persönlich beschuldigt waren, standen sie auch für Auskünfte nicht mehr zu Verfügung.

Interessantes Ermittlungsdetail war, dass Dr. Uwe Borst, leitender Manager im Siemens-E-Card-Bereich, von Dr. Braun, Funktion Solution Architekturdesign, lange Zeit Mitglied im

E-Card-Architekturboard des Bundesministeriums für Gesundheit tätig war bzw. dort auch weiterhin im Expertenteam des BMG tätig ist. Das Bundesministerium für Gesundheit hat eine systematische Planung permanenter hausinterner Mitwirkung durch leitende Industriemanager (faktisch haben sie im Falle der E-Card auch an deren technischem Design und wohl auch an den technischen Grundlagen der Gesetzestexte des § 291a SGB V mitgewirkt) immer kategorisch und geradezu entrüstet bestritten. Alles erstunken und erlogen!

Die Ermittlungsverfahren der Staatsanwaltschaft zum Bereich Com wurden im Oktober 2007 eingestellt. Die Firma Siemens hat mit der Justiz in München einen Deal geschlossen, wonach alle strafrechtlichen Ermittlungen im Sektor Siemens Com (damit auch E-Card betreffende) gegen Zahlung einer Bußgeldsumme von 201 Millionen Euro sowie einer Steuernachzahlung von 179 Millionen Euro eingestellt werden.

Ein Zug von Berlin nach München

Laut Bundesrechnungshof reden wir bei diesem Mammut- IT-Projekt namens »E-Card« in der Einführungsphase tatsächlich über 19 Milliarden Euro! Das muss man sich einmal vor Augen führen, in Ziffern: 19 000 000 000 Euro – oder zum besseren Begreifen: 19 000 Millionen Euro. Dafür bekommt man Containerladungen an Hilfsmitteln für behinderte Kinder und chronisch Kranke. Würde man sie auf einen Güterzug laden, hätte der gewiss eine Länge von Berlin bis München – nur mal so Pi mal Daumen. Und noch ein kleines Rechenkunststück: Sollte die kleine Karte einmal kommen für 80 Millionen Bundesbürger und hätte ihre Entwicklung nur 19 Milliarden Euro gekostet (heute schon ist absehbar: Es wird mehr!) und würden auch keine Betreiberkosten entstehen und müsste man zum Lesen dieser Karte nicht auch noch allüberall ein Lesegerät für ca. 2000 bis 3000 Euro installieren, so würde Sie das einzelne Stückchen Plastik 237 Euro und 50 Cent kosten.

Haben wir zu viel Geld? Ich empfehle Nüchternheit. Wer so viel Geld ausgibt, weiß exakt, warum. Und wieder sind wir an einem Punkt angelangt, wo ich sagen muss: Da geht es nicht um Gesundheit von uns Patienten. Da geht es allenfalls um die gesunden Bilanzen von Wirtschaftsunternehmen.

Wenn Sie mich fragen, was die E-Card ist, so sage ich Ihnen: die größte ABM-Maßnahme in der Geschichte der Bundesrepublik Deutschland. Eine Art heimlicher Subvention. Verdeckte Wirtschaftsförderung, Alibiname: »E-Card«. Dieser 19-Milliarden-Skandal hat nur noch eine Parallele von ähnlicher Dreistigkeit: die 14 Milliarden, die jährlich aus der staatlichen Rentenkasse in die private Versicherungswirtschaft hinüberwandern – Deckname: »Riester«. Im Grunde nichts anderes als eine gigantische, alljährlich frisch aufgezogene Vitaminspritze für die daniederliegende Versicherungswirtschaft! Hier wie dort wird Geld von uns Bürgern *veruntreut* – und ich sage das in voller Kenntnis der Wortbedeutung.

Was können wir tun?

Vielleicht fragen Sie sich: Ja, was sagen denn die Ärzte dazu? Gibt es etwa auch unter den Ärzten Kritiker dieser Gesundheitskarte? So kann nur ein Laie fragen. Sie müssen andersherum fragen: Gibt es unter den Ärzten auch *Befürworter* der E-Card? Sie werden sie mit der Lupe suchen müssen! Und wenn Sie jetzt auf den Tisch hauen und sagen: »Wie, die wollen das 19-Milliarden-Ding sogar *gegen die Ärzte* durchdrücken!« – dann kommen Sie der Wahrheit ziemlich nahe. Sie erkennen aber auch, *welche* Gewalt dahintersteckt: *Geld.* Hier geht es nicht um Demokratie, auch nicht um Sachverstand – hier sind SAP, Siemens, arvato und Microsoft am Drücker – freundlich eskortiert von Frau Ulla Schmidt und etlichen Nickern, Nutznießern und nützlichen Idioten, deren Namen Sie mutmaßlich kennen, wenn Sie das Buch gelesen haben.

Sie glauben das nicht, dass die Ärzte gegen die E-Card sind? Ich empfehle Ihnen zu lesen, was der 110. Deutsche Ärztetag 2007 in Münster beschlossen hat: »Mit der Einführung der elektronischen Gesundheitskarte sollen die Weichen für eine grundlegende Modernisierung der Kommunikation im Gesundheitswesen gestellt werden. Diese politisch gewollte Maßnahme ist in vielen ihrer Konsequenzen bis heute unklar und hätte gravierende Auswirkungen, weil ... das Arzt-Patienten-Verhältnis durch die Speicherung sensibler Patientendaten in zentralen Rechnern schwer beschädigt oder sogar zerstört würde ... die Patienten mit Hilfe des elektronischen Rezeptes in Risikoklassen eingeteilt werden können, die ihnen womöglich ein ganzes Leben lang anhaften und sie bei der Erlangung von Versicherungsverhältnissen benachteiligen ... der Zugriff auf die Daten und deren Missbrauch durch Dritte nicht sicher zu verhindern sind ... es keinen belegbaren medizinischen Nutzen gibt ... die Handhabung unserer Praxisabläufe erheblich behindert wird ... die Kosten dieser milliardenschweren Entwicklung auf Patienten und Ärzte abgewälzt werden.«

Diesen Beschluss müssen wir Bürger voll mittragen! Wenn uns Patienten unsere Intimsphäre wichtig ist, müssen wir, wo immer es geht, Verweigerung betreiben. Am besten geht das an der Wahlurne. Ich habe da für die nächsten Wahlen ein ganz einfaches Prinzip. Auf dem Wahlzettel stehen verschiedene Parteien und Namen. Wer die E-Card kippt, kriegt meine Stimme. Wer sie will, dem sage ich: auf Wiedersehen!

Und wem immer noch die Vorstellung fehlt, was mit der E-Card geschehen könnte, dem empfehle ich die nachfolgende Geschichte »The Ballad of Joe Kuhl« von Dr. Ewald Proll (danke, Dr. Proll, für die Nachdruckerlaubnis!).

The Ballad of Joe Kuhl
(von Dr. Ewald Proll)

Joe Kuhl war genervt. Sein Robodoc hatte ihm gerade eine E-Mail geschickt. Auf einer seiner letzten Außendienstreisen musste er sich was Ansteckendes, Ekliges gefangen haben. Der WC-Sensor hatte routinemäßig den Urincheck über die Standleitung an das Rhein-Kliniken-Sektor-MVZ übermittelt, und da waren diese Kokken aufgefallen. Jetzt wusste er, warum das immer so dysurisch brannte.

Joe nahm lieber das Terminal in seinem Arbeitszimmer (im Wohnzimmer saß seine Frau). Er loggte sich ein und schob die staatliche Gesundheitskarte in den Leser. Es dauerte eine Minute, dann erschien das Pop-up, in das er seine PIN eingab. Noch eine Minute, dann stand die Verbindung zum Robodoc. Seine History klappte auf, und er sah den Warnhinweis. Daneben ein Link: Serviceangebot Ihrer Gesundheitskasse. Er klickte drauf und wartete. Ein weiteres Pop-up: »Personenbezogene Daten werden ausgetauscht. Weiter. Abbrechen.« Also weiter. Schließlich wollte er das Dysurische loswerden.

Schon war er auf der Seite von Doc Morbus. Zehn Sorten Pillen waren da aufgelistet, sieben davon ausgegraut. Als er mit der Maus darüberfuhr, blinkte es: »Wird von Ihrer Gesundheitskasse nicht erstattet.« Er wählte eins von den anderen. »Ihre Bestellung wird bearbeitet. Bitte warten.«

Noch ein Pop-up: «Bitte legen Sie Ihre Gesundheitskarte in das Lesegerät. Weiter. Abbrechen.« Joe runzelte die Stirn, zog die Karte aus dem Leser und steckte sie wieder zurück. Nichts. Er drückte auf »Weiter«. Na also: »Bitte geben Sie Ihre PIN ein.« Er gab sie ein und bestätigte. Ein Ladebalken blinkte. »Ihre Karte wird überprüft. Bitte warten.«

Nebenan rumorte seine Frau. Joe wurde nervös. Endlich klappte der Balken weg: »Der Auftrag wurde auf Ihrer Karte gespeichert. Sie können die Ware innerhalb von 24 Stunden in Ihrem SektorServicePoint abholen. Dazu benötigen Sie den Aus-

druck der Bestellbestätigung, den Sie jetzt ausdrucken können. Okay.«

Das war jetzt dumm. Der Netzwerkdrucker stand im Wohnzimmer. Joe dachte fieberhaft nach, fummelte an den Systemeinstellungen und schaltete den Drucker offline. Dann schickte er den Druckauftrag an den Spooler. So würde es gehen.

Er zog die Karte und schaltete ab. Dann holte er sich ein Bier aus dem Kühlschrank. Später holte er noch mehr. Irgendwann legte er sich neben seine Frau, die schon lange schlief.

Morgens fiel ihm das Aufwachen schwer. Er war spät dran. Also verzichtete er aufs Frühstück und sah zu, dass er auf die Straße kam. Er sprang in den Wagen und startete. Nichts. Mit einem jämmerlichen Quieken erwachte das Navi im Armaturenbrett: »Sie sind nicht angeschnallt.« Schien vorwurfsvoll zu klingen. Joe seufzte, schnallte sich an, startete den Motor und fuhr zu seinem ersten Termin. Das Navi hatte sich automatisch die Tour vom Server seines Büros geladen und wies ihm den Weg. Ab jetzt war er im Dienst.

Am späten Nachmittag hatte er seine Aufgabenliste abgearbeitet. Erst jetzt fielen ihm die Kokken wieder ein. Mist. Er hatte die Bestellbestätigung nicht gedruckt. Hoffentlich brauchte seine Frau den Drucker nicht. Die kriegte den nie online und würde sich wieder beschweren. Na ja, wird wohl auch ohne Bestellbestätigung gehen.

Joe steuerte den nächstgelegenen ServicePoint an. Er stellte das Auto ins Parkverbot (würde ja nicht lange dauern) und zog seine Karte durch den Türöffner. Die Tür sprang klickend auf. Er zwängte sich in die Box und schob die Karte ins Terminal. Nach der PIN-Abfrage und einer Minute begrüßte ihn der ServicePoint: »Guten Abend, Herr Kuhl. Was möchten Sie tun? History aufrufen. Counselling beantragen. Emergency Service. Transaktion abschließen. Abbrechen.« Joe überlegte. Nichts schien plausibel. Schließlich wählte er »Transaktion abschließen« (schließlich wollte er die Sache zu einem Ende bringen). Es dauerte endlos. Endlich poppte ein Warnhinweis auf: »Dieser

ServicePoint kann Ihre Transaktion nicht bearbeiten. Bitte wenden Sie sich an einen Operator. Jetzt. Später. Beenden.« Fünf Minuten waren vergangen. Joe klickte auf »Später«. Kommentarlos surrte seine Karte aus dem Schlitz. Er griff sie und spurtete zurück zum Wagen. Zu spät. Das Navi bemerkte mitleidlos: »Ein externer Zugriff hat stattgefunden. Der Beleg wurde an Ihren Drucker gesandt. Sie können ihn zu Hause ausdrucken und überprüfen. Bitte überweisen Sie den offenen Betrag von 55 € innerhalb von 24 Stunden an die auf dem Beleg ausgewiesene Bußgeldstelle, um ein Fahrverbot zu umgehen.« Joe war zu müde, um sich darüber aufzuregen. Er startete, stellte fest, dass es nicht ging, schnallte sich seufzend an und startete erneut. Zu Hause trank er ein Bier und legte sich schlafen. Seine Frau war bei einer Freundin.

Morgens fühlte er sich etwas besser. Bis auf die Dysurie. Er wollte den Drucker online schalten und stellte fest, dass der schon online war. Merkwürdig. Er sah in den Spooler: »Auftragsbestätigung (Kopie 1); Bußgeldbescheid.« Ohne zu überlegen, schickte er den Auftrag ab und holte das Papier aus dem Auffangkorb. Ein zweidimensionaler Barcode, für das menschliche Auge nicht zu entziffern, und ein dreiseitiges Formular mit kleinen Buchstaben, das er zur Seite legte.

Kurz darauf stand er in der SektorServiceBox und loggte sich ein. »Bitte warten«. Offensichtlich hatten sie wieder Leitungsprobleme, das war nicht so selten in dieser Gegend.

Endlich war er drin: »Guten Morgen, Herr Kuhl. Was möchten Sie tun? Counselling beantragen. Emergency Service. Abbrechen.« Was war das jetzt? Er wollte seine Pillen. Abbrechen, Karte raus, Karte rein, PIN, warten. Es dauerte, dann ein rotes Pop-up: »System override. Counsellor ready.« Das Pop-up klappte zu, ein Avatar blinkte in der linken oberen Bildschirmecke: »Klick mich.«

Joe seufzte und klickte. «Guten Morgen, Herr Kuhl. Was kann ich für Sie tun?« – »Ich will meine Pillen abholen.« – »Welche Pillen?« – »Die ich bestellt habe.« – »Geben Sie bitte Ihre Bestell-nummer ein.« Joe starrte auf den Barcode. »Da ist keine Bestell-nummer.« – »Haben Sie eine Hardcopy der Bestellbestätigung?« – »Sehen Sie auf meiner Karte nach.« Das System summte eine Weile vor sich hin und meldete sich dann wieder: »Die Daten auf der Karte müssen mit der Hardcopy abgeglichen werden, um die Authentizität zu verifizieren. Bitte legen Sie die Hard-copy in den Scanner.« Joe schob den Ausdruck in den Scanner-schlitz. Es summte wieder. Der Avatar runzelte die Stirn: »Die Kopie kann nicht gelesen werden.«

Joe begann zu schwitzen. Wütend tippte er: »Mein Hund hat das Original gefressen.« Nichts geschah. Dann: »Der Datenabgleich mit der örtlichen Finanzbehörde ergab, dass Sie keine Hunde-steuern zahlen. Die örtliche Finanzbehörde wird sich innerhalb der nächsten 24 Stunden wegen möglichen Hundebesitzes mit Ihnen in Verbindung setzen. Fakultativer Servicehinweis Ihrer Gesundheitskasse: Sie haben noch 9 Stunden Zeit, Ihr Bußgeld zu begleichen, um ein Fahrverbot zu umgehen. Möchten Sie jetzt das Original Ihrer Bestellbestätigung einlesen lassen?« – »Das ist doch wohl ein Witz! Ich hatte einen Netzwerkfehler. Außer-dem habe ich gar keinen Hund.« – »Bitte definieren Sie Witz.« – »Sehen Sie doch bei Wikipedia nach.« – »Wikipedia ist nicht staatlich autorisiert. Was kann ich jetzt für Sie tun, Herr Kuhl?«

»Ich will meine Pillen.« – »Einen Moment bitte.«

Von Minute zu Minute wurde Joe unruhiger. Jetzt stand er schon eine halbe Stunde in dieser Box; draußen hatten sich schon Leute gesammelt, die immer ungeduldiger vor der Einweg-scheibe herumtanzten. Endlich: »Der Datumsstempel der auf der Karte gespeicherten Bestellbestätigung weicht von der zu-lässigen Abholzeit um sieben Stunden ab. Der Vorgang wurde storniert. Bitte wiederholen Sie den Bestellvorgang von Ihrem persönlichen Terminal aus. Der Geschäftsvorfall wird jetzt been-det.« Zack, surrte die Gesundheitskarte aus dem Lesegerät, und der Bildschirm füllte sich wieder mit den bunten Wolken.

Joe wankte nach Hause. Er aß einen trockenen Toast, um sei-ne Magensäure aufzufangen, und spülte mit einem Glas Wasser nach. Dann setzte er sich an sein Terminal und rief die neuen Nachrichten ab.

»Sehr geehrter Herr Kuhl. Wir erhielten von Ihrer Gesundheitskasse den Hinweis, dass Sie möglicherweise wegen gesundheitlicher Probleme indisponiert sein könnten, und möchten Ihnen daher erfreulicherweise mitteilen, dass wir Sie von allen Verpflichtungen gegenüber der AußendienstServiceAgentur entbunden haben. Bitte geben Sie Ihren Dienstwagen innerhalb von 24 Stunden am nächsten ServicePoint der AußendienstServiceAgentur gegen eine Übernahmegebühr von 155 € ab und melden Sie sich innerhalb dieser Frist bei der Agentur für Arbeitslosigkeitsverwaltung. Mit freundlichen Grüßen Ihre Finanzbehörde.«

»Hallo, Joe. Der Servicetechniker hat in Deinem Spooler ein merkwürdiges Dokument gefunden, aber er hat eine Sicherheitskopie davon gemacht. Du, ich weiß echt nicht, was ich davon halten soll: der hat dich sicherheitshalber getracet und mir gesagt, dein Motion-RFID hätte sich an den Toll-Connect-Brücken in der Nähe des Bezirks für erotische Dienstleistungen eingeloggt, und dein Passport-RFID und das einer Leistungserbringerin für unmoralische Dienstleistungen seien fast 10 Minuten ortsgleich gewesen. Wenn das stimmt, kannst du unsere Beziehung echt vergessen. Melde dich nicht, ich bin erst mal bei 'ner Freundin. Gruß Mia.«

»Sehr geehrter Herr Kuhl. Der Robodoc Ihres Rhein-Kliniken-Sektor-MVZ hat festgestellt, dass Sie an einer ansteckenden Krankheit leiden und dass eine leitliniengerechte Therapie aufgrund Ihrer mangelnden Mitwirkung bisher nicht durchgeführt werden konnte. Außerdem verzeichnet der Scanner Ihres Kühlschranks gesteigerten Alkoholkonsum. Das Log der Providersoftware Ihres Küchenblocks weist auf Unterernährung und einseitigen Kohlehydratverzehr hin. Die Protokolle der Bewegungssensoren Ihres Schlafzimmercontrollers belegen ein Sistieren sexueller Aktivitäten in den letzten zwei Tagen und weisen außerdem darauf hin, dass sich Ihre Ehefrau von Ihnen getrennt *haben könnte. Die Sensoraufzeichnungen zweier ServicePoints belegen, dass Sie vegetativ übererregbar sind. Eine Übertragung der Finanzbehörde ergab, dass Sie den Besitz eines Hundes verheimlichen, und schließlich weisen die Aufzeichnungen der Straßenverkehrskontrollbehörde darauf hin, dass Sie zu Regelverstößen und impulsiven Handlungen neigen. Das Risiko einer akuten psychischen Destabilisierung ist daher immanent, und wir fordern Sie auf, sich innerhalb von sechs Stunden mit der sektoralen Instanz der Rhein-Kliniken in Verbindung zu setzen, um einen Aufnahmetermin zu vereinbaren. Im Falle einer Weigerung werden Zwangsmaßnahmen über den sektoralen psychiatrischen Dienst der Rhein-Kliniken eingeleitet. Mit den besten Wünschen für Ihre Genesung Ihr Robodoc.«*

»Hallo, Joe. Ich bin Kurt. Servicetechniker bei AllCom. Interessantes Dokument hab ich da in deinem Spooler gefunden. Konnte den Barcode knacken und hab mich in deine History eingeloggt. Die steht jetzt auf itsyourlife.public.com/joekuhl im Netz. Möchte mal wissen, was es dir wert ist, die Seiten wieder zu löschen. Melde dich. Unter 10 000 brauchst du aber gar nicht erst anzufangen. Kurt.«

»Sehr geehrter Herr Kuhl. Ihre Gesundheitskasse freut sich, Ihnen mitteilen zu dürfen, dass wir den Risikoanteil Ihres Beitragssatzes Ihren aktuellen Bedürfnissen angepasst haben. Aufgrund Ihrer psychischen Instabilität bieten wir Ihnen eine zusätzliche Absicherung an, die, gegen einen geringen Aufpreis von 255 € monatlich, auch die stationäre Behandlung in einer der Rhein-Kliniken Ihres Sektors beinhaltet. Wir bitten Sie daher um Anpassung Ihrer monatlichen Solidarbeiträge von 750 auf 1005 €, rückwirkend zum Beginn des Kalenderjahres, um die Ausgleichszahlungen aus dem Risikostrukturausgleich gegenfinanzieren zu können. Sollten Sie der Beitragsanpassung nicht zustimmen, drücken Sie einfach auf ›Ablehnen‹. Der Krankenversicherungsschutz endet dann, ebenfalls rückwirkend, zum Beginn des Kalenderjahres. Ihre Gesundheitskasse.«

»Sehr geehrter Herr Kuhl. AllCom freut sich, Ihnen mitteilen

zu dürfen, dass Ihre Vertragsbindung wegen akuter psychischer Belastungen per sofort neutralisiert wird. Sie haben keine weiteren Verpflichtungen aus Ihrem Account zu erwarten. Mit freundlichen Grüßen Ihre AllCom.«

KAPITEL 12

Callcenter – oder: Do-it-yourself-Medizin mit telefonischer Anleitung

D as Wort »Callcenter« gibt es noch nicht besonders lange. Wer einmal das Vergnügen mit seiner Telefongesellschaft oder seiner Bank hatte, ist für den Rest seines Lebens bedient. In Wahrheit wird man nämlich nicht mit den Menschen verbunden, die man dringend sprechen möchte, sondern mit irgendwelchen inkompetenten Abwimmlern und Abwicklern. Die sitzen auch nicht dort, wo man sie vermutet, sondern in der Prärie. Und sie haben Anweisung, was sie sagen dürfen und was nicht. Für mich: reine Zeitverschwendung! Die Letzten, die noch einen Narren am »Callcenter« gefressen haben, sind die Krankenkassen. Nicht, dass sie selbst welche einrichten. Sie gehen Geschäftsverbindungen mit privaten Anbietern ein – und sie honorieren den Quatsch königlich. Dabei ist das Thema »Callcenter« nur einer der Bereiche, in denen sich der fließende Übergang zwischen Markt und Kasse ereignet.

Der Fall Ventario

Ein Organigramm zu all den Managementgesellschaften, die sich im Gesundheitsmarkt tummeln und sich in geschickter Kooperation mit Kassen und Kassenärztlichen Vereinigungen Marktanteile sichern, würde das Querformat eines DIN-A3-Blattes sprengen! So hat z. B. die AOK Bayern 2005 mit einer *Ventario* GmbH einen Vertrag zur Behandlung herzkranker Patienten abgeschlossen. Für Dienstleistungen und telefonische Mitbetreuung sollte die Gesellschaft 800 Euro jährlich pro eingeschriebenen Patient erhalten. Bayerische Hausärzte fanden, dies sei reine Verschwendung von Versichertengeldern, und weigerten sich, ihre Patienten einzuschreiben.

Recht hatten sie: Wenn renditeorientierte Kapital- und Aktiengesellschaften unserem Gesundheitssystem durch Verträge mit Krankenkassen horrende Summen entziehen können, weil Kassenfürsten mitmachen, ohne dass die Versicherten dazu gefragt wurden, ist dies in meinen Augen eine sinnlose Verschleuderung von Versicherungsgeldern. Bisher vertrauten Patienten diese Finanzmittel als Versicherte ihrer Krankenkasse in dem Glauben an, im Krankheitsfall die erforderliche Hilfe von ihrem Arzt oder Krankenhaus zu erhalten. Nicht, um damit Gewinne für Managementgesellschaften zu finanzieren. Auch nicht, um von Callcentern angerufen und kontrolliert zu werden.

Do it yourself!

Die Helden von heute sind Politiker, die Arbeitsplätze schaffen. Mit dieser Aura möchten sich Politiker jeder Couleur schmücken. Und wenn es ihnen dann tatsächlich einmal gelingt, Unternehmen an einen Standort zu binden, schwingt Stolz in ihren Reden. So erging es auch Brandenburgs Wirtschaftsminister Ulrich Junghans. Im Oktober 2007 verbuchte er mit den neu eingestellten 100 Arbeitskräften beim amerikanischen Gesundheitsdienstleister Healthways einen »schönen Ansiedlungserfolg«.

Healthways ist der größte Anbieter von Betreuungsprogrammen für chronisch Kranke in den USA. Das Unternehmen ist in Deutschland angekommen und bietet seine Dienstleistungen für Versicherte deutscher Krankenkassen an. Healthways generierte eine geniale Geschäftsidee, die wie gerufen kommt, wo es um Kostendämpfung im Gesundheitswesen geht. Healthways spart kurzerhand den Arzt ein. Do it yourself, liebe Patientin, lieber Patient!, lautet die Parole.

Healthways fungiert als Dienstleister, etwa im Auftrag einer Krankenkasse. Der Patient ahnt nicht, dass er mit Healthways (statt mit seiner Krankenkasse) spricht. Die Damen und Herren am Telefon (von Healthways angeworbenes Personal aus dem Pflegebereich) sagen keinen Ton, wer ihr Brötchengeber ist, und melden sich mit dem Namen der Kasse, mit der Healthsways einen Dienstleistungsvertrag abgeschlossen hat.

Der chronisch Kranke bekommt online abrufbare Informationen zur Verfügung gestellt; ein Betreuer ruft ihn regelmäßig an und sagt ihm, wie er sich selbst therapieren kann.

Der Spaß heißt in der Fachterminologie »telefonbasierte medizinische Betreuung« und ist in den USA seit langem üblich. Für Wirtschaftsminister Ulrich Junghans ist das nur der Beginn einer neuen Ära im Gesundheitswesen: *»Die Life-Sciences-Branche in Berlin-Brandenburg hat sich zu einem Markenzeichen der Hauptstadtregion Berlin-Brandenburg entwickelt. Healthways wird dazu beitragen, dass diese Marke noch stärker wird. Ich bin froh darüber, dass es gelungen ist, dieses weltweit agierende Unternehmen von einem Standort in Brandenburg für sein erstes deutsches Servicezentrum zu überzeugen. Dass die deutsche Zentrale dieses Globalplayers auf dem Gebiet der Life Sciences in Henningsdorf entsteht, ist ein schöner Anfangserfolg.«*

»Invest in Germany« (im Aufsichtsrat: Bundeswirtschaftsminister Michael Glos, CSU) sowie die Vorgängerorganisation »Industrial Investment Council« (IIC) begleiteten den Ansiedlungsprozess von Healthways. Die Standort-Marketinggesellschaft der Bundesregierung war bei der Auswahl eines Standortes behilflich. Elmar Horn, Seniormanager bei »Invest in Germany« und Projektleiter der Healthways-Ansiedlung, nennt es so: *»Dienstleistungen im Gesundheitswesen, wie Healthways sie anbietet, haben in Deutschland großes Potenzial. Diese Investition markiert den Anfang einer wachsenden Zahl von Dienstleistern in dieser Branche. Sie unterstützen*

chronisch Kranke und verbessern die Behandlungsergebnisse
für den Patienten. Gleichzeitig ermöglichen sie den Krankenver-
sicherungen eine noch effizientere Arbeit. Deutschlands demo-
kratische Entwicklung macht eine Ausweitung patientenbezo-
gener Investitionsbedingungen am Standort Deutschland sehr
attraktiv für Unternehmen.«

Man sieht: Healthways wurde von den staatlichen Förder-
gesellschaften geradezu der rote Teppich ausgelegt. So hat
auch die Wirtschaftsfördergesellschaft des Landes Brandenburg, die Zukunftsagentur Brandenburg GmbH (ZAB), die
helle Freude daran, dass sich diese Art Dienstleistungsunternehmen in Deutschland etabliert. Für Dr. Detlef Stronk,
Geschäftsführer der Zukunftsagentur Brandenburg GmbH ist
die Eröffnung des Servicezentrums von Healthways mit Sitz
in Nashville im USA-Bundesstaat Tennessee das Ergebnis
einer klugen Förderpolitik. *»Was Unternehmen anzieht, sind*
qualifizierte und bezahlbare Arbeitskräfte sowie die Unterstüt-
zung der öffentlichen Hand.« 100 Arbeitsplätze, am Horizont
sogar 250! Kann man da etwas dagegen haben?

Merkwürdiger Job im Angebot

Und so kam es, dass die Agentur für Arbeit neue Vermitt-
lungsmöglichkeiten bekam. Mich faszinierte, wie sich das an
der Basis widerspiegelte, nämlich bei einem Menschen, der
Arbeit suchte. In einem Forum im Internet las ich am 25. Sep-
tember 2007 einen um 18.25 Uhr getätigten Eintrag:

»Hallo und guten Abend. Das Arbeitsamt hat mich zu einer
Veranstaltung geschickt, dort stellte sich die Firma Healthways
vor. Diese möchte ab 2008 ihre Tätigkeit in Deutschland aufnehmen. Man arbeitet wie im Callcenter und berät Patienten
am Telefon (bundesweit) zu ihren chronischen Krankheiten,
um angeblich Kosten für die Krankenkasse einzusparen. Die
Patienten sollen zur Selbsthilfe animiert werden und nicht

sofort zum Arzt gehen. Der Verdienst dort scheint mir sehr hoch. Man bietet den Krankenschwestern angeblich 40 000 Euro jährlich für ihre Tätigkeit. Mir kommt das alles sehr merkwürdig vor. Hat jemand von euch Erfahrung in dieser Sache? In Amerika soll dieses Prinzip schon seit 20 Jahren laufen und Erfolg haben. Komisch find ich auch, dass diese Firma einen Vertrag mit der DAK hat und von denen alle datenrelevanten Informationen zu dem Patienten erhalten soll. Benötigt man hierfür nicht die Zustimmung des Patienten? Das Projekt möchte auch komplett ohne Ärzte arbeiten! In Deutschland eigentlich undenkbar!? Also, bitte schreibt mir, vielleicht habt ihr ja eine Idee. Herzlichen Dank. Gruß, D.«

Als Antwort kam der Eintrag: »Ich war schon einmal im Bereich von Disease Management meist in einem Unternehmen eingeschaltet, welches die Kosten übernimmt. Patientendaten wurden nicht aufgenommen und konnten somit auch nicht weitergegeben werden. In unserem Bereich waren aber Ärzte tätig, deshalb bin ich jetzt beim Lesen deiner Nachricht etwas überrascht, dass hier keine Ärzte arbeiten sollen. Viel habe ich über das Unternehmen allerdings auch nicht finden können, aber der Bereich des DM ist nicht neu und auch bei uns schon seit einigen Jahren eingeführt, obwohl von verschiedenen Institutionen bemängelt. Es gab mal die Weiterbildung zum medizinischen Callcenter-Agent, hat sich aber dann nicht etabliert. Krankenkassen nehmen meist Leute aus ihren Reihen, weil es doch mehr um sozialrechtliche Fragen geht. Es ist kein schlechter Job, aber sicherlich auch mit Vorsicht zu genießen. Du hast einen Infoabend bei Healthways mitgemacht? Ich würde mich freuen, wenn du mir dazu mehr schreiben könntest. Die Gehaltsvorstellungen wurden so angegeben? Liebe Grüße, J.«

Medizinische Betreuung am Telefon

Mich interessieren an diesem kleinen Austausch im Internet nicht die Details, die »D.« und »J.« austauschen. Ich kann sie auch nicht nachrecherchieren, es sind die Erfahrungen der beiden. Ich sehe nur mit großer Besorgnis, wie der Mensch Schritt für Schritt zur Ware wird.

Klar ist: Die DAK hat ab Januar 2008 für Bayern und Baden-Württemberg mit der Firma Healthways einen Dienstleistungsvertrag über einen Zeitraum von drei Jahren abgeschlossen. In Baden-Württemberg und in Bayern wird nun – so empfinde ich das – ein Probelauf mit der Ware Mensch durchgeführt. Menschen haben ein Leiden. Sie erwarten von ihrer Kasse nichts anderes, als dass sie dem Arzt ihres Vertrauens seine Aufwendungen entschädigt. Stattdessen sind sie die Masse X bei der Kasse Y, die sie in einem strategischen Spiel zu einer verdeckt operierenden amerikanischen Firma hinüberschiebt, von der sie kostengünstig ruhiggestellt wird. Der einzelne Mensch interessiert nicht. Er steht weder im Fokus des Wirtschaftsministers noch im Fokus der Brandenburger Wirtschaftsförderungsgesellschaft, noch in dem der Krankenkasse. Der Wirtschaftsminister sieht die neu geschaffenen Arbeitsplätze, bucht sie für sich als politischen Erfolg. Die Wirtschaftsförderungsgesellschaft, die so genannte Zukunftsagentur, sieht ihre Vorteile in der Unterstützung regionaler Struktur durch die öffentliche Hand. Die DAK, eingeschnürt in das politische Gesetzesgestrüpp, denkt vom Druck her, den ihr das Wettbewerbsverstärkungsgesetz bereitet hat. Und wo bleibt der Mensch? Wo bleiben wir als Patienten und Bürger?

Ich habe für mich das Wort *Bürgerpatient* geprägt – weil ich nicht länger ein Objekt bürokratischer Verteilungskämpfe sein möchte. Ich habe eine Stimme, ich habe demokratische Rechte – und ich finanziere das Ganze mit. Ich erwarte Dienstleistung und Transparenz. Ich will wissen, was mit unseren

Beiträgen passiert, wie die Kassen sie einsetzen, mit wem sie Geschäftsbeziehungen eingehen, welche Folgen das für uns hat. Ich möchte als Beitragszahler gefragt und als Mensch wahrgenommen werden! Warum hat die DAK ihren Patienten vor Vertragsabschluss nicht die Möglichkeit der Einsicht oder Mitentscheidung gegeben? Man hätte doch per Umfrage eine Patientenmeinung einholen können! Weil wir als Menschen, Bürger, Patienten dort noch nicht angekommen sind. Man geht mit uns um wie mit einer stummen, freilich zahlenden Verfügungsmasse. Bei einem meiner Vorträge vor Ärzten zum Thema Kassenärztliche Vereinigung spottete ich: »Sie müssen aufpassen, dass Sie mit Ihrer Zwangsmitgliedschaft in der Kassenärztlichen Vereinigung nicht Ihre eigene Existenzvernichtung finanzieren!« Mein Spott resultierte aus den Fakten! Bleiben wir bei den Fakten, was uns Patienten betrifft.

DAK-Mitglieder zahlen, wie im Fall Healthways, ihre eigene Auslieferung zur telefonischen Beratung und lassen ohne Gegenwehr Kassen Verträge abschließen, von denen sie als Patienten, wenn überhaupt, erst durch eine Veröffentlichung in der Presse erfahren. Am Telefon meldet sich die Healthways-Angestellte mit »DAK – Pro Gesundheit, besser leben«. Auf Rückfrage, ob Sie Angestellte der DAK sei, kommt ein klares JA!

Vielleicht sollte gefragt werden: Wer zahlt Sie? Wer hat Sie eingestellt? Wer hat Sie angewiesen, sich mit DAK zu melden? Weshalb sagen Sie nicht: Hier spricht das Dienstleistungsunternehmen Healtways im Auftrag des DAK–Gesundheitsprogramms Pro Gesundheit, besser leben?

Das wäre meiner Ansicht nach korrekt! Dann wüsste der angeschriebene chronisch Erkrankte, mit wem er/sie tatsächlich spricht. Wie die Kasse es jetzt nach außen praktiziert, empfinde ich das als eine böswillige Irreführung der DAK-Patienten! Zumal in den Anschreiben an die DAK-Patienten ebenfalls nichts über die Geschäftsverbindung zu Healthways zu lesen ist. Weshalb fließt das Geld von DAK-Patienten in ein Tochterunternehmen einer amerikanischen Gesellschaft, deren Ziel es ist, uns nur telefonisch zu betreuen?

Natürlich kann man das Faktum Patienten nicht so verkaufen, ohne Gefahr zu laufen, Austritte zu riskieren. Wie federt man das als Kasse ab? Stellt man evtl. eine Werbeagentur an, deren Motto heißt »Schöner lügen«?!

»DAK – Pro Gesundheit, besser leben!« Ein Extrateam nimmt sich der Sache an, und seit Januar 2008 bekommen Patienten einen Brief von ihrer Kasse, der an Bemäntelung, Schönsprech und Einseiferdeutsch nichts zu wünschen übriglässt: »Was wir tun, damit es Ihnen auf lange Sicht bessergeht ...

> Sehr geehrte Frau ... *(personalisiert – oh, die kennen sogar meinen Namen),*
> ab sofort bieten wir Ihnen mit unserem Gesundheitsprogramm »DAK – Pro Gesundheit, besser leben« ein gesundheitliches Sicherheitsnetz an *(wie nett von der Kasse, das habe ich mir schon immer gewünscht!),* eine auf Sie persönlich ausgerichtete Beratung und Betreuung zu allen Themen rund um das Leben mit einer chronischen Erkrankung *(Wie lieb, Sie kümmern sich sogar um mich persönlich!).* Ob Sie gerade Ihre Diagnose erhalten haben oder schon länger mit Ihrer Krankheit umgehen: Wir begleiten Sie in Ihrer ganz speziellen Lage mit dem Ziel, Ihr Wohlbefinden zu stärken. Dazu haben wir staatlich examinierte Gesundheits- und Krankenpfleger(innen) speziell ausgebildet *(Oh, macht euch doch nicht solche Mühe!),* die Sie – in Zusammenarbeit mit Ihrem Arzt – telefonisch unterstützen möchten. Ein Schwerpunkt liegt darin, was Sie selbst tun können *(Ich selbst darf was tun?):* damit Sie so lange wie möglich so gesund wie möglich bleiben. Langjährige Erfahrungen mit vergleichbaren Programmen haben gezeigt, dass

- Patienten aktiver am Leben teilnehmen und ihre Lebensqualität deutlich höher bewerten,
- sie auch bei fortgeschrittener Erkrankung seltener ins Krankenhaus müssen,
- Komplikationen und Folgeerkrankungen seltener auftreten.

Wir rufen Sie in den nächsten Tagen an (*Ich freue mich schon so auf euren Anruf!*) und beantworten gerne Ihre Fragen. Wichtig: Unsere bisherigen Gesundheitsprogramme bleiben bestehen. Um zusätzlich am Programm DAK-Pro Gesundheit, besser leben« teilzunehmen, senden Sie uns die beiliegende Teilnahmeerklärung bitte unterschrieben zurück.

Mit den besten Wünschen für Sie
Ihre DAK
Unternehmen Leben

PS: Melden Sie sich am besten heute noch an.

Anlage: Faltblatt, Teilnahmeerklärung
und Freiumschlag

Klingt doch alles sehr fürsorglich! Da niemand befürchten muss, damit den Kauf einer Immobilie zu unterschreiben, setzt man schnell seine Unterschrift unter das Formblatt. Nur, wer liest genau die Erläuterung zur Teilnahmeerklärung des Gesundheitsprogramms? Denn wer kann teilnehmen? Das Gesundheitsprogramm richtet sich an Versicherte, die an einer (oder mehreren) der folgenden chronischen Erkrankungen leiden: Diabetes mellitus, koronare Herzkrankheit (KHK), Herzinsuffizienz und chronisch obstruktive Bronchitis (COBT).

Callcenter im Kommen

AOK-Versicherte in Niedersachsen sollen künftig auch von Callcentern beraten werden. Mit der Münchner Firma Arzt-Partner Almeda wurde ein Kooperationsvertrag zum Tele-Monitoring abgeschlossen. Körpergewicht und Blutdruck können die Versicherten vom Callcenter elektronisch überwachen lassen. Gesündere Ernährung und Bewegung gehören ebenfalls zum Beratungsprogramm.

Die AOK wirbt damit, dass das Betreuungskonzept Arzneimittel- und Klinikkosten senken und für die AOK Einsparungen in Höhe von 13 Millionen Euro bei einer Laufzeit von drei Jahren bringen soll. Damit ist die AOK Niedersachsen ebenfalls in Richtung Callcenter unterwegs. Wiederum stelle ich die Frage: Wurden wir Patienten vor Vertragsabschluss gefragt, ob wir so beraten und betreut werden wollen?

Wer hat was davon?

Wer von diesen Patienten hat tatsächlich einen Nutzen von einer telefonischen Betreuung? Wer wird entlastet? Muss jetzt jemand weniger zum Arzt? Wer lebt jetzt besser? Vielleicht die DAK, weil sie dadurch Geld spart? Aus welchem Grund sollen die chronisch Kranken der DAK eine telefonische medizinische Betreuung in Anspruch nehmen? Ich bin doch beim Arzt, der berät mich doch? Hat mein Hausarzt vielleicht Fehler gemacht? Weiß er nicht, wie man es heutzutage macht?

Die DAK: »... wollen wir die medizinische und soziale Betreuung unserer Versicherten wirkungsvoller koordinieren. Wir greifen nicht in die Behandlung Ihres Hausarztes ein, sondern bieten Ihnen zusätzlich Hilfestellungen im Umgang mit Ihrer Erkrankung. Mit dem Gesundheitsprogramm ›DAK – Pro Gesundheit, besser leben‹ erhalten Sie zwischen Ihren Arztbesuchen medizinische Unterstützung für den Alltag.

Ihre Teilnahme ist freiwillig und kostenfrei.« Bis dahin klingt es völlig unauffällig. Wenn, ja wenn da nicht noch dieser Absatz wäre, über den leider zu wenige nachdenken: »... benötigen wir Ihre Mitarbeit bei der Erhebung und Bewertung von persönlichen Daten und Gesundheitsdaten. Mit Ihrer Unterschrift willigen Sie ein, dass die DAK diese Daten telefonisch von Ihnen einholen darf. Wir geben Ihre Daten dabei selbstverständlich nicht an Dritte weiter, sondern nutzen die Daten ausschließlich für Ihre telefonbasierte medizinische Betreuung.«

Da liegt der Hund begraben. Nach meiner intensiven Beschäftigung mit den Themenkomplexen Gesundheitskarte, Datenspeicherung, Datentransfer sowie mit den daraus resultierenden Gefahren gehen bei mir alle roten Lichter an, wenn ich dergleichen lese. Ihre (Gesundheits-)Daten gehen nur Sie etwas an und den Arzt, dem Sie Ihr Vertrauen schenken. Dort werden Sie durch das Arztgeheimnis grundgesetzlich geschützt. Das heißt auch: Ihre intimsten Daten sind unantastbar! Schlagen Sie jedem auf die Finger, der Ihre Daten will.

Die Kasse hat alles fix und fertig vorbereitet; sie hat sogar schon den Namen, das Geburtsdatum sowie die Versicherungsnummer eingedruckt. Und was soll der Patient und Beitragszahler noch beisteuern? »Hiermit erkläre ich meine Teilnahme an dem Gesundheitsprogramm ›DAK – Pro Gesundheit, besser leben‹. Die Teilnahme beginnt nach Unterzeichnung dieser Teilnahmeerklärung. Ich stimme der Erhebung, Verarbeitung und Nutzung meiner Daten zum Zwecke der Programmumsetzung und -auswertung zu. Die Erläuterungen dazu (siehe Rückseite) habe ich gelesen. Diese Erklärung kann ich jederzeit mit Wirkung für die Zukunft widerrufen. Hieraus entsteht für mich kein Nachteil. Datum, Unterschrift des Versicherten bzw. des gesetzlichen Vertreters.«

Na sauber, denke ich, sie haben tatsächlich an alles gedacht, selbst an den gesetzlichen Vertreter. Also gilt dieses Programm auch für Kinder, Jugendliche und Menschen, die nicht mehr selbst für sich entscheiden können. Richtig, integrierte Versorgung beinhaltet alles! Ich suche wie ein Kriminalist nach dem Motiv, irgendetwas muss ich übersehen haben. Wo bitte steht in den DAK-Unterlagen an die Patienten, dass es die Firma Healthways ist? Nirgendwo.

Wenn wir genau hinschauen, dann muss es einen Grund haben, weshalb in keinem der Schreiben der DAK steht, dass der Anruf von Healthways kommt – im Auftrag der DAK! Dies wäre die juristisch einwandfreie Formulierung. Es wird Zeit, dass sich der Datenschutzbeauftragte der Bundesregierung auch um diesen Fall DAK kümmert! Wie will die DAK eigentlich sicherstellen und prüfen, dass die Informationen vom Patienten an den Healthways-Mitarbeiter (der ja von Healthways angeworben wird und dort unter Vertrag steht, also auch bezahlt wird) und von ihm nur an die DAK weitergehen? Dem Missbrauch sind doch Tür und Tor geöffnet.

Nicht für dumm verkaufen lassen!

Immer mehr Patienten schicken mir ihre Unterlagen zur Information. Ein Unternehmer im Ruhestand, herzkrank, ruft mich an und bringt es auf den Punkt: »Eigentlich wollte ich die Unterlagen sofort in den Reißwolf stecken. Die halten mich wohl für dumm. Seit Jahrzehnten bin ich bei dieser Kasse versichert. Aber was bitte soll jemand am Telefon besser machen als mein Arzt um die Ecke? Wenn mein Herzschrittmacher Probleme bereitet, dann rufe ich meinen Hausarzt an, der kennt mich, meine Krankheit, meine Lebensumstände – und wenn ich kann, bin ich in fünf Minuten bei ihm. Soll ich jetzt in Zukunft im Callcenter anrufen und sagen – mir geht's schlecht? Ich hab mich mit der Dame am Telefon unterhalten, sie nach ihrer medizinischen Ausbildung gefragt. Wollte wissen, was sie mir über meine Herzkrankheit sagen kann. Was ich essen soll? Dass ich mich bewegen muss? Dass ich auf mich achten muss? Liebes Mädchen, habe ich zu ihr gesagt, das hat mir alles mein Arzt erzählt, und ich werde von ihm engmaschig aufgrund meiner Herzerkrankung betreut! Ich empfinde diese Telefoniererei eher als Störung. Bitte lassen Sie es in Zukunft sein. Ich werde dieses Ding nicht unterschreiben.« Er hat nicht unterschrieben.

Auf meine Frage, wie sich die Dame am Telefon gemeldet habe, meint er: »Mit DAK, was sonst?« Genau hier liegt der Kern. Der Patient hört nur DAK und hat keine Ahnung. Weder von den hinter seinem Rücken erfolgten Dienstleistungsverträgen noch von dem, was in den Verträgen über den Umgang mit Patienten steht!

Wochen später meldet sich nach einem Vortrag eine ältere Dame, die per Telefon von der DAK betreut wird. Sie erzählt den ca. 400 anwesenden Zuhörern von diesem Telefonat. Sie sei jetzt 86 und nach diesem Telefonat der DAK völlig irritiert gewesen. Die Dame am Telefon wollte auch wissen, wer sie betreut, deshalb habe sie auch von ihrer Tochter erzählt und wie das bei ihnen in der Familie mit den Kontakten geregelt ist. Auf meine Rückfrage »Haben Sie denn über andere Dinge gesprochen als über Ihre Krankheit?« antwortete sie sehr klar und deutlich: »Natürlich, ich hab ihr auch von unserem Schwiegersohn erzählt und den Enkeln. Dass meine Familie ganz in der Nähe wohnt und mit mir in ständigem Kontakt ist. Ich war nur ein bisschen beunruhigt, weil ich im Fernsehen immer wieder höre, dass man aufpassen muss, wenn man so einfach angerufen wird. Meine Tochter hat dann auch mit mir geschimpft. Aber ich habe ihr versichert, dass ich weder eine Zeitung noch einen Kochtopf bestellt habe. Und vor allem – es war ja immerhin meine Krankenkasse, die mich angerufen hat, die DAK!«

»Nein, meine Liebe«, wollte ich ihr zurufen, »es hat Sie angerufen der amerikanische Gesundheitsdienstleister Healthways, und zwar vom brandenburgischen Ort Henningsdorf aus. Und der hat Sie angerufen im Auftrag der DAK.« Ich ließ es bleiben. Die alte Dame hat sich mir jedoch eingeprägt und ist zu einem Teil meiner Wut geworden.

Die Allianz der Gutfinder

Da waren sie alle versammelt, die in Sachen Callcenter zusammenhalten wie Pech und Schwefel: Wilfried Erbe (von der DAK), Axel Munte und Gabriel Schmidt (von der KVB), Michael Klein (von Healthways). Zusammengekommen waren sie, um die DAK-Initiative Anfang 2008 vor der Presse zu feiern. Dr. Gabriel Schmidt (KVB): »Der Gesetzgeber bietet den Krankenkassen nun einmal die Möglichkeit für solche Vorhaben. Deshalb bringen wir uns als Vertreter der Ärzte und Psychotherapeuten lieber von Anfang an mit ein, als am Ende vor vollendeten Tatsachen zu stehen.« Witzig – den Ärzten wird die Betreuung ihrer Patienten weggenommen, aber der Oberärztevertreter versteckt sich hinter dem breiten Rücken der Politik. Um von vorneherein den Kritikern den Wind aus den Segeln zu nehmen, legt Healthways-Chef Klein großen Wert auf die Feststellung, dass es keinesfalls darum gehe, Konkurrenz zu den Ärzten zu schaffen. Sein Unternehmen habe viel Erfahrung bei der Betreuung von chronisch erkrankten Menschen. Bei deren Beratung würden vor allem speziell geschulte Gesundheits- und Krankenpfleger eingesetzt. Das Unternehmen plane, in Nürnberg und München regionale Beiräte für einen partnerschaftlichen Dialog mit den Ärzten einzurichten. Ich kann nur sagen: Das Fell des Bären ist schon verteilt. Vorher hat niemand den »partnerschaftlichen Dialog« mit den Ärzten gesucht.

»Unser Ziel ist definitiv nicht, einer Amerikanisierung des deutschen Gesundheitswesens Vorschub zu leisten. Es geht vielmehr darum, Errungenschaften aus den USA sinnvoll hier in Deutschland zu nutzen«, erklärte Klein bei der Pressekonferenz. Ich sage dazu: Herr Klein leistet nicht Vorschub –

sein Unternehmen ist ein reales Stück des Umbaus unseres Gesundheitswesens. Immer neue private Dienstleister tauchen auf, werden freundlichst hereingebeten, dürfen vom Kuchen essen, der von den Patienten dafür gewiss nicht bestimmt wurde – einem Kuchen, der eigentlich vom Gesetzgeber treuhänderisch geschützt werden müsste. Der aber ist (aus welchen Gründen auch immer) auf einem ganz anderen Dampfer unterwegs. Er ermöglicht gesetzgeberisch, das viele mitessen dürfen.

Munte nun, die Allzweckwaffe, lässt das Visier ganz herunter: »Man darf nicht mit ideologischen Scheuklappen an die Sache herangehen und alles verdammen, was aus den USA kommt. Wir sollten vielmehr gemeinsam versuchen, Auswege aus dem drohenden Dilemma zu finden, und dabei über den nationalen Tellerrand hinausblicken.« Da ist er wieder – der Mann von Welt, der für Offenheit und Pragmatismus plädiert, in Wahrheit aber einer der geheimen Nutznießer der anstehenden Privatisierung ist und deren häppchenweise Verwirklichung verharmlost, indem er eines der teuersten und schlechtesten Gesundheitssysteme der Welt – das amerikanische nämlich – gutheißt und Lösungen der Gesundheitskrise »über den nationalen Tellerrand« hinaus schönredet. Eines Tages ist alles privatisiert. Herr Munte gehört zu den Mitverdienern, aber wir Beitragszahler dürfen dann die staatlich verhökerte »Gesundheit« von privaten Haien kaufen, zu Preisen, von denen wir uns noch keine Vorstellung machen.

Eine Spur der Verwüstung

Ich kenne kein einziges börsenorientiertes Unternehmen (Healthways ist so eines), das aus karitativen Gründen investiert. Die Investoren kommen auch nicht, weil sie Mitleid haben, dass wir alle älter werden und Gesundheit nicht mehr bezahlbar sei. Sie kommen, weil sie wissen: Da ist viel Geld zu Hause – und zwar in zwei Töpfen: im öffentlichen Topf und in privaten Säckeln. Die öffentliche Hand betreibt gerade Gesundheitspolitik nach dem Motto: Mehr Geld ins Sieb!

Ich finde, man sollte das Sieb durch einen Topf ersetzen. Wenn die Durchlässigkeit der Auffangvorrichtungen beseitigt wird, wenn vor allem nicht jeder nach Herzenslust daran bohren darf, haben wir Geld ohne Ende für ein solidarisch und sachgerecht organisiertes Gesundheitssystem.

Wir haben die Verantwortung für unsere nächste Generation. Es geht mir um unsere Kinder und Enkelkinder. Aus diesem Grund muss dieses Thema diskutiert werden.

Nach der Fernsehsendung »Bürgerforum«, bei der ich gegen Healthways zu Felde zog, wurde ich vom DAK-Chef Bayern, Herrn Erbe, telefonisch kontaktiert. Wir hatten ein langes, ausführliches Telefonat. Er lud mich ein, mit ihm und mit Herrn Klein von Healthways ein Gespräch zu führen. Zwischen den einzelnen Sätzen blitzte dieser Ton auf, den ich aus anderen Zusammenhängen bereits kenne: »Unsere Juristen meinen ...«

Scheinbar habe ich mich uneinsichtig gezeigt, denn seither sind freundliche Herren von der AOK, DAK und anderen Kassen meine ständigen Begleiter bei Vorträgen. Manchmal steht einer auf, ein Mutiger, er setzt sich aber bald wieder, wenn er im Stehen die gefühlte Welle öffentlicher Antipathie anbranden sieht. Ein regionaler Kassenchef wirkte am Telefon etwas angezählt und ließ sich den Seufzer entlocken: »Frau Hartwig, Sie ziehen in Bayern eine Spur der Verwüstung hinter sich her!« Darauf ich: »Fairerweise muss ich Ihnen sagen: Ich spreche auch bereits in anderen Bundesländern!«

Das neue Netzwerk

Wohin die Reise geht, sieht man, wenn man sich dieses Unternehmen Healthways einmal genauer anschaut. Wer Healthways einkauft, kauft nicht nur Callcenter-Dienstleistungen ein, die arme deutsche Diabetiker im Auftrag der Krankenkasse nerven. Zwischen Healthways und GlaxoSmith-Kline Consumer Healthcare, einem der weltweit führenden pharmazeutischen Unternehmen, besteht eine strategische Partnerschaft. Healthways gab im November 2007 bekannt, dass man mit GSK Consumer Healthcare in bestimmten Projekten zusammenarbeitet: Es werden GSK-Medikamente und Dienstleistungen von Healthways, die auf bestimmte Verhaltensänderungen bei Risikogruppen abzielen, kombiniert, und zwar bei zwei der bedeutendsten Risikofaktoren für chronische Erkrankungen: bei Übergewicht und Nikotinkonsum. Kurz: Healthways und GSK arbeiten in den USA in Sachen Übergewicht und Raucherentwöhnung zusammen.

Was bedeutet das für das Engagement von Healthways in Deutschland? Fakt ist: Healthways betreibt Callcenter in Deutschland. Fakt ist auch: Die DAK hat einen Vertrag mit Healthways und liefert die relevanten Patienten zur »Betreuung« und Verhaltensänderung an das börsenorientierte Unternehmen. Dieses wiederum hat eine strategische Partnerschaft mit Glaxo, einem der weltweit führenden Pharmaunternehmen. Gegenstand ihrer beiderseitigen Absprache ist die koordinierte »Betreuung« von chronisch Kranken, insbesondere Übergewichtigen und Rauchern. Warum investiert Healthways in Deutschland? Aus reiner Leidenschaft am Telefonieren? Oder nicht doch eher, um ein Geschäftsmodell, das in Amerika wunderbar funktioniert, zu internationalisieren? Ein Schelm, wer Böses denkt.

Die DAK hat nicht funktioniert. Es ist etwas durchgesickert. Der Hausärzteverband hat »gepetzt«. Die Leute wollen das Ding mit Healthways und den Callcentern nicht. Und prompt geht der Kampf in die nächste Runde. Mitte April wirft Dr. Michael Klein von Healthways dem Bayerischen Hausärzteverband »Antiamerikanismus« vor.

In einem Brief an Landtagspolitiker schreibt er:

»(...) Das oben skizzierte Programm wurde zunächst für Versicherte der DAK in Bayern und Baden-Württemberg gestartet. Im Vorfeld hat die DAK die jeweils zuständige Kassenärztliche Vereinigung über das Projekt ausführlich informiert. (...) Ohne Skrupel wärmt der Bayerische Hausärzteverband radikales Gedankengut auf, das wir für überwunden hielten. (...)«

Davon ließen sich die Ärzte nicht provozieren; in der Presseerklärung des Hausärzteverbandes hieß es freundlich, jedoch bestimmt:
»Im Übrigen kann man auch ein Freund Amerikas sein, ohne dessen Heuschrecken-Hedge-Fonds und dessen Gesundheitssystem zu lieben!«

KAPITEL 13

Der Angriff der Killerbienen – oder: Amerikanische Verhältnisse im Kommen

Nein, sie wissen von nichts. Alles Erfindung! Böswillige Nachrede! Science-Fiction! – Amerikanisierung unseres Gesundheitswesens – wer will denn so was? Seit geraumer Zeit fassen Kritiker die strategische Fokussierung unseres Gesundheitswesens im Stichwort »Amerikanisierung« zusammen. Ich stimme diesen Befürchtungen zu, nach Bedenkzeit und gründlicher Prüfung.

Was heißt das überhaupt – »Amerikanisierung«? Amerikanisierung heißt Kapitalgesellschaften. Eine Kapitalgesellschaft, sagt das Lexikon, ist eine Vereinigung von Menschen, die zum Zweck des Geldverdienens zusammenkommt. Vereinfacht gesagt: Menschen geben ihr Kapital in einen Topf und sagen einem Verwalter, einer Bank, einer Fondsgesellschaft: »Mach, dass es mehr wird!« Manchmal binden sie ihre Erwartung an ein bestimmtes Geschäftsfeld: »Schaff uns Geld mit Öl!« Manchmal schließen sie bestimmte Geschäftsfelder aus: »Wir wollen Rendite, aber nicht durch Kinderarbeit und Urwaldrodungen!« Meistens aber hat das Geld nur die eine Direktive: »Hauptsache viel – egal wie!«.

Sofern Sie Geld in »irgendeinem« Fonds angelegt haben, sind Sie mit von der Partie. Auch in Deutschland. Sie sind auch dort mit von der Partie (vielleicht ohne es zu wissen), wo Kapitalgesellschaften den Zukunftsmarkt »Gesundheit« in Deutschland entdeckt haben. »Verspricht geniale Rendite!«, sagen die Zukunftsforscher, die wichtigsten Souffleure der Banker.

Kapitalgesellschaften und Amerika – das steht für eine Gesellschaft, in der zentrale Bereiche des täglichen Lebens nicht mehr vom Staat geregelt werden, sondern vom freien Markt. Alle nur denkbaren Prozesse und Institutionen funktionieren renditegetrieben. Sie müssen etwas abwerfen, sonst werden sie abgetan. Über Fernsehprediger haben sich sogar »Kirchen« etabliert, die nichts anderes sind als Geldsammelmaschinen. Auch Gesundheit funktioniert in Amerika nahezu ausschließlich als ein Geschäft. Das heißt: Es gibt alles, sogar das Allerfeinste, aber nicht mehr für jeden. Alles ist Geschäft, und außerhalb des Geschäfts ist gar nichts.

Haufenweise Schnäppchenpreise

In Hinsicht auf Gesundheit heißt das: Gesundheit ist ein Geschäft wie Gastronomie: Da gibt es von Fast Food bis Bocuse alles. Wer kann, der kann. Wer nicht kann, hat eben keine Zähne mehr im Mund und keine Brille mehr auf der Nase, es sei denn eine soziale Organisation gibt dem armen Hund ein Almosen. 47 Millionen Menschen in den USA sind ohne Krankenversicherung. Oft ist es der Arbeitgeber, der sie bezahlt – und wer fliegt oder aus dem Business sortiert wird, hat von heute auf morgen keinen Versicherungsschutz mehr. Der Standard kennt keine Solidarität. Jede gesundheitliche Dienstleistung ist von kommerziellen Interessen bestimmt. Jeder Handgriff bringt Profit – oder er unterbleibt. Punkt. »Wenn sich diese Idee durchsetzt, kommen Zustände wie in den USA«, warnt ein Allgemeinmediziner und begründet es auch: »Dann geht es wegen der neuen Hüfte an Ihr Häuschen!«

In Deutschland macht sich kaum einer Gedanken, was das kostet – eine neue Hüfte. Dabei sind Hüften ja noch vergleichsweise günstig. Etwa 6900–8900 Euro sind fällig, nur für die Operation. Eine Hepatitis-Infektion (kann man sich ja durchaus mal einfangen) schlägt schon mal mit bis zu 250 000 Euro Behandlungskosten zu Buche – allerdings dann auch inklusive Lebertransplantation. Noch ein paar Zahlen? Blinddarm-OP gibt es schon für schlappe 1700–2300 Euro (immer ohne die pflegerischen Nebenkosten), auch günstig: Kaiserschnitt oder Gallenblasen-OP, macht so um die 2200 bis 3000 Euro; ärgerlich wird es bei einer Bypass-Operation, für die sollte man schon 10 000–15 000 Euro auf der hohen Kante haben. Und was ist mit einer Herztransplantation? Haben Sie 30 000–40 000 Euro in der Portokasse? Kredit? Bürgschaft? Hypothek? Dasselbe gilt für eine Lebertransplantation: 35 000–45 000 Euro sollten Sie haben, wenn Sie saufen. Und wenn Sie der Krebs erwischt, kann das pro Jahr schon einmal 60 000 Euro an Medikamenten kosten. Die Arzneimittelpreise bei uns sind ein anderes Thema.

Stimmt das? Kann man tatsächlich in Amerika wegen einer Krankheit oder einer Operation sein Hab und Gut verlieren? Nicht vorstellbar? Dann sollten Sie sich eines Besseren belehren lassen.

Krank, alleingelassen, ruiniert

Weil er zu den 49 Millionen Unversicherten gehört, musste sich ein Patient in den USA nach einem Unfall entscheiden, welchen Finger er sich wieder annähen lassen wollte: Der Ringfinger kostete 12 000 $, der Mittelfinger 60 000 $ – beide konnte er sich nicht leisten. Wie mich diese abstruse Nachricht aus der amerikanischen Wirklichkeit ereilte? Das kam so:

Per Zufall sah ich an einem Sonntagabend im Herbst 2007 im Fernsehen Michael Moores neuen Film »Sicko«. Nun sollte man wissen: Ich bin Moore-Fan. Ich halte Moore für einen großen, einen radikalen Humanisten, für einen Unbestechlichen, einen gerechten Mann. Wenn Moore einen Film macht, dann liegt was im Argen. Ich musste diesen Film unbedingt in der Kinofassung sehen. Es dauerte einige Wochen, bis »Sicko«

nach Ulm kam. Per Telefon reservierte ich Karten. Wäre nicht nötig gewesen. Außer meinem Mann und mir waren vier Personen bei der Vorführung. Das macht Freunde. Nach dem Film saßen wir sechs in unseren Kinosesseln und waren von den aneinandergereihten Ungeheuerlichkeiten wie betäubt.

Ein paar Tage später las ich unter www.spielfilm.de ein Interview mit Michael Moore. »Michael Moore über die maroden Zustände des amerikanischen Gesundheitssystems, sein Vorstoß gegen das US-Gesetz und warum er aufhört, Entscheidungsträger mit seinen Ergebnissen zu konfrontieren. Dieser Film ist ein Aufruf zum Handeln!« Ein Film als Rezept zum Handeln! Ja, der Film katapultierte mich aus dem Sessel! Nun bin ich ein konkreter Mensch. Ich muss sehen, was passiert. Michael Moore half mir entscheidend. Er fing den Horror einfach in authentischen Bildern ein; er zeigte, was das ist, wie sich das anfühlt und was es für Patienten bedeutet: Gewinnmaximierung als oberste, als einzige Prämisse.

Nein, Michael Moore und ich, wir kennen uns (noch) nicht. Auf jeden Fall war mir klar: Ich musste diesen Film bekanntmachen. Wieso floppte dieser Hammer? Meine Telefonate mit den Kinobesitzern brachten ein deprimierendes Resultat: »Abgesetzt, will keiner sehen! ... Ladenhüter! Kassengift!« – Begriffe dieser Art fielen. Mich ärgerten diese Aussagen. Jeder Verblödungsfilm wird mit Werbekampagnen begleitet. Nur über »Sicko« lag das große Schweigen! Das sollte sich ändern. Ich machte Ärzte auf den Film aufmerksam: »Hingehen! Pflichtprogramm!« Die sagten es ihren Kollegen. Die wieder ihren Patienten – und langsam, langsam bekam »Sicko« ein Publikum. Wer immer aus meinem Bekanntenkreis diesen Film gesehen hatte, war geheilt von der Vorstellung, eine nachhaltige und konsequente Privatisierung des Gesundheitswesens sei der Befreiungsschlag, der Deutschland von seinen Problemen in der gesundheitlichen Versorgung erlösen könnte.

In einem Interview wurde Michael Moore die Frage gestellt:

»Was wäre eine mögliche Lösung für die Misere?« Michael Moore: »Wir brauchen Politiker, die sich dafür einsetzen, dass das System vom Profitgedanken befreit wird. Versicherungsgesellschaften sind ja gesetzlich dazu verpflichtet, den Gewinn ihrer Aktionäre so gut wie möglich zu maximieren. Tun sie das nicht, bekommen ihre Verantwortlichen richtig Probleme. Allerdings sollte der Profitgedanke bei der Entscheidung keine Rolle spielen, ob einem kranken Menschen geholfen wird oder nicht. Maximalen Gewinn erzielt man nämlich erst dann, wenn man den Kranken so wenig Hilfe wie nur irgend möglich zugesteht. Ich finde das absolut unmoralisch und inkorrekt. Wir sind das letzte Land unter den westlichen Industrieländern, in denen noch solche Zustände herrschen. Wir müssen dringend etwas ändern.« Klare Positionsangabe. In Deutschland kann man das Gegenteil hören. Politiker reisen landauf, landab und verlautbaren: »Wir hier in Deutschland sind das letzte Land, das sich noch den nicht finanzierbaren Luxus eines nach dem Solidarprinzip finanzierten Gesundheitswesens leistet.«

Blicken wir wieder nach Amerika – in unsere Zukunft also. Michael Moore wurde gefragt: »Wie wurden Sie überhaupt auf die Thematik aufmerksam?« Moore antwortete: »1999 hatte ich in Amerika eine TV-Show namens ›The awful truth‹ (Die schreckliche Wahrheit). Damals stießen wir auf einen Mann, der laut seinen Ärzten eine lebensnotwendige Bauchspeicheldrüsentransplantation benötigte, sie aber von seiner Versicherungsgesellschaft einfach nicht bewilligt bekam. Also spielten wir seine Beerdigung live auf dem Rasen der ›Humana Health Care Company‹ nach. Und siehe da, drei Tage später entschied man sich, ihm die Transplantation zu bewilligen. Damals war ich tief beeindruckt, dass wir es mit einer Kamera geschafft hatten, einem Mann das Leben zu retten. Ich begann zu überlegen, was man darüber hinaus tun könnte. So kam die Idee von ›Sicko‹ nach und nach zustande.« Ganz so weit sind wir in Deutschland noch nicht. Aber auch bei uns müssen die wirklich Bedürftigen gegen ihre systematische Marginalisierung im Gesundheitswesen kämpfen. Die Langzeitkranken, die Alten und die behinderten Menschen – schon heute müssen sie an den abweisenden Portalen der Krankenkassen um Medikamente, Anwendungen und Heilmittel betteln und empörende Hürden nehmen, bis sie fair behandelt werden.

Anders als in seinen anderen Filmen vermied es Michael Moore in »Sicko«, die Mächtigen zur Gaudi seiner Fans bloß vorzuführen und unmöglich zu machen. Ein ernster Michael Moore wollte seinen Zuschauern »nicht mehr das Gefühl geben …, dass sie sich so ruhig in ihren Stuhl zurücklehnen und mir zuhören können, während ich den Obrigkeiten ans Bein pinkle«; stattdessen »begann ich mir Gedanken darüber zu machen, was wir tun müssen, damit das amerikanische Volk endlich aufsteht und selbst etwas tut. Das geschieht definitiv nicht, wenn sie das Gefühl haben, dass ihnen jemand anders bereits die Arbeit abnimmt. Daher ist ›Sicko‹ ein Aufruf zum Handeln!« Der gleiche Gedanke keimte und reifte in mir – und ich begriff, Amerika ist hier. Wir haben keine Zeit mehr, uns zurückzulehnen und das deutsche Gesundheitssystem von Reform zu Reform tiefer zerstören zu lassen. Mich tröstete die Zuversicht, mit der Michael Moore an die Leute in den USA dachte: »Ich habe großes Vertrauen in das amerikanische Volk. Die Bevölkerung wird sich nicht noch einmal so täuschen lassen, wie es Bush in den ersten Jahren seiner Amtszeit gelungen ist.«

Ja, sagte ich mir, das muss auch hier möglich sein im konservativen, obrigkeitshörigen, harmoniesüchtigen, konsensversessenen Deutschland. Mein Entschluss zum Widerstand gegen die Grundoptionen der sogenannten Gesundheitsreformen reifte letztendlich im Kinosessel – *gegen* den Gesundheitsfonds, *gegen* die Gesundheitskarte, *gegen* die Vision von der Integrierten Versorgung (die nichts anderes als eine lückenlose Wertschöpfungskette am Patienten ist), *gegen* die gezielte Schwerpunktverlagerung weg von der Patientenmedizin, hin zur quasiindustriellen Fließbandmedizin, *gegen* die schrankenlose Privatisierung und universale Kommerzialisierung des Gesundheitswesens ...

Wohin zum Lernen?

Wenn ein Gesundheitssystem in der Krise steckt – was würden Sie dann als Erstes tun, wenn Sie Politiker wären? Was Sie tun, weiß ich nicht. Wenn ich Politiker wäre, würde ich mich als Erstes einmal in vergleichbaren Gesellschaften umtun, ob es da analoge Probleme und natürlich auch ob es (sach)gerechtere, bessere Lösungen als bei uns gibt. Mich würde beispielsweise interessieren, warum in Deutschland schon eine eigene Agentur existiert, die deutsche Ärzte für Kurzzeiteinsätze (beispielsweise übers Wochenende) nach Großbritannien vermittelt. Es gibt freie, niedergelassene Ärzte, die ohne dieses Zubrot von der Insel ihre Praxen schließen müssten. Ist dort auf der Insel alles besser? Wenn ja, warum? Warum blicken unsere Hausärzte sehnsüchtig nach Irland? Nach den neuesten Informationen aus Irland ist damit zu rechnen, dass unsere Hausärzte in Scharen auswandern. Gerade wurde dort die Rolle der Hausärzte im staatlichen Gesundheitswesen gestärkt. Ein Hausarzt in Irland verdient ein Vielfaches dessen, was die Ärzte verdienen, die uns hier im Krankheitsfall betreuen. Therapeutische und diagnostische Leistungen, für die Patienten vor Jahren noch in die Klinik gingen, werden heute in den Praxen erledigt. Das spart Steuergelder. »Hausärzte arbeiten nun mal preiswerter als Fachärzte in den Kliniken«, sagen die Gesundheitspolitiker in Irland. Mich würde auch interessieren: Wo fliehen eigentlich alljährlich mehrere tausend in Deutschland ausgebildete junge Ärztinnen und Ärzte hin, wenn sie den haarsträubenden Verhältnissen in ihrem Mutterland entfliehen wollen? Was ist anderswo so viel besser als bei uns? Lockt da nur das bessere Gehalt? Oder gibt es einfach vergleichbare Gesellschaften, die das mit der Gesundheit im Ganzen besser hinkriegen als wir?

Ich würde es nicht auf mir sitzenlassen, dass Deutschland (im Vergleich der OECD-Länder) das viertteuerste Gesundheitssystem der Welt hat, aber dafür im weltweiten Vergleich nur auf Platz 25 der »World Health Organisation's Ranking – World Health Systems« landet, weit hinter Ländern wie Zypern, Kolumbien, Belgien, Singapur und San Marino. In aller Welt sind die Deutschen als Qualitätsfexe, Perfektionisten und Oberoptimierer bekannt. In der Automobilindustrie kommen die besten Marken der Welt aus Deutschland. Aber unser superteures, fettes Gesundheitssystem ist abgeschlagen, unter den Verlierern. Ich würde also sagen: Wenn wir schon so viel Geld in die Hand nehmen – mehr als 95 % aller Nationen in der Welt –, dann will ich auch die Nummer 1 sein. Nicht die Nummer 2. Nicht die Nummer 3. Und nie im Leben die blamable Nummer 25.

Nach Frankreich oder in die USA?

Wo würde ich also hinfahren, wenn ich in kürzester Zeit lernen wollte, wie man Gesundheit spitzenmäßig organisiert? Das herauszufinden ist keine Hexerei. Die Nummer 1 ist – hätten Sie's gedacht? – Frankreich! An dieser Stelle ist nicht der Platz, um in der Länge und in der Breite das deutsche und das französische Gesundheitssystem miteinander zu vergleichen. Dass Ulla Schmidt, unsere Gesundheitsministerin, sich das französische Gesundheitssystem einmal näher angeschaut hat, ist mir nicht bekannt. Jedenfalls hat ihr Besuch, hätte er denn wirklich stattgefunden, keinerlei Niederschlag in ihrer Strategie gefunden.

Stattdessen fuhr sie – eine seltene Frucht von verinnerlichtem Benchmarking – in die USA, um in Sachen Gesundheit etwas zu lernen. Sie dachte sich wohl, von Amerika lernen heißt siegen lernen. Und in der Tat ist Amerika zumindest in *einer* Hinsicht das Maß aller Dinge: Amerika besitzt das mit weitem Abstand teuerste Gesundheitssystem der Welt (abgeschlagen folgen die Schweiz, Norwegen und Deutschland). Mit 15,3 % des Bruttoinlandsprodukts ist dieses US-System noch einmal um die Hälfte teurer als das deutsche (10,7 % BIP).

Was aber ist davon zu halten, dass dieses teuerste Gesundheitssystem der Welt nur auf Platz 37 der WHO-Liste rangiert? Selbst Chile hat sich auf Platz 33 plazieren können und die Vereinigten Staaten hinter sich gelassen – Chile, der Horror der Sozialpolitik, das Land, von dem Medico-International sagt: »Das Paradebeispiel für eine gezielte Zerstörung des öffentlichen, solidarischen Gesundheitssystems ist und bleibt Chile, das Laborland des flächendeckend angewendeten Neoliberalismus. In den 70er Jahren wurden unter der Diktatur Pinochets die Beiträge des Staates und der Arbeitgeber radikal gekürzt, der Wechsel zu Privatversicherungen massiv gefördert. Heutzutage müssen die Patient(innen) mehr als 80 % der Gesundheitsausgaben selbst tragen, 1974 waren es nur 19 %. Außerdem hat sich die Anzahl der Beschäftigten im öffentlichen Gesundheitssystem halbiert, ihre Reallöhne sind gefallen. 70 % der Bevölkerung können sich die Prämie der privaten Versicherungen nicht leisten.« (Quelle: www.medico-international.de)

Was Ulla Schmidt in den USA lernte

Warum fuhr unsere Gesundheitsministerin ausgerechnet in die USA, um »Gesundheit« zu lernen? Es wird wohl ewig ihr kleines Geheimnis bleiben. Im Sommer 2006 tourte sie durch die Staaten, war mehrheitlich entzückt und brachte allerhand Beherzigenswertes mit nach Hause: »Besonders beeindruckt hat mich das, was in den USA unter dem Begriff ›Managed

Care‹ (Chronikerprogramme) diskutiert wird. Speziell in der Chronikerversorgung haben wir sehr sorgfältig geprüft, was wir aus dem amerikanischen Gesundheitswesen übernehmen können. Mittlerweile haben wir die amerikanischen Ansätze modifiziert und solche Chronikerprogramme (Disease-Management-Programme) zu einem echten Erfolgsfaktor in Deutschland weiterentwickelt.« Care Manager, Case Manager, DMP – lauter Volltreffer. Ärzten und Patienten dreht sich der Magen um. Die halbe Nation sinnt, wie wir diesen millionenteuren Schwachsinn wieder loswerden.

Es kam jedoch anlässlich eines erneuten Besuchs im Sommer 2007 auch zu Schlüsselszenen der Völkerverständigung, wie die »Welt« vom 23. 7. 2007 aufmerksam notierte: »Ulla Schmidt legt ihre Gabel hin und schaut vom Schokoladenkuchen auf. Die Gesundheitsministerin will gerade einen Bissen von ihrem Dessert nehmen, da sagt ihr Tischnachbar etwas Überraschendes: ›Frau Ministerin‹, sagt Francis Crosson, Chef der US-Gesundheitsorganisation Permanente, ›Sie sind stark und mutig. Ihre Reformen sind richtig, machen Sie weiter.‹ Schmidt lacht. Und weist Mister Crosson auf ein entscheidendes Detail hin: ›Leider weiß das niemand in Deutschland.‹« Womit wir wieder bei »Sicko« wären. Die Herren von der Permanente mochte Michael Moore überhaupt nicht. Und dazu muss man eine Geschichte erzählen.

From Watergate to Kaisergate

Das amerikanische Gesundheitssystem war nämlich nicht immer so schlecht, wie es Ulla Schmidt nicht gesehen hat. Der Ort seiner Zerstörung lässt sich relativ exakt markieren, selbst die Zeit ist rekonstruierbar: Das Ganze spielte sich im Februar 1971 im Oval-Office des amerikanischen Präsidenten Richard Nixon ab. Nixon erhielt Rat von Edgar Kaiser, dem Inhaber von Kaiser Permanente. Die Organisation betrieb in den Vereinigten Staaten die erste Klinik »to run for profit«. Nixon hatte mit dem Vietnamkrieg, der zu dieser Zeit gerade mit verheerenden Flächenbombardements in eine entscheidende Phase getrieben werden sollte, jede Menge Probleme, die sich auch in der Staatskasse niederschlugen. Edgar Kaiser nun machte dem Präsidenten einen genialen Sparvorschlag, den Vorschlag zur *Privatisierung des Gesundheitswesens.*

Noch heute kann man bei Wikisource das Transkript einer darauffolgenden Unterhaltung zwischen dem damaligen Präsidentenberater Ehrlichman und Richard Nixon nachlesen. Erst beklagt sich Ehrlichman, er habe dem Vizepräsidenten auf 15 verschiedene Arten »Edgar Kaiser's Permanente thing« zu erklären versucht. Aber der kapiere das nicht: »He finally says: ›Well, I don't think they'll work, but if the President thinks it's a good idea, I'll support him a hundred percent.‹« Nixon wirkt unkonzentriert, will die Sache, von der er offenkundig nicht die geringste Ahnung hat, im Sinn Kaisers über die Bühne bringen. Ehrlichman wagt einen letzten Einwand: »The less care they give them, the more money they make.« Richard Nixons Antwort ist einer der Gründe, warum er *auch* nicht in die Geschichtsbücher einging. Sie lautete: »Fine.«

Ab diesem Punkt wurde das amerikanische Gesundheitssystem das, was es heute ist: die unsozialste und teuerste Spielwiese für die internationale Gesundheitsindustrie. Zwar trägt »Kaiser Permanente« wie eine Fahne voraus, man sei ein »Nonprofit«-Unternehmen. Glaubhaft ist es nicht. Schon 1971 wollte Edgar Kaiser, wie Ohrenzeugen berichten, nur eines: Gewinn, Gewinn, Gewinn! Wenn noch im Juli 2007 in den Unterlagen des Gesundheitsministeriums zu lesen ist, dass es sich bei Kaiser Permanente um ein Nonprofit-Unternehmen handle, zeigt das nur, was unsere Gesundheitsministerin sonst noch *nicht* gesehen hat, kam sie doch zu dem generellen Schluss: »In vielen Bereichen werden die Patienten bei Kaiser mit exzellenter Qualität versorgt. Wenn die Behandlungsverläufe abgestimmt sind und der eine Arzt weiß, was der andere tut *(Memo für E-Card-Ignoranten wie mich, d. Aut.)*, steigt nicht nur die Qualität der Versorgung. Das Geld wird auch sinnvoller eingesetzt. Obwohl wir in Deutschland bereits auf einem guten Weg sind, ist unser System an vielen Stellen noch zu fragmentiert. *(Memo für Integrierte-Versorgungs-Ignoranten, d. Aut.)*. Das wollen wir ändern. *(... Indem wir die freien, niedergelassenen Ärzte über die Klinge springen lassen? D. Aut.)«*. Was alles der liebe Gott und der entschlossene Wählerwille verhindern möge. Doch wir haben Grund, einmal genauer nach Amerika zu sehen.

Amerika, du hast es besser?

Vergeblich suche ich bei Ulla Schmidt einen Hinweis darauf, warum in den USA 47–50 Millionen Menschen nicht versichert sind. Bei einer Gesundheitsministerin, die nach sicherer Quellenlage nicht der Partei der Besserverdienenden angehört, ist das verwunderlich. Zum Vergleich: In Deutschland sind gerade einmal 0,1 bis 0,3 % der Menschen nicht krankenversichert.

Kaiser Permanente hat einen Jahresumsatz von 34,4 Milliarden US-Dollar; über 8,5 Millionen Versicherte gehören dem Unternehmen an, weiter sind da: 156 000 Angestellte 13 000 Ärzte, 37 eigene Krankenhäuser, 431 eigene Praxishäuser (MVZ). Kaiser Permanente näher vorzustellen muss man sich nicht die Mühe machen, das übernehmen die »Gesundheitspolitischen Informationen« des »Bundesministeriums für Gesundheit«. Unter der Überschrift »Gesundheit aus einer Hand« heißt es da: »Vorbild auf diesem Gebiet ist das amerikanische Nonprofit-Unternehmen Kaiser Permanente mit Sitz in Oakland/Kalifornien, das Bundesgesundheitsministerin Ulla Schmidt besuchte. Kaiser Permanente umfasst nicht nur Versicherung, Gesundheitszentren und Krankenhäuser, sondern besitzt auch eigene Apotheken, Reha- und

Forschungseinrichtungen und bietet seinen Versicherten damit eine Rundumversorgung. Für jedes Mitglied berechnet Kaiser im Voraus eine Kopfpauschale, mit der die Versorger dann auskommen müssen, egal wie oft und intensiv ein Patient behandelt wird. Großen Wert legt Kaiser auf Prävention, gute Nachsorge und eine enge Einbindung der Patienten in ihren Behandlungsprozess.« Kopfpauschale! Was der Text verschweigt, ist gerade die Folge dieses Systems. Amerikanische Ärzte einer bestimmten (angestellten) Sorte sind nämlich Weltmeister in der Kunst der *Nichtbehandlung wegen Kopfpauschale*, in der Kunst nämlich, dem Patienten zu erklären, warum eine bestimmte Erkrankung nun gerade nicht unter die Kopfpauschale fällt: »The less care they give them, the more money they make.« Und auch der Rest kommt einem seltsam bekannt vor. Wenn Sie in diesem Augenblick den Eindruck haben, Ihnen würde gerade die Vision vorgestellt werden für das, was in Deutschland unter dem Stichwort »Integrierte Versorgung« angestrebt wird, liegen Sie wahrscheinlich gar nicht einmal so falsch. Um diesen »Traum« Ulla Schmidts zu erden, muss man »Sicko« gesehen haben.

Gewiss ist der Versicherte – wenn man denn zu den Glücklichen gehört – rundum versorgt bei seinem »Unternehmen«. Kaiser Permanente und andere vergleichbare Unternehmen haben freilich ein wirksames Instrument der Kundenausforschung installiert, mit dem sie bereits über ihre Callcenter im Vorhinein die Leute aussieben, die »Risiko« sind und die sie in ihrem System nicht haben wollen. Durch eine spezielle Fragetechnik werden die Leute mit bestimmten Krankheiten identifiziert und abgelehnt, also gar nicht aufgenommen. Eine junge Frau – Michael Moore stellt sie uns vor –, die in einem solchen Callcenter gearbeitet hat, erklärt, dass sie mit dieser Liste, welche Krankheiten abgelehnt werden, ihr Haus umwickeln könnte.

Niemals werde ich vergessen, wie ich zum ersten Mal die nachfolgende Sequenz in Michael Moores Film sah. Dokumentiert ist, wie eine Mutter mit ihrem 4-jährigen Kind, das hohes Fieber hat, in ihrem Auto ins nächstgelegene Krankenhaus fährt. Das 4-jährige Mädchen ist bereits bewusstlos. An der Pforte wird beim Versicherungsunternehmen die Kostenübernahme abgefragt. Die Versicherung, bei der Mutter und Kind versichert sind, sagt nein. Die Mutter bettelt um Hilfe für ihr Kind. Man sagt ihr, sie müsse sich an die hauseigene Klinik ihrer Versicherung wenden, und weist sie ab. Sie trägt ihr Kind ins Auto und fährt viele Meilen bis zu dieser Klinik. Dort wird nur noch der Tod der 4-jährigen Michelle festgestellt. Die Versicherung der kleinen Michelle hieß übrigens Kaiser Permanente. Der Tod von Michelle wurde in der hauseigenen Klinik festgestellt! Solche Geschichten brennen sich bei mir im Gedächtnis fest. Diese Geschichte ist für mich keine Panne in einer weit entfernten amerikanischen Vergangenheit. Sie ist ein Paradigma für das, was auf uns zukommt: die *Integrierte Versorgung*. Eines Tages, wenn alles dem Geld gehört, wenn wir uns an irgendein Unternehmen verkauft haben, das »alles aus einer Hand« bietet – dann wird es wieder eine Michelle geben, die zufällig an der falschen Krankenhauspforte um Hilfe bittet. Wegen Michelle werde ich das Konzept der Integrierten Versorgung und der radikalen Privatisierung unseres Gesundheitswesens bekämpfen, und zwar mit allen Mitteln, die mir zu Gebote stehen.

Noch mehr Geschichten aus dem schönen neuen Amerika von Edgar Kaiser gefällig? Ein Obdachlosenasyl in den USA bezeugt Fälle von Patienten, die blutig am Rinnstein abgeladen wurden, teilweise noch im OP-Hemd. »Sicko« zeigt es: Im Asyl liegt eine Frau mit Rippenbrüchen, einer nicht verheilten Naht über dem Kopf und sonstigen Verletzungen. Sie wurde mit dem Taxi vors Obdachlosenasyl gefahren und – wie gesagt – am Rinnstein abgeladen. Sämtliche Hinweise auf die Klinik waren entfernt. Sie wird im Asyl versorgt, und der Fall wird aufgenommen. Auf die Frage, welche Klinik sie per Taxi herbrachte, antwortet sie: Kaiser Permanente!

Schön vernetzt

Eine Vorreiterrolle spielt Kaiser Permanente in Hinsicht auf die Erhebung, Speicherung und Auswertung von IT-Informationen zwischen den Ärzten und zwischen Arzt und Patient. Einige kaiserliche Errungenschaften: Die Vernetzungsinitiative bietet den Mitgliedern die Möglichkeit, ihre medizinischen Daten abzufragen, Arzttermine zu vereinbaren, mit ihrem Arzt per E-Mail zu kommunizieren usw. In den Arztpraxen ist das System voll im Einsatz. Es ermöglicht dem Arzt, im Vorfeld die ganze Krankengeschichte des Patienten einzusehen, während oder zwischen Konsultationen auf die »Wissensbank« zurückzugreifen, am Ende der Konsultation dem Patienten einen Ausdruck in die Hand zu geben, der eine Zusammenfassung des Gesprächs sowie Instruktionen und Informationen enthält. Klingt gut – ist aber zuletzt auch wieder nur eine Vision dessen, was mit der Gesundheitskarte und der Patientenakte in Deutschland möglich gemacht werden soll – für mich eher ein bedrohliches als ein hoffnungsvolles Szenario! Kaiser hat alles im Griff. Wenn wir nicht aufpassen, auch bald uns! In Amerika heimste Ulla Schmidt jedenfalls schon einmal Beifall ein, wie die ministerielle Hauspostille schreibt: »Umgekehrt erntete Ulla Schmidt viel Anerkennung für die Versicherungspflicht, die in Deutschland mit der Gesundheitsreform schrittweise eingeführt wird. (...) International vorbildlich wird auch die elektronische Gesundheitskarte sein. Nächste Jahr wird mit der Ausgabe begonnen. Auf den ersten Exemplaren sind zunächst Angaben zur Person, die Kassenmitgliedschaft und Rezepte abgespeichert. In einem späteren Stadium kommt die elektronische Patientenakte dazu.« (...)

Ulla, Edgar, Nixon und Hillary

Jägerin und Sammlerin, die ich bin, hebe ich vieles auf, was mir so in die Finger fällt. Fand ich doch beim Stöbern jüngst eine Einladung der Bertelsmann-Stiftung vom Januar 2007. Es ging um eine Fachtagung »Populationsorientierte Integrierte Versorgung« am 11. und 12. Januar 2007. Schirmherrin dieser Veranstaltung war Ulla Schmidt. Vorgestellt wurden in Berlin Unter den Linden die Vorteile der *Integrierten Versorgung*, die durch die Gesundheitsreformen nun auch in Deutschland möglich werden sollen. Vor einem Jahr noch hätte ich darüber hinweggelesen, wer da mit höchster Schirmherrlichkeit präsentiert wurde. Das Unternehmen, das sich aufmacht, Deutschland zu erobern, und seine Ideen vorstellt, heißt – Kaiser Permanente! Angekommen, super! Und es wird Klartext gesprochen. »Die Richtung stimmt« ist auf der Einladung zu lesen. Und wohin diese Richtung geht, wird den Anwesenden zwei Tage lang erklärt. In der Einladung der Bertelsmann-Stiftung, des Bundesgesundheitsministeriums und von Kaiser Permanente ist zu lesen:

»Nachdem der Gesetzgeber 2004 den Weg für neue Versorgungsformen frei gemacht hat, sieht die aktuelle Gesundheitsreform explizit eine Stärkung der bevölkerungsorientierten integrierten Versorgung in Deutschland vor. In den USA wird diese Form der Gesundheitsversorgung von einigen Anbietern bereits seit Jahrzehnten praktiziert – besonders erfolgreich von Kaiser Permanente, dem führenden Anbieter Integrierter Versorgung in den USA.

Mit leitenden ärztlichen Mitarbeitern und Vorstandsmitgliedern von Kaiser Permanente werden wir Kernelemente und Erfolgsfaktoren Integrierter Versorgung, ihre Übertragbarkeit nach Deutschland und die Umsetzung im klinischen Alltag diskutieren.

Zielgruppe sind Ärzte, Manager und vertragspolitische Exper-

ten aus IV-Projekten, Ärztenetzen, Gesundheitszentren, MVZs, Krankenhäusern, DMPs, Krankenkassen sowie alle an der Verbesserung und Verbreitung der Integrierten Versorgung Interessierten in Deutschland und darüber hinaus.

Kaiser Permanente kompakt in zwei Tagen – damit bieten wir eine seltene Gelegenheit zum intensiven Austausch mit versierten Praktikern und hochkarätigen Fachleuten über die Erfolgsfaktoren, aber auch über die anfänglichen Umsetzungsschwierigkeiten von Integrierter Versorgung.«

Für das Gesundheitsministerium sprach Franz Knieps, zuständig für Gesundheitsversorgung, Krankenversicherung und Pflegeversicherung. Er ließ die zweite Katze aus dem Sack, indem er es aussprach, was viele nur vermuteten:

»Seit der Entschlackung der Regelungen zur Integrierten Versorgung mit dem GKV-Modernisierungsgesetz ist die Integrierte Versorgung durch eine Vielzahl von Verträgen im Versorgungsgeschehen etabliert worden. Nach Angaben der von der Kassenärztlichen Bundesvereinigung, der Deutschen Krankenhausgesellschaft und den Spitzenverbänden der Krankenkassen eingerichteten gemeinsamen Registrierungsstelle zur Unterstützung der Umsetzung des § 140d SGB V sind aktuell 3045 Verträge zur Integrierten Versorgung gemeldet. Das Vergütungsvolumen beträgt ca. 577 Millionen Euro.«

Was 1971 bei Nixon geklappt hat, das wird doch nun in Deutschland über diese Handvoll Gesundheitspolitiker, die über 80 Millionen herrschen, auch möglich sein! Nebenbei bemerkt: Nach Nixons Entscheidung, Kaiser Permanente das Gesundheitssystem zu überlassen bzw. es nach seinen Vorstellungen umzubauen, dauerte es nicht sehr lange, bis die Versorgung nahezu komplett zusammenbrach. Das Gesundheitswesen lag am Boden. Jahr für Jahr ging ins Land. Eine Welle der Empörung unter den Armen bedrohte das politische Establishment – und dann kam Bill Clinton mit seiner Frau Hillary. Als First Lady schrieb die sich auf die Fahnen, das

Gesundheitssystem in Amerika zu reformieren. Sie versuchte es auch. Doch die Lobbyisten der Gesundheitsindustrie waren stärker. Hillary Clinton wurde zum Schweigen gebracht. In beiden Amtszeiten ihres Mannes fasste sie das Thema nicht mehr an. Belohnt wurde sie von der Gesundheitsindustrie für ihre vornehme Zurückhaltung mit großzügigen Spenden bei ihrem Wahlkampf zur Senatorin in New York. Eigentlich spendet die aus bekannten Gründen fast nur für Republikaner. Nur Hillary durchbrach die Phalanx und rangierte 2005 bis 2006 an Platz zwei der von der Gesundheitsindustrie meistgesponserten Politiker. Heute steht Hillary Clinton wieder im Wahlkampf. Eines ihrer Hauptziele: Reform des Gesundheitssystems in den USA. Da darf man gespannt sein.

KAPITEL 14

Die neue Seuche – oder: Über das Krankheits-bild der grassierenden Berateritis

V or zwei Jahrzehnten war die Gesundheitswelt noch ein relativ überschaubares Terrain. Das hat sich fundamental verändert. In derselben Geschwindigkeit, in der sich neue Wörter im Gesundheitsbereich etablieren, entstehen auch neue Wirklichkeiten, die erklärt werden müssen. Komplexität heißt das Stichwort der Stunde. Entsprechend viele Berater gibt es. Wenn Herr Lauterbach zwischen seinem Politikjob und seinen entgeltlichen Tätigkeiten hin- und herfliegt, wird es gedeckt durch die Aura des Beraters. Wenn Herr Munte und andere Topfunktionäre sich ein paar Jobs für ihre Nach-Fürstenzeit schneidern, dann ist selbstverständlich »Beratung« im Portfolio. Fragt sich nur, ob dann noch ein Arzt in Deutschland von Herrn Lauterbach, Herrn Munte oder Frau »Has« beraten werden will. Gleichviel: Der praktische Arzt wird erdrückt von postalischen und E-Mail-Offerten, die ihm – was schon? – »Beratung« anbieten. Die »Beratung«, die von den Kassen oder der KV hereinflattert, changiert meist zwischen Pseudohilfestellung und blanker Erpressung: »Muss ich da jetzt hin? Muss ich das jetzt auch noch buchen?« Freiwillig will keiner mehr beraten sein.

Wenn schlechter Rat teuer ist

Der dreisteste Fall von »Beratung« ist gewiss die 19-Milliarden-Gesundheitskarte (samt EPA, der Elektronischen Patientenakte, im Hintergrund), die kein Mensch will. Die 19 Milliarden (!) Startkapital für den Irrsinn Gesundheitskarte sind

das kunstvollste, sprechendste, ungeheuerlichste »Denkmal«
der gesamten deutschen Gesundheitspolitik: Unfassbare 19
Milliarden für quasi nichts – es sei denn für die damit gege-
bene Einladung zu illegaler Datenabzocke! Wer das verstanden hat, weiß, was politisch gespielt wird. Es ist wie überall:
Die Schafe sollen auch noch ihren Schlachter bezahlen; sie
sollen die Daten hergeben, für die Zerstörung des Arztge-
heimnisses sorgen und auch noch die horrend überzogenen
Entwicklungskosten der staatlich verordneten Beraubung
übernehmen. Noch einmal, weil es der Schlüssel zu allem
ist und weil wir alle dahingehend »beraten« werden, die Gesundheitskarte vermeide Doppeluntersuchungen: Für 19 Milliarden Euro kann man ein 80-Millionen-Volk ein halbes Jahr
komplett durch Röntgenanlagen fahren!

Berater kommen aus allen Löchern

Beobachtungen dieser Art haben dazu geführt, dass es neben
dem Wort »Reform« ein zweites Wort gibt, das in Kombination mit Gesundheit bei mir Pickel auslöst: es ist das Wort
»Berater«. Einmal dafür sensibilisiert, entdecke ich sie plötzlich *nur noch,* diese hilfreichen, lösungsorientierten, evalu-
ierenden, professionalisierenden, die Qualität sichernden,
selbstlosen Berater im Gesundheitswesen: Sie sind oben
und unten präsent, auf allen Ebenen, in allen Gremien, in
jeder Institution, einfach überall. Berater und Beraterverträge, wohin das Auge blickt, von McKinsey über Bertelsmann
bis hin zu kleinen und kleinsten Trittbrettfahrern der allgemeinen Unberatenheit, wobei die größten wahrscheinlich auch die größten Profiteure der beschriebenen Malaise sind. Das epidemische Anschwellen der pathologischen
Berateritis ist *das* Kennzeichen der neoliberalen Vermengung
von Politik und Wirtschaft und der daraus resultierenden Ex-
pertokratie.

Man kann auch sagen: Berater hängen an der Gesundheitspolitik wie die Schmeißfliegen an einem Wasserbüffel. Man
soll ja nicht meinen, das machte dem Büffel nichts. Ich bin
überzeugt, die Inflation der Berater kostet enorme Kraft. Sie
zwingt den Büffel geradezu in die Knie, sprich: Unser Gesundheitswesen, das eines der teuersten weltweit ist, wird
schlechter und schlechter, weil es tausendfach ausgesaugt
und abgezapft und missbraucht wird. Beratung kostet Geld,
immenses Geld – genau das Geld, das wir andernorts so
dringend brauchen. Ganz zu schweigen von der Zeit und den
Kapazitäten, die Beratung binden und sie der Arbeit am Patienten entziehen.

Wer hat sie gerufen?

Berater ohne Ende. Wer hat sie gerufen? Wer braucht sie?
Die Komplexität hat sie gerufen, heißt es. Ich will das nicht
glauben. Vielmehr bin ich davon überzeugt, dass es genau
umgekehrt ist. Nicht die *Komplexität* war zuerst da, sondern
die *Berater*. In vielen Fällen schafften Berater erst die Komplexität, die aufzulösen sie antreten. Berater sind nicht die Lösung, sondern das Problem. Berater sind – sagen wir: in vielen Fällen – schlicht Leute, die am Kranksein mitverdienen
wollen. Dazu schaffen sie ein »notwendiges Etwas«, das zu
erfinden, zu entwickeln, zu implementieren und nachhaltig
zu bedienen nur mit Hilfe ihres überlegenen Wissens möglich ist. Wenn das »Etwas« dann da ist, kann es ganz gewiss
niemand anderes bedienen als seine Erfinder – das ist ja Ge-
schäftsprinzip. Edison hat noch Dinge erfunden, die Edison
überflüssig machten. Die modernen Erfinder erfinden nur
noch die Dinge, die ihre Erfinder weiterbeschäftigen. Ich nenne das mal den *Anti-Edison-Effekt*. Schwätze der dummen Politik mit expertokratischem Geschwurbel den Pseudonutzen
einer Gesundheitskarte auf – sie wird sich für den selbstlo-

sen Rat umgehend mit Aufträgen bedanken, deren Volumen direkt parallel zur Schwallhöhe des Geschwurbels ist, das du auf Augenhöhe hereinreichst, mit »empirischen Studien« und sonstiger professoraler Schützenhilfe wichtigmachst und mittels eines Powerpoint-Bombardements in die Szenerie hineinsprengst. Das kann man an einer Fülle weiterer Beispiele belegen. Das Ärgerlichste für Ärzte ist dabei sicher das Qualitätssicherungsmanagement.

Klaus Esser ist auch schon da

Erst führt man aufgrund von Beratung komplexe Systeme ein, deren realer Nutzen so stark gegen null geht, wie der bürokratische Aufwand nach oben ausbricht. Dann sagt man den Ärzten: »Na klar, dass ihr das nicht packt! Dafür braucht ihr Software!« – »Wo hernehmen?«, fragen die Ärzte. »Na, kaufen!« Hier ist der Knackpunkt. Die Software kann man beispielsweise von Compugroup erwerben. Womit wir bei Klaus Esser wären, einem Menschen, der bei Mannesmann schon für seinen guten Rat sehr teuer war. Nun witterte er wohl ein neues Geschäft. Esser, der sich mit der »Heuschrecke« General Atlantic Partners (GAP) an der Firma Compugroup, einem Hersteller von Abrechnungssystemen für Ärzte, beteiligt – Esser ist stellvertretender Vorsitzender im Aufsichtsrat von Compugroup – sieht nach Aussage der *Ärzte Zeitung* den IT-Markt für Ärzte und Zahnärzte bei rund 630 Millionen Euro, 200 Millionen Euro allein für Software. Compugroup hat die Software für den Quatsch, den die Ärzte nicht brauchen, aber brauchen müssen – durch Druck von oben. Siehe da – die Software ist so teuer, dass Ärzte sie nicht bezahlen können. Schon kommt ein netter Berater, nämlich Compugroup-Chef Frank Gotthardt, und bietet »elektronische Vernetzung« an. Wieder ein Bein von außen in der Praxis! Gotthardt holt sogar ein bisschen den Knüppel heraus. Krankenkassen und Gesundheitspolitiker seien da in der Pflicht: »Statt nur die Technik zu fordern, muss die Politik endlich Anreize schaffen, die Technik auch einzusetzen.«

Paralyse durch Beratung

Dass Beratung nicht der Heilsweg schlechthin ist, ja dass Beratung einen paradoxen Effekt haben kann, mache man sich an einem simplen Beipiel klar: Sollten Sie zufällig einem Lungenspezialisten über den Weg laufen, könnte sich folgendes Gespräch abspielen: *»Wie atmen Sie eigentlich?«* – »Ganz normal!« – »Was heißt ›ganz normal‹? Haben Sie sich noch nie gefragt, wie das eigentlich funktioniert: Atmen!?« – »Ehrlich gesagt: noch nicht ...« – »Sollten Sie aber, mein Lieber! Stellen Sie sich einmal vor, die Atmung setzt aus!« Sie erschrecken zutiefst und denken nach: »Mein Gott, ja – wenn die Atmung einmal aussetzen würde, und ich merke es nicht!« Wenn Sie nicht sofort das Gespräch abbrechen, besitzen Sie am kommenden Tag ein Buch »Atmen, aber richtig!«, Sie besuchen eine Atemschule, und Sie nutzen einen Atemfrequenzmesser. Das Atmen fällt Ihnen schwer, und Sie sagen sich: »Wie konnte ich ohne all dies auch nur einen einzigen Atemzug machen!« Und so geht es Ihnen, wenn Sie einem Orthopäden über den Weg laufen, der Sie fragt: *»Wie gehen Sie überhaupt?«* Am nächsten Tag ... Was hat diese kleine Satire mit der Politik zu tun? Sehr viel. Sie ereignet sich täglich an der Nahtstelle von Politik und Beratung.

Politik wird in aller Regel von Laien betrieben, denen Experten (mit kommerziellem Background) die Welt erklären – und zwar immer mit dem Gestus: »Wissen Sie eigentlich, was Sie da tun?« Wer weiß schon, was er im Letzten tut? Der Berater muss nur sagen: »Ich will es Ihnen erklären, aber es ist komplexer, als Sie denken!« Das führt dazu, dass der Politiker erst recht nichts versteht von der Sache, die er steuern, von dem Problem, das er lösen soll. Jetzt muss der Berater dem Politiker nur noch suggerieren, hier sei die Kunst des Delegierens gefragt – denn wozu haben leitende Menschen denn ihre Experten? Und schon darf der eine den Arbeitsmarkt, der Nächste die Bildung, der Übernächste die Rente und der Überübernächste die Gesundheit sanieren. Unter dem Deckmantel des Expertentums gestaltet die Lobby sich die Welt. Und die Politik schwebt über dem Geflecht. Sie hat keine echte Gestaltungsmacht mehr. Sie ist paralysiert durch Beratung.

Was ist ein Experte? Manchmal denke ich: ein von der Politik honorierter Lobbyist.

Alle Wege führen nach Gütersloh

Dass all die Fadenenden, die in diesem Buch an den unterschiedlichsten Ecken ausgelegt wurden, einmal zur Bertelsmann-Stiftung hinführen würden, ahnte ich noch nicht, als ich von der bereits erwähnten amerikanisch-deutschen Fachtagung »Die Richtung stimmt: Populationsorientierte Integrierte Versorgung« (11.–12. Januar 2007) las. Ausrichter: Die Bertelsmann-Stiftung, Frau Dr. Brigitte Mohn. Schirmherrin: Bundesministerium für Gesundheit, Ulla Schmidt. Gast: Kaiser Permanente. Heute würde ich sagen: Da stand das Trio Infernal der deutschen Gesundheitspolitik beieinander.

Mir war zwar aufgefallen, dass Brigitte Mohn – wie Karl Lauterbach – im Aufsichtsrat der Rhön-Klinikum AG saß; ich hatte den Umstand auch als seltsam empfunden (»Bertelsmann? Die verkaufen doch Bücher – oder was?«), aber die Alarmglocken gingen bei mir erst an, als ich den Namen Bertelsmann auch im Zusammenhang mit einträglichen Geschäften rund um die unsägliche E-Card (»Gesundheitskarte«) entdeckte. Auf besagter Tagung meinte Frau Mohn: »Zwar ist das deutsche Gesundheitswesen in Sachen Integrierter Versorgung auf dem richtigen Weg. Dennoch brauchen wir ständig neue

Ideen und Modelle, um die bestehende Fragmentierung der Versorgung und der Finanzierung zu überwinden.«

Solche Sätze darf man in fortgeschrittenem Stadium einer Recherche nicht lesen, ohne sofort ein den Blutdruck senkendes Präparat zur Hand zu haben. Jetzt wurde es interessant. Ich führte ein paar Telefonate, ließ mir Unterlagen kommen, sprach mit Experten. Und plötzlich wurde mir klar, von wo aus die Idee der Integrierten Versorgung promotet wurde. Sie werden lachen: nicht von Berlin aus – sondern von Gütersloh! Gütersloh ist zwar ein fast so verschlafener Ort wie Tostedt oder Buxtehude – nur nicht so reizvoll. Doch dort ist der *Think-Tank* zu Hause, der den gewaltigen Systemwechsel, der sich gerade im deutschen Gesundheitswesen ereignet, steuert. Ulla Schmidt allein hätte ich das auch nicht wirklich zugetraut. Schauen Sie sich ein paar Fakten an, und fragen Sie sich dann, ob die nicht recht haben, die sagen:

Willkommen im Bertelsmann-Club!

Die Bertelsmann-Stiftung nährt sich aus Gewinnen des international verflochtenen 19-Milliarden-Medien-Konzerns, zu dem sechs Bereiche gehören, nämlich Fernsehen (RTL-Group, mit dem Reichweitenkönig RTL), Buchverlage (Random House, der größte Verlag der Welt), Zeitungen und Zeitschriften (Gruner & Jahr, Stern, Brigitte, GEO, Financial Times Deutschland), Musik (BMG), Medien/Kommunikationsdienstleistung (arvato) und Vertrieb/Versand (Direct Group – vom »Bertelsmann-Club« herkommend).

Statt dem Staat Steuern abzuliefern, ist Bertelsmann lieber »gemeinnützig« und investiert den operativen Gewinn in die besagte Stiftung. Im Jahr 2004 waren das immerhin 64 Millionen Euro. In der Stiftung gibt es etwa 300 Mitarbeiter, die wiederum über sechs Bereiche hinweg (nämlich Politik, Gesellschaft, Wirtschaft, Bildung, Gesundheit, Kultur) tätig sind. Auf der Homepage der Stiftung lese ich: »Die Bertelsmann-Stiftung engagiert sich in der Tradition ihres Gründers Reinhard Mohn für das Gemeinwohl. Fundament der Stiftungsarbeit ist die Überzeugung, dass Wettbewerb und bürgerschaftliches Engagement eine wesentliche Basis für gesellschaftlichen Fortschritt sind.« Und dann lese ich noch: »Die Bertelsmann-Stiftung arbeitet gemäß ihrer Satzung ausschließlich operativ und nicht fördernd.«

Wenn ich mit einem Wort sagen soll, für was ich die Bertelsmann-Stiftung halte, dann würde ich sagen: *Die Bertelsmann-Stiftung ist der Think-Tank der Ideologie von den heilenden Effekten der Privatisierung.* Der kritische Nationalökonom Albrecht Müller, ehemaliger SPD-Politiker und führender Mitarbeiter der Kanzler Willy Brandt und Helmut Schmidt, macht auf www.nachdenkseiten.de aus seiner Einschätzung keinen Hehl: »Wir halten die Bertelsmann-Stiftung für eine undemokratische und antiparlamentarische Einrichtung (...) Bertelsmann übt eine unkontrollierte und durch nichts als Geld legitimierte Macht in unserer Gesellschaft aus. Diese Meinung teilen wir mit vielen anderen Beobachtern des Geschehens. Mit vielen unserer Leser sind wir uns auch einig, dass die Bertelsmann-Stiftung das Privileg der Gemeinnützigkeit nicht verdient und wirklich parlamentarisch-demokratische und soziale Verhältnisse in unserem Land nur wieder erreichbar sind, wenn der politische Einfluss dieses Konzerns gebrochen ist. Wenn das überhaupt noch zu schaffen sein sollte, dann nur mit einem breiten Bündnis aller Demokraten.«

Bertelsmann und der Anti-Edison-Effekt

Ich zweifle keine Sekunde daran, dass Albrecht Müller zumindest darin recht hat, dass die Bertelsmann-Stiftung ein geradezu beängstigendes Netz politischer Einflussnahme gesponnen hat, in dem sich immer mehr staatliche und gesellschaftliche Einrichtungen plötzlich heillos verfangen sehen – und zwar in schöner Analogie zu den Bereichen der Stiftung, als da sind: »Politik, Gesellschaft, Wirtschaft, Bildung, Gesundheit, Kultur«. In jedem dieser Bereiche könnte man umfangreich und detailliert die Bertelsmann-Spuren nachweisen. Doch hier beschränken wir uns auf »Gesundheit«.

Wie konnte das geschehen? Diese Eroberung fand nicht mit Waffengewalt und Erpressung, vielmehr auf die denkbar netteste Weise statt – durch *Beratung*. Gegen Beratung kann man ja nun wirklich nichts haben! Oder doch? Hierzu muss ich noch einmal an meinen *Anti-Edison-Effekt* (»Die modernen Erfinder erfinden nur noch Dinge, die ihre Erfinder weiterbeschäftigen«) erinnern. Die Bertelsmann-Stiftung implantiert, wo immer sie agiert, eine Beratung, die ihre Berater weiterbeschäftigt. Wo sie berät, organisiert sie eine Komplexität, die vorher nicht da war und zu deren Lösung sie sich selbst auf nachhaltige Weise unentbehrlich macht. Plötzlich sind wir bei einer Politik, die nicht mehr an sich selbst glaubt, wie bei Shimon Peres, der 2007 äußerte, Politik könne ja eigentlich nichts bewirken, die wirtschaftlichen Kräfte seien es, die sich gerade als die eigentlichen Veränderer und Erneuerer der maroden Systeme bewährten. Und da will – meines Erachtens – Bertelsmann hin. Politik soll nur noch moderieren. Business sollen die machen, die mehr davon verstehen: die Konzerne, allen voran jener Konzern, der das Know-how der Veränderung »gemeinnützig« bereitstellt.

Wer diese Zusammenhänge im Hinterkopf hat, versteht all die vermeintlich irrationalen Prozesse, mit denen gerade das deutsche Gesundheitssystem von den Füßen auf den Kopf gestellt wird. Ich lehne diesen Typ Beratung ab, weil er nicht die Lösung, sondern das Problem ist. Beratung dieser Art kann überall ansetzen, wo nur irgendwo etwas gesellschaftlich oder körperschaftlich verfasst ist – nach dem bekannten Ärzteprinzip: »Sie sind gesund? Warten Sie mal ab, bis ich Sie untersucht habe!«

Man schlage nur das Telefonbuch unter einem x-beliebigen Buchstaben auf – nehmen wir zum Beispiel »K«: Kaninchenzüchter, Kegelclubs, Kassenärztliche Vereinigungen, katholische Kirche, Kinobetreiber, Korpsstudenten, was auch immer. Es ist völlig egal. Ideologien sind universal einsetzbar, oder es sind keine Ideologien. Man könnte auch »B« hernehmen – wie Bäder, Bahn, Bildung, Bundesregierung. Alle diese Einrichtungen sind denkbare Objekte, die Beratung brauchen. Alle diese Einrichtungen haben kleine oder größere Problemchen, und Sie bekommen richtig fette Probleme, wenn die Bertelsmann-Stiftung mit unschuldigem Augenaufschlag fragt: »Sie haben ein Problem? Wir können Ihnen helfen, dieses Problem zu verstehen.«

Schon wird man überschüttet mit einem systemisch zusammenhängenden Vokabular aus Management und BWL light und erstarrt vor Ehrfurcht: »Haben Sie schon einmal an Qualitätssicherung gedacht? ... Nein, ja dann wundert mich gar nichts! ... Gibt es bei Ihnen irgendeine Form von Effizienz-Analyse? ... Sind Ihnen eigentlich Ihre Prozesse transparent? ... Arbeiten Sie schon wissensbasiert oder einfach nur so? ... Kennen Sie eigentlich Ihre Zielgruppe? ... Wissen Sie, warum Ihnen die Kosten davonlaufen? ... Benchmarking betreiben Sie auch nicht? ... Sie wissen nicht einmal, wo Ihre Ressourcen liegen? ... ›Best practice‹ – diesen Begriff kennen Sie nicht? ... Dann wundert mich nichts.« Schon greift man sich an die Herzgegend. Ja wirklich, dieses Pochen! Sie küssen dem gemeinnützigen Berater die Füße und flehen ihn an, er möge Ihnen doch bitte in dieser existenziellen Bedrohung ein bisschen beratend zur Seite stehen. »Na klar, wir haben übrigens zu diesem Komplex auch eine Monitoring-Studie erstellt ...« – »Nein?« – »Doch! Wollen Sie sich die Powerpoint-Präsentation ansehen?« Und schon sind Sie am Tropf. Ich schlage die Page mit dem Logo der »Gesundheitskasse« auf – und was springt mir ins Auge? »arvato unterstützt die AOK bei ihrer Gesundheitsförderung und der Positionierung im

Krankenkassenmarkt.« War nicht die AOK die Kasse, die vor wenigen Jahren zum Gegenstand heftiger parlamentarischer Auseinandersetzungen wurde, weil ca. 50 Millionen Euro für »Unternehmensberatung« im Nirwana verschwunden waren. Ein Schelm, wer Böses denkt!

Neusprech sabotieren!

Wo immer Ideologien raumgreifend operieren, besetzen sie zuerst die Wörter. Diesen Nachweis hat Theodor W. Adorno mustergültig in seinem legendären Buch »Jargon der Eigentlichkeit« für das Nazi-Regime geführt. Er listet darin all die scheinbar harmlosen Vokabeln des Totalitarismus auf, die als »signalhaft einschnappende Wendungen« wirkten – man musste sie nur verwenden, schon gehörte man zur braunen Community. Der Politikwissenschaftler Dolf Sternberger hat dann in »Aus dem Wörterbuch des Unmenschen« (1957) 29 weiterwirkende Wörter brauner Färbung zusammengestellt und ihre wahre Funktion im Sinn totalitärer Eingemeindung, Beeinflussung und Gleichschaltung definiert. Ich zähle sie auf: *Anliegen, Ausrichtung, Betreuung, charakterlich, durchführen, echt, einmalig, Einsatz, Frauenarbeit, Gestaltung, herausstellen, intellektuell, Kulturschaffende, Lager, leistungsmäßig, Mädel, Menschenbehandlung, organisieren, Problem, Propaganda, querschießen, Raum, Schulung, Sektor, tragbar, untragbar, Vertreter, wissen um, Zeitgeschehen.*

Es wäre einmal eine nützliche wissenschaftliche Arbeit, den stringenten, propagandistischen Neusprech der Bertelsmannianer unter die Lupe zu nehmen. Die Hamburger Allgemeinmedizinerin Dr. Silke Lüder hat einige »key words« dieses neoliberalen Dialekts zusammengestellt und darin gewissermaßen Vorarbeiten zu einem neuen »Wörterbuch der Unmenschen« geleistet. Sie nennt: »Wettbewerb, Qualität, Effizienz, Effektivität, Transparenz, e-democracy, der selbstbestimmte Patient, die Exzellenz-Universität, Best-Practice-Systeme, Benchmarking, effizienter Ressourcenverbrauch, Nachhaltigkeit, Kundenstatus des Patienten, Dienstleisterrolle der Ärzte ...« Vergessen hat sie mein Lieblingswort *Integrierte Versorgung*. Silke Lüders spricht von »Orwellschen Neusprech-Vokabeln«. Bitte, Silke Lüder, leisten Sie diese Arbeit! Machen Sie eine noch viel umfänglichere Liste. Schreiben Sie hinter jedes Wort, was eigentlich gemeint ist.

Was kann man dagegen tun? Ich hoffe, es ist eine erlaubte Form von Industriesabotage, wenn ich alle meine Leser auffordere: Seien Sie aufs äußerste misstrauisch, wenn Sie in Dinge hineingezogen werden sollen, die auf Neusprech basieren! Sabotieren Sie, soweit und wo immer Sie können, diese Wörter! Unterbrechen Sie Reden! Lassen Sie keine Sätze zu, in denen Sie mit Neusprech überfahren, manipuliert, auf Linie gebracht werden sollen. Hinterfragen Sie jede Äußerung, in denen der neoliberale Jargon voraussetzungslos angewandt wird.

Denken Sie immer daran, jedes Wort, das Sie durch Kritik aus dem System herausbrechen, schwächt den totalitären Durchgriff in der *Sache*, nicht bloß in der *Rede*. Die Gewalt, mit der beispielsweise das tarnende Wortmodul *Integrierte Versorgung* gegen den erklärten Willen des überwiegenden Teils der Betroffenen durchgesetzt, weil in den allgemeinen Sprachgebrauch überführt wurde, galt nicht der Einführung eines Wortes, sondern der Durchsetzung einer Wirklichkeit, die man nicht beim richtigen Namen nennen durfte, wollte man nicht Gefahr laufen, gelyncht zu werden.

Wörter zu sabotieren kann nur der erste Schritt sein. Ich möchte nicht die Wörter weghaben. Ich möchte die Wirklichkeit verändert wissen. Der entscheidende Schlüssel dazu ist, dass externe Einflußnahmen konsequent verhindert werden und das Parlament wieder wird, was es sein könnte, wäre es nicht durchsetzt von Beeinflussten und Abhängigen (um noch milde Wörter zu gebrauchen). Aber das lässt sich ja ändern.

Wie Bertelsmann auf den Schoß kam

Wie kam es aber, dass Bertelsmann nach Berlin kam und seither quasi von ganz oben als unbedingt zu nutzende reformerische Hilfestellung bis ganz unten durchgereicht wird? Zunächst muss man sich den medialen Einfluss dieses Megakonzerns vor Augen halten. Politisch handelnde Kräfte überlegen es sich dreimal, freundliche Hilfsangebote reichweitenstarker medialer Supermächte auszuschlagen. Die Quote von RTL schlägt auf diese Weise bis in den Kanzlerbungalow durch. Die Stunde der Bertelsmann-Stiftung kam schon während der rot-grünen Koalition, wo die Frontstellung gegen Springer wohl eine Allianz mit Bertelsmann begünstigte. Die Entwicklung der Agenda 2010 verrät deutlich den Beitrag des Gütersloher Think-Tanks, der sich rasch in den verschiedensten Politikfeldern unentbehrlich macht, besonders solchen, bei denen »wählertechnisch« gesehen kein Blumentopf zu gewinnen ist. Aufgrund des Schuldenproblems, der wirtschaftlichen Stagnation und der demographischen Katastrophe boten sich genug Politikfelder an, die man gerne an »Experten« delegierte, um nicht selbst mit *bad news* im Fokus der Öffentlichkeit zu stehen.

Der Rat der Berater folgte in aller Regel zwei leitenden Prinzipien. Erstens, er implantierte die neoliberalen Politikmuster (Schulterschluss mit der Wirtschaft! Privatisieren! Professionalisieren!), und er befolgte zweitens den *Anti-Edison-Effekt*, wonach die Lösung eines Beraters immer so gut ist, wie sie den Berater zum nachhaltigen Co-Nutznießer der Beratung macht. Unter diesem Einfluss zog sich die Politik Schritt für Schritt als Finanzier auch aus dem »Sozialwesen« zurück, nicht ohne eisenharte Stärke bei der »Moderation« – also der Durchsetzung der neoliberalen Lösungsansätze – zu beweisen. Privatisierung bedeutete Geld für die marode Staatskasse, freilich zu einem doppelten, bitteren Preis: erstens dem der mittel- und langfristigen Schwächung des Staates selbst und zweitens dem hoher Reibungsverluste in der notwendigerweise undemokratischen Durchsetzung des freien Marktes bei den Bürgern. Silke Lüder: »Mit sich selbst überschlagenden Regelungsmechanismen im Vordergrund sorgt der moderierende Staat, dass der Laden auch so läuft, wie die profitorientierten Hintergrundakteure (Lobbyisten) sich das wünschen.« Der Durchmarsch der börsennotierten Unternehmen im Gesundheitsbereich ist anders nicht zu erklären.

Die schwarz-rote Bundesregierung wechselte nicht nur die Gesundheitsministerin nicht aus, sie wechselte auch den Think-Tank nicht aus, ja Angela Merkel wird sogar eine besondere Nähe zu den Mohns nachgesagt. Was Ulla Schmidt betrifft, so könnte man meinen, sie setze 1 : 1 die Weisungen der Gütersloher Stiftung um. Ihre Politik liest sich in Plänen wie Fakten wie ein Kommentar zur jüngsten, aus 2007 stammenden Bertelsmann-Gesundheitsstudie, die den Titel »Unser Gesundheitswesen braucht Qualitätstransparenz« trägt. Von den Mitorganisatoren des Verhaus an gegenwärtiger Komplexität – Silke Lüder: »Ärzte sind keine Ärzte mehr, sondern Codierer für Bürokratiewahnsinn« – wird dem Gesundheitswesen vorgehalten, es mangle ihm an Transparenz, und seine Abläufe seien nicht optimiert. Man müsse erst einmal alles messen und die Daten erheben. Es müsse sodann unbedingt ein flächendeckendes Qualitätsmanagement durchgesetzt werden (wobei man es sich nicht erspart, auf das bei Bertelsmann entwickelte QM-Systen EPA hinzuweisen, etwas anderes würde gar nicht den notwendigen Standards genügen). Man könne das ja belohnen, wenn die Leistungserbringer (wie im Restaurant) Qualitätssterne erringen würden.

Wie man alles ins Laufen bringt

Das alles ist für mich eine einzige Farce: Man nimmt dem Läufer die Schuhe weg, analysiert dann seine Laufergebnisse (»Zu langsam!«) und verordnet ihm schließlich eine Lösung (»Schuhe braucht der Mann, am besten die von uns!«). In Wahrheit sind Studien dieser Art eine gigantische Augenwischerei, die ein Pseudointeresse an der Verbesserung der ärztlichen Arbeit markieren sollen. In Wahrheit geht es um die Umlenkung von »Kapital« und »Patienten« (die in gewisser Weise die Ware sind, die verschoben wird) und »Daten«. Die Daten- und Patientenströme sollen umgelenkt werden. In den Praxen der freien, niedergelassenen Ärzte landen sie aus dem Blickwinkel des Kapitals nämlich in wirtschaftlich toten Seitenarmen. Indem sie beispielsweise zum Hausarzt gehen, entziehen sich Patienten dem Markt. Sie stehen zu weiterer Ausplünderung nicht zur Verfügung. Deshalb muss man diesen »toten Seitenarm« zuschütten, sprich, man muss die Ärzte kalt enteignen, um ihren Job marktkonform und wertschöpfungsoffen neu zu etablieren – womit wir beim MVZ wären. Und bei den Kliniken. Und bei der *Rhön-Klinikum AG*, in deren Aufsichtsrat Frau Dr. Brigitte Mohn bezeichnenderweise Sitz und Stimme hat. Neben Herrn Lauterbach.

Und wer noch fragt, was Bertelsmann – wohlgemerkt der Konzern und nicht die Stiftung (!) – von dem gemeinnützigen Unfug hat, den seine Stiftung anrichtet, der sei nur auf die Firma arvato verwiesen. Die Bertelsmann-Tochter erhielt nämlich 2007 den Zuschlag für ein sattes Geschäft: die Digitalisierung der Fotos von 17 Millionen AOK-Versicherten für die neue E-Card (»Gesundheitskarte«).

Unter den zahlreichen Angaben zu »Entgeltliche(n) Tätigkeiten neben dem Mandat« der Stufe 3 (will sagen: 7000 Euro – unendlich) des Abgeordneten Dr. Lauterbach taucht übrigens auch zweimal der Name AOK auf. Aber das muss nichts besagen.

KAPITEL 15

Ausverkauf – oder: Mit wehenden Fahnen in die Konzernokratie

Leider sind gegen Ende dieses Buches keine Beruhigungspillen zu verteilen: Das gesundheitspolitische Versagen quer über die Parteigrenzen hinweg ist kein rabenschwarzer Blackout einiger »Macher«, die ihr Metier nicht in den Griff bekamen. Die staatliche Beihilfe beim Betrug des Bürgers um seine Gesundheitsversorgung ist leider nur Teil eines größeren, von langer Hand geplanten Coups, der im Effekt den fundamentalen Umbau unseres freiheitlichen, von sozialer Verantwortung getragenen Staates bedeutet.

Es geht um eine grundrechtsvergessene »Revolution von oben«. Sie wird dazu führen, dass wir in wenigen Jahren unser Land nicht mehr wiedererkennen werden. Unter Mitwirkung der Regierenden werden die Bürger um Gesundheit, Rente, Bildung und Eigentum gebracht. In Windeseile mutiert unser Land von einem Staat in sozialer Verantwortung in einen Sozialdarwinismusstaat und von der Demokratie in die *Konzernokratie*. Sollte es das Wort noch nicht geben – bitte ab jetzt!

Das Elend unserer Demokratie ist eine Klasse von Politikern, für die ich mir einen eigenen Namen ausgedacht habe. Ich nenne sie *Integristen*. Integristen sind Neoliberale in allen Parteien, die, wo immer sie auftreten, sich als Organisatoren der fließenden Übergänge zwischen Wirtschaft und Politik in Szene setzen. Sie rühmen sich ihrer guten Kontakte und vielfältigen Verbindungen in die nationale und internationale Wirtschaft. Sie haben Modernität auf ihre Fahnen geschrieben, kommen auf der Bugwelle von Hightech, IT, Controlling, Kommunikation und Professionalisierung dahergeschwommen und sehen sich als Netzwerker eines neuen, marktorientierten Denkens. Es sind Leute, die Vordenkern wie Roman Herzog, Graf Lambsdorff, Wolfgang Clement, Oswald Metzger und Roland Berger folgen. Rentner Romans Ruck-Runde, der »Konvent für Deutschland«, der das Wort Reform scheinbar für sich gepachtet hat, wird – ei, wer hätte das gedacht? - von zahlreichen Firmen gesponsert. Genauer besehen, handelt es sich bei den eben erwähnten selbsternannten Hoffnungsträgern für einen »Ruck in Deutschland« weniger um *Vor-* als um *Vorstandsdenker,* wie sich per Internet leicht nachprüfen lässt. Ihre Jünger im Parlament eifern ihnen nach in der Kunst des Nebelkerzenwerfens und der allseitigen Vernetzung und Verfilzung.

Solidarität ade!

Politiker erweisen sich als willfährige Erfüllungsgehilfen einer Herrschaft des Vermögens und der Vermögenden. Sie sagen sich: Stärken stärken! – Was im Management richtig ist, kann im Staat so falsch nicht sein. Und so stärken sie die Starken und schaffen sich die Schwachen vom Hals und aus der Bilanz. Schon darf ein Peer Steinbrück sagen: »Soziale Gerechtigkeit [!] muss künftig heißen, eine Politik für jene zu machen, die etwas für die Zukunft unseres Landes tun: die lernen und sich qualifizieren, die arbeiten, die Kinder bekommen und erziehen, die etwas unternehmen und Arbeitsplätze schaffen, kurzum, die Leistung für sich und unsere Gesellschaft erbringen. Um die – und nur um sie – muss sich Politik kümmern.«

Diesen letzten Satz muss man zweimal lesen. Seit wann besteht eine Gesellschaft nur aus umtriebigen Startuplern, knackigen Leistungsträgern und geldschweren Investoren? Welchen Sinn hat das Wort »sozial« in unserem Staat, wenn es dort nicht um die *andere* Hälfte der Welt geht – diejenige, die vom Archipel des Bruttosozialprodukts her nicht sichtbar ist: die Welt der behinderten Menschen, der Kinder, der Alten, der Kranken, Gebrochenen und Gescheiterten? Ein Staat erweist seine humane Qualität gerade an ihren schwächsten Gliedern. Hätte doch Steinbrück gesagt: »Um die – und nur um sie – muss sich Politik kümmern«, als er seinen denkwürdigen Versuch unternahm, »soziale Gerechtigkeit« zu definieren!

»Die Bundesrepublik Deutschland ist ein sozialer und demokratischer Bundesstaat«, heißt es lapidar in § 20 unseres Grundgesetzes. Das Rechtsstaats- und Sozialstaatsprinzip erschien den Müttern und Vätern unserer Verfassung als ein so zentrales Verfassungsziel, dass es neben der umfassenden Garantie der Menschenwürde und der Menschenrechte durch die sogenannte Ewigkeitsklausel (§ 77 Abs. 3 GG) geschützt wurde: »Eine Änderung dieses Grundgesetzes, durch welche die Gliederung des Bundes in Länder, die grundsätzliche Mitwirkung der Länder bei der Gesetzgebung oder die in den Artikeln 1 und 20 niedergelegten Grundsätze berührt werden, *ist unzulässig.*« Die Erfahrung der Nazi-Jahre, in denen der Staat von Verbrechern okkupiert, die staatlichen Organe von demokratischer Legitimierung abgekoppelt und rechtsstaatlicher Kontrolle entzogen wurden, ließ die Gründer unserer Republik zu diesem äußersten verfassunggebenden Mittel greifen.

Von den Starken und den Schwachen im Staat

Ich liebe es, mir die Grundlagen von Staat und Gesellschaft in der denkbar einfachsten (idealen) Form zurechtzulegen, um in der fast unüberschaubaren Gemengelage der Kräfte und Institutionen noch zu verstehen, wozu ein Staat, ein *guter* Staat, überhaupt da ist. Wären wir lauter Einzelne, keiner von uns hätte die Kraft, die großen, allen nützlichen Dinge des Gemeinwohls zu vollbringen. Der Einzelne kann keine Schule eröffnen und keine Klinik begründen; er kann sich keine Flugabwehrraketen in den Garten stellen, er kann keine Straßen, keine Kraftwerke bauen und keine Energie garantieren, und er kann auch nicht Kommunikationswege eröffnen und sichern. Keiner hätte den Schutz, den er braucht, um Leben, Recht und Eigentum zu behalten. Der nächstbeste Stärkere (oder auch nur eine Zusammenrottung von Stärkeren) käme und brächte uns um Leben und Besitz. Allein ist man den Wechselfällen des Lebens ausgesetzt, von denen keiner verschont bleibt – irgendwann ist jeder einmal schwach, krank, hilfsbedürftig, er verunglückt, ihm brennt das Haus ab, kurz: Er ist auf Hilfe angewiesen. Dann ist es gut, dass es nicht nur Nachbarn und Freunde, sondern den (sozialen) Staat gibt. Erst in der Gemeinschaft können die Risiken begrenzt werden. So sind es die vielen Einzelnen, die sich zusammentun und ein Stück ihrer eigenen Macht auf jemand übertragen, der, mit der Macht der vielen ausgestattet, dem Recht Geltung verschaffen und den berechtigten Sicherheits- und Versorgungswünschen der Bürger gerecht werden kann.

Ihr habt die Macht nur geliehen!

»Alle Macht geht vom Volke aus«, heißt der zentrale § 20 des Grundgesetzes. Und so übertragen Bürger Vertrauen und Macht auf den Staat, damit er die Dinge tut, die den Einzelnen überfordern würden. Das Wesen staatlicher Macht ist, dass sie *geliehen* wird. Ginge sie in den Besitz des Staates über, könnte er damit tun und lassen, was er will. Wir wären bei der Tyrannei ...

Und hier sind wir nun am kritischen Punkt, an dem sich jetzt gerade, in diesem Moment, das Unerhörte ereignet. Der Staat kassiert zwar den Machtübertrag von den Bürgern, d. h., er leiht sich die Macht. Aber er leiht sie nicht, um damit selbst für die Bürger zu arbeiten. Er tut etwas, das durch keinen demokratischen Prozess legitimiert ist. Er verkauft die nur geliehene, die ihm gar nicht gehörende Macht. Er »privatisiert«. Er gibt Macht an interessierte Dritte ab – an Investoren, Konzerne, jedenfalls an »Zusammenrottungen von Stärkeren«, die so tun, als seien sie imstande, die Aufgaben des Staates sachgerechter, professioneller, schneller, günstiger zu erfüllen. Wo die Not am größten ist, naht das Rettende auch. Die bedrängte Politik ist heilfroh, dass ihr jemand die Probleme vom Hals schaffen möchte – sie entledigt sich aller nur denkbaren Aufgaben. Am liebsten würde sie auch noch die Verteidigung an die Wach- und Schließgesellschaft verhökern. Selbstlos bemühte sich Gazprom um die Übernahme von deutschen Stadtwerken, vermutlich eine Anregung von Gerhard Schröder, der aber die Rechnung nicht persönlich ausstellt.

Etwas aus der Höhe betrachtet, passiert also Folgendes: Bürger »erfinden« den Staat und bündeln bei ihm Macht, damit die Einzelnen von den »Zusammenrottungen der Stärkeren« geschützt werden. Statt dass der Staat aber seine Pflicht erfüllt und mit verantworteter Macht schützt und arbeitet, verhökert er sie an die Retter – eben an jene »Zusammenrottungen von Stärkeren«, vor denen die Bürger beim Staat gerade Zuflucht suchten. Bildlich gesprochen: Das neoliberale Staatskonzept ist wie die Feuerwehr, die ihren Gründungszweck – das Löschen – den Brandstiftern überträgt, weil sie die Brandursachen sofort checken, die Brandherde besser kennen und im Benchmarking immer schon vor der Feuerwehr da waren.

Nun könnte sich der Bürger sagen: Brauche ich dazu den Staat? Dass er für vermeintliche Staatsaufgaben wie Bildung, Gesundheit, Alter, Infrastruktur unglaubliche Summen kassiert, ein Rumpfangebot an Leistung garantiert und dann noch privatisiert? Eltern fragen sich: Wozu kassiert der Staat Geld für ein verlottertes Bildungssystem, wenn ich noch einmal draufzahlen muss, damit mein Kind wirklich etwas lernt?

Patienten fragen sich: Wieso unterhält der Staat ein Gesundheitssystem, wenn ich mit einem Kostenvoranschlag vom Zahnarzt nach Hause gehe? Rentner fragen sich: Was hätte ich heute für eine Rente, hätte ich das schöne Geld unters Kopfkissen legen dürfen, statt es dem Staat überantworten zu müssen!?

Bittere Früchte

Die bitteren Früchte, die wir gerade ernten, stammen von einem Baum, der ziemlich genau ein Vierteljahrhundert alt ist. Gepflanzt hat ihn der bekannte Graf Lambsdorff. 1982 war er es, der ein Papier entwickelte, das zum Sprengstoff für die Regierung Schmidt und zur Gründungsurkunde einer neuen Politik wurde. Der Kölner Soziologe Christoph Butterwegge sieht in dem Positionspapier »Konzept für eine Überwindung der Wachstumsschwäche und zur Bekämpfung der Arbeitslosigkeit«, das Lambsdorff zusammen mit dem damaligen Staatssekretär Otto Schlecht und dem nachmaligen Bundesbankpräsidenten Hans Tietmeyer verfasste, »das Drehbuch für die Regierungspolitik bis heute«. In der Tat finden sich darin bis heute alle nur denkbaren Grausamkeiten, die uns mittlerweile geläufig geworden sind. Da geht es um »eine relative Verbilligung des Faktors Arbeit«, was erreicht werden soll durch Senkung der Sozialleistungskosten; als Mittel gegen Massenarbeitslosigkeit wollte man die (wie man heute sagen würde) Verringerung der »gesetzlichen Lohnnebenkosten«; es ging um die Schaffung »möglichst günstiger Investitionsbedingungen«; Unternehmen bräuchten eine »Verbesserung der Ertragsbedingungen« und »in besonderen Fällen auch gezielte Hilfe«; öffentliche Ausgaben sollten von »konsumtiver zu investiver Verwendung« umstrukturiert werden; soziale Sicherungssysteme müssten »an die veränderten Wachstumsmöglichkeiten« angepasst und »der Eigeninitiative und der Selbstvorsorge wieder größerer Raum« gegeben werden; die Rede ist erstmals von der »stärkeren Selbstbeteiligung im Gesundheitswesen«, und selbst die Erhöhung des Rentenalters auf 67 Jahre finden wir schon bei Lambsdorff/Schlecht/Tietmeyer.

Das Lambsdorff-Papier, das detailgenau den Abbau des Elementes Solidarität im Staat beschreibt und die gleichzeitige »Vermarktung« des Staates vorzeichnet, wie sie die Regierungen Helmut Kohl und Gerhard Schröder auf den Weg brachten, wollte Helmut Schmidt nicht mittragen: »Sie [die FDP] will in der Tat eine Wende, und zwar eine Abwendung vom demokratischen Sozialstaat im Sinne des Artikels 20 unseres Grundgesetzes und eine Hinwendung zur Ellenbogengesellschaft.« Es kam zum Bruch. Schmidt musste als Kanzler abdanken. Die FDP wechselte die Seiten. Eine neue Ära konnte beginnen.

Welchen Staat wollen wir?

Merkwürdigerweise ist der Ausverkauf des Staates an die »Zusammenrottungen von Stärkeren«, die Auslieferung wichtiger Funktionen des Staates an den Markt zwar mit einem grassierenden Verlust an Vertrauen in die Politik und einem echten, aber nicht eingestandenen Verlust an Legitimation der Regierenden verbunden, nicht aber mit einem wirklichen Verlust an staatlicher Präsenz. So hilflos der Staat angesichts echter Probleme und so schwach er in seinen Leistungen geworden ist, so gnadenlos fungiert er als Steuerjäger, Bürokrat, Bildungsarchitekt, Spitzel und Geldeintreiber. Christoph Butterwegge ist es, der die Kehrseite eines Staates beschreibt, der sich nicht mehr schützend vor die Schwächeren stellt: »Je weniger großzügig die Sozialleistungen einer reichen Gesellschaft ausfallen, umso schlagkräftiger muss in der Regel ihr Sicherheits- beziehungsweise Gewaltapparat sein.« Anders gesagt: Was die Parlamentsmehrheit den Wohlfahrtssystemen an Ressourcen entzieht, wendet sie später für Maßnahmen gegen Drogenmissbrauch, Kriminalität und Gewalt auf. Justiz, Polizei und private Sicherheitsdienste verschlingen jenes Geld, das beim Um- beziehungsweise Abbau des Sozialstaates vorgeblich »eingespart« wird.

Warum ich auf diese Dinge hinweise? Weil ich mich schäme für einen Staat, der sich künstlich »schwach« macht, um den Falschen die Macht im Land zu überlassen. Weil ich mich schäme für einen Staat, der seine wesentlichen Akte nicht mehr demokratisch legitimiert. Weil ich mich schäme für einen Staat, der durch Korruption, Lüge und Betrug Stück um Stück das Vertrauen seiner Bürger verspielt. Weil ich mich schäme für einen Staat, der – statt selbst zu führen – sich von konzerngesteuerten Beratern und »Experten« führen lässt wie ein Ochse am Nasenring. Weil ich mich schäme für einen Staat, der das Grundgesetz vergisst und die Würde des Menschen mit Füßen tritt. Weil ich mich schäme für einen Staat, der seine Bürger nicht mehr vor Plünderung schützt, sie unter der Hand sogar an die Haie ausliefert. Weil ich mich schäme für einen Staat, der mich wie ein Wegelagerer erpresst, der mich abzockt und ausnimmt und der nichts für mich tut. Weil ich mich schäme für einen Staat, der die Alten gegen die Jungen und die Gesunden gegen die Kranken ausspielt. Weil ich mich schäme für einen Staat, der an seinen schwächsten Gliedern spart – den Kindern, den alten Menschen, den Arbeitslosen.

Natürlich weiß ich: Der Staat sind wir alle. Und doch hat sich in mir ein Wandel vollzogen, den ich selbst kaum verstehe. Ich habe diese Land geliebt und war stolz auf seine Demokratie. Ich habe leidenschaftlich gerne gewählt, weil ich glaubte, mit meiner Stimme etwas bewegen zu können. Ich habe mich mit diesem Land identifiziert und habe mich aus Dankbarkeit, auch einfach weil ich es gut fand, sozial engagiert. Aber nun fühle ich mich von den »Machern« in diesen

Land – seien sie nun gewählt oder nur in Bürokratien hinzugewuchert – nicht mehr vertreten. Jemand sagte: »Volksvertreter – das kommt wohl von Volk und treten.« Ich bin kein Anhänger des Fürsorgestaates. Ich will nicht, dass es alles kostenlos und im Überfluss gibt, will auch nicht vom Staat gegängelt, bemuttert und gefüttert werden. Ich sage ja zu einem selbstverantwortlichen Leben in Freiheit. Und ich weiß auch, dass sich die Rahmenbedingungen fundamental verändert haben, dass einschneidend gespart werden muss. Aber bitte auch an Beraterverträgen und »Gesundheitskarten« ...

Vor allem wünsche ich mir einen Staat, den man nicht permanent vor seinen eigenen Kindern und Enkeln verteidigen muss, weil selbst sie schon spüren, dass sie in etwas hineinwachsen, das nicht sauber ist – etwas, das auch sie austricksen, ausnehmen und bei passender Gelegenheit übertölpeln wird.

Nachwort

Was ist für mich die Quintessenz? 90 % aller Prozesse zur Gesundwerdung eines Menschen ereignen sich im Sprechzimmer eines Arztes. In der einzigartigen Vertrauensbeziehung des Patienten zu »seinem« Arzt – einem Arzt, der absolut verschwiegen und frei und niemandem verpflichtet ist, nur seinem Gewissen –, in dieser Vertrauensbeziehung finde ich die Urzelle des ganzen Gesundheitswesens. Hier habe ich als »Patientin« den *Anwalt meiner Sache*. Krank sein heißt ja auch: Ich kann mir selbst nicht helfen, hilf du mir! In diesem Moment darf nichts zwischen mir und meinem Arzt stehen als menschliches Vertrauen auf die Kunst und Integrität des Arztes, der meine Sache ernst nimmt.

Ich protestiere gegen alle Versuche, von außen in die Arzt-Patienten-Beziehung einzubrechen. Ich möchte die absolute Sicherheit haben, dass mir von meinem Arzt nichts angedreht wird, damit er überleben kann. Ich will von ihm auch nicht für fremde Zwecke ausspioniert werden. Ich möchte die hundertprozentige Sicherheit haben, dass kein Sterbenswort aus dem Arztzimmer nach draußen dringt, auch keine Daten und keine Aufzeichnungen und keine Einschätzungen, so versessen die halbe Welt auch auf diese Dinge ist. Ich werde das für mich niemals zulassen – und ich kann nur jedem raten, wie ein Löwe dafür zu kämpfen, dass die Gesundheitskarte nebst elektronischer Patientenakte nie Realität wird.

Bleiben wir noch einen Moment im Zimmer des freien, niedergelassenen Arztes, der mein Anwalt ist, weil ich ihm vertraue. Im Gespräch mit ihm möchte ich entscheiden, ob die vorhandenen gesundheitlichen Probleme vor Ort mit Bordmitteln geklärt werden können oder ob weitere (auch weitreichende) diagnostische bzw. therapeutische Kompetenz hinzugezogen werden muss, ob eine Umstellung der Lebens-weise, vielleicht sogar ein Berufswechsel angezeigt ist, ob eine medikamentöse Therapie das Mittel der Wahl ist oder ob es Zuspruch und Ermutigung sind, die mich aus meiner gesundheitlichen Krise führen. Und auch hier möchte ich als Patientin die absolute Sicherheit haben, dass der Arzt meines Vertrauens ein bestimmtes Mittel nur aus einem einzigen Grund wählt: weil es gut für mich ist. Müsste ich die Befürch-tung haben, die Wahl des Mittels könnte durch irgendeine Abhängigkeit des Arztes (etwa von einer Pharmafirma) oder durch das Diktat einer Krankenkasse oder durch die Software eines Gesundheitsanbieters bestimmt sein – es würde alles zerstören.

Das ist der Kern der Sache, das Herz des gesamten Gesund-heitswesens. Und alle Phänomene, die sonst noch da sind – die Industrien, Hierarchien, Expertokratien und Bürokratien des Gesundheitswesens –, sind Beiwerk. Manches davon braucht man – aber an der *Peripherie*. Diese Dinge müssten sein wie Gondeln an einem Riesenrad, das um die Mitte ei-ner geschützten Arzt-Patienten-Beziehung kreist. Sie dürften nur *mit bewegt*, niemals aber der eigentliche Beweger des Ge-sundheitswesens sein. Derzeit ist es anders. Alles dreht sich ums Geld. Das Tempo wird schneller. Ganz außen kreisen ein paar verlorene Ärzte; die noch nicht ganz aus dem System geflogen sind, krallen sich an ihre halbzerstörten Gondeln. Und auch der Patient fliegt ganz außen am Rand mit. Er ist eine marginale Größe in diesem Spiel. Obwohl das Riesenrad eigentlich für ihn gebaut wurde.

*

Jonathan Swift berichtet in seinem berühmten Roman von einem Mann namens Gulliver, der auf einer Reise Schiffbruch erleidet. Eines Morgens wacht er an einem Strand auf und findet sich an Armen, Beinen und Haaren gebunden und gefangen. Die ganze Nacht haben Zwerge daran gearbeitet, dass sie rund um ihn Pflöcke in die Erde schlugen, ihn mit tausend kleinen Fäden, Seilen und Stricken fesselten und bewegungsunfähig machten.

Sie ahnen, warum ich das erwähne. Gulliver, der Riese, *das sind wir*, das souveräne Staatsvolk, von dem »alle Macht im Staat« ausgeht. Doch dieser Souverän liegt gebunden auf der Erde. *Wir sind es*, die wir uns nicht mehr rühren können. Und warum? Im Schutz der Dunkelheit, während wir geschlafen haben, waren agile Netzwerker und Experten an der Arbeit. Sie haben eine Menge »festgemacht«, das uns bindet. Niemand hat uns danach gefragt. Es war eine Nacht-und-Nebel-Aktion. Nun liegen wir an der Kette, sind politisch handlungsunfähig und scheinbar zur Machtlosigkeit verdammt. Sie können mit uns machen, was sie wollen. Was nun Art und Anzahl der Stricke angeht, so will ich Sie nicht im Vagen lassen: Freundlicherweise hat der etwas offenherzige Ulla-Schmidt-Intimus Franz Knieps im Januar 2007 einige davon beschrieben, als er vor amerikanischen Investoren, deutschen Begünstigern und dem versammelten neoliberalen Establishment von »aktuell 3045 Verträgen zur Integrierten Versorgung« sprach – und hinzufügte, das entsprechende Vergütungsvolumen betrage derzeit »ca. 577 Millionen Euro«.

Wenn Sie nun sagen: Aber das mit der »Integrierten Versorgung« – das hat uns nie jemand gesagt! Hätte es uns jemand gesagt, wir hätten ihn dorthin gejagt, wo der Pfeffer wächst. Leider muss ich Ihnen sagen: Sie sind betrogen worden. *Sie, liebe Bürger und Patienten, sind bereits verkauft. Sie wissen es nur noch nicht.* Sie sollten nicht – sie durften nicht befragt werden. In der *Black Box* des Dreigestirns aus Politik, Kassen und Kassenärztlichen Vereinigungen wurden Tausende von Verträgen, Vereinbarungen und Joint Ventures mit Wirtschaftsunternehmen geschlossen, die auf der Vertragsebene heute schon den Horror von morgen vorwegnehmen. Allein aus diesem Grund erklärt sich der pathologische Starrsinn, mit dem das Dreigestirn am einmal eingeschlagenen Weg festhält, obwohl absehbar ist, dass er falsch und erst recht unbezahlbar und – was für Politiker das Schlimmste ist – Wählerstimmen ohne Ende kosten wird: Die handelnden Kräfte haben sich *gebunden.* Sie sind selbst Sklaven des Systems. Sie hängen mit drin. Sie wollen noch schnell ihr Schäfchen ins Trockene bringen.

Es gibt im Grunde nur ein Chance: Gulliver muss sich aufrappeln. Wir – der eigentliche Souverän, das Staatsvolk – wir müssen uns auf eine Weise rühren, dass die Stricke gesprengt werden. Die Länderparlamente und das Bundesparlament müssen einen Druck spüren, wie sie ihn noch nie verspürt haben. Parlamentarier – so viel sei ihnen versprochen – werden sehr bald den heißen Atem von uns Patienten im Nacken spüren. Wo immer einer von ihnen auftaucht, werden wir Bürger ihn stellen. Wir werden uns nicht mehr mit Floskeln abspeisen lassen. Bei der Rente habt ihr es mit uns gemacht – nicht noch einmal mit der Gesundheit!

Wir werden Fragen stellen, auf die es nur ein Ja oder Nein gibt: Wollen Sie ein sofortiges Moratorium (= Beendigung) des Konzepts von der Integrierten Versorgung? *Ja oder nein?* Wollen Sie den freien, niedergelassenen Arzt? *Ja oder nein?* Wollen Sie ein Ende der organisierten bürokratischen Erpressung unserer Hausärzte unter dem Vorwand von »Qualitätssicherung«? *Ja oder nein? W*ollen Sie den Gesundheitsfonds? *Ja der Nein?* Wollen Sie die E-Card (»Gesundheitskarte«)? *Ja oder Nein?* Wollen Sie den sofortigen Stopp weiterer Privatisierungen im Gesundheitsbereich? *Ja oder nein?* Wollen Sie den Wettbewerb der Krankenkassen? *Ja oder nein?* Wollen Sie, dass amerikanische Gesundheitskonzerne Teile unseres Gesundheitssystems übernehmen? *Ja oder nein?* Wollen Sie das Aufbrechen der Black Box und eine wirkliche demokratische Kontrolle für Krankenkassen und Kassenärztliche Vereinigungen? *Ja oder nein?* Stehen Sie hundertprozentig hinter dem Arztgeheimnis und dem Recht des Patienten auf seine Daten? *Ja oder nein?* Wollen Sie, dass Krankenkassen und Kassenärztliche Vereinigungen Dienstleistungen anbieten und Geschäfte machen dürfen? *Ja oder nein?* Wollen Sie Callcenter im Gesundheitsbereich? *Ja oder nein?* Wollen Sie niedrigere Arzneimittelpreise? *Ja oder nein?* Wollen Sie eine parlamentarische Kommission zum Einfluss der Bertelmann-Stiftung auf die Gesundheitspolitik? *Ja oder nein?* Wollen Sie eine parlamentarische Kommission zur Entflechtung von Lobbyismus und Gesundheitspolitik? *Ja oder nein?* Sind Sie für eine hundertprozentig klare Trennung zwischen dem Staatsauftrag eines solidarisch orientierten Gesundheitswesens und freiem Markt? *Ja oder nein?*

Wenn Sie dieses Buch gelesen haben, werden Ihnen noch hundert andere Fragen einfallen. Seien Sie hart im Nachfragen und unerbittlich im Nachforschen, ob gemachte Zusagen auch eingehalten werden. Die Politiker müssen wissen: Notfalls werden wir auf die Straße gehen. Notfalls wird es einen Sternmarsch auf Berlin geben. Wir haben den Betrug, die Verschleppung von Skandalen und die Veruntreuung unserer Gelder satt! Wir lassen uns nicht länger ausplündern!

*

Ich will Ihnen etwas sagen: *Kommen Sie, wir steigen aus!* Wir Patienten! Wir sagen nein zur Industrialisierung unseres Gesundheitswesens. Lassen wir die Ärzte nicht allein in ihrem Kampf für eine patientenorientierte Medizin!

> Wann, wenn nicht jetzt?
> Wo, wenn nicht hier?
> Wer, wenn nicht wir?
>
> John F. Kennedy

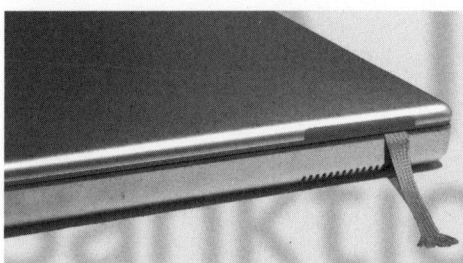

Am Puls der Zeit!

Autoren bloggen zu den aktuellen Themen und Debatten. Streitbar, mutig, unbequem.

Erfahren Sie mehr über die Gedanken profilierter Sachbuchautoren zu den Themen unserer Zeit!

Mehrmals die Woche veröffentlichen hier Meinungsbildner je einen Monat lang ihre Kommentare zu aktuellen politischen und gesellschaftlichen Debatten.

www.was-sache-ist.de

Diskutieren.
Informieren.
Streiten.

Hans-Ulrich Grimm

Die Ernährungslüge

Wie uns die Lebensmittelindustrie
um den Verstand bringt

Nicht immer ist bei industrieller Kost drin, was drauf steht. So
werden zum Beispiel Nahrungsmitteln lebenswichtige Stoffe
entzogen, die wir für unsere grauen Zellen brauchen; dafür
werden Chemikalien eingebaut, die dem Gehirn schaden.
Hans-Ulrich Grimm klärt über Risiken und Gefahren der schönen, neuen Nahrungswelt auf. Er zeigt, wie schon eine einzige Mahlzeit unsere Hirntätigkeit beeinflussen kann, welch
fatale Wirkung Glutamat und Farbstoffe haben und warum
Krankheiten immer häufiger mit der schlechten Qualität unseres Essens in Verbindung gebracht werden.

»Hans-Ulrich Grimm, dieser hartnäckige Verfolger
der Aromenfälscher, hat wieder einmal ein Stück
Verbraucheraufklärung veröffentlicht, dessen
Wichtigkeit gar nicht hoch genug eingeschätzt
werden kann.«
Wolfram Siebeck in *DIE ZEIT*

Knaur